Zu diesem Buch

John Selby, Co-Autor von «Das Augenübungsbuch» (rororo 7881), beschreibt Möglichkeiten der Selbsthilfe und Heilung bei den häufigsten Sehschwächen und Augenkrankheiten. Er zeigt, daß es alternative Heilmethoden gibt, die von der Schulmedizin bisher viel zuwenig beachtet und erforscht wurden, etwa

o Ernährung und die Gesundheit der Augen
o Angst, Stress und Verspannung als Ursache von Sehschwäche
o Atem- und Körperübungen zur Heilung von Sehschwäche durch Entspannung
o Augentraining bei Kurzsichtigkeit, Weitsichtigkeit, Alterssehschwäche, Schielen, Astigmatismus u. a.
o alternative Heilmethoden für Augenallergien, grauen Star, grünen Star, Netzhautprobleme u. a.
o Verbesserung des Sehvermögens auch für «Normalsichtige»

John Selby, geb. 1945 in Kalifornien, studierte Psychologie und vergleichende Religionsforschung an der Princeton University und der University of California. Unter A. Lowen und C. Kelley widmete er sich dem Studium der Bioenergetik. Seine praktische Ausbildung erhielt er am Radix Institute. Verschiedene Forschungsaufträge führten ihn u. a. an das Neuro-Psychiatric Institute in New Jersey und das American Institute of Visual Health.

1986 veröffentlichte er «Einander finden. Übungen zur Psychologie der Begegnung in Freundschaft, Beruf und Liebe» (rororo 7991); 1987 erschien die Taschenbuchausgabe von «Natürlich atmen» (Sphinx) unter dem Titel «Atmen und leben» (rororo 8320)

John Selby

Die Augen

Ein Gesundheitsbuch zur Verbesserung
des Sehvermögens und zur Heilung
von Augenkrankheiten

Aus dem Amerikanischen
von Marianne Gollub

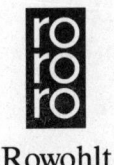

Rowohlt

Gesundheit steht bei den meisten Menschen an erster Stelle ihrer Wünsche an die persönliche Zukunft. Gesund sein, das bedeutet nicht nur nicht krank sein. Gesundheit manifestiert sich in körperlich-seelischer Harmonie, im entspannten Umgang mit der eigenen Körperenergie. Denn viele organische Leiden haben ihre Ursache in seelischen Verspannungen, bei denen die herkömmliche Pharma- und Apparate-Medizin meist versagt.

<u>Medizin und Gesundheit</u> faßt deshalb das Themenspektrum weit. Unter dieser Klammer erscheinen Titel zu neuen Entwicklungen der naturwissenschaftlichen und psychosomatischen Medizin und zur Medizingeschichte, aber auch praktische Ratgeber zum Umgang mit spezifischen Krankheiten und ihrer Heilung. Ernährungsratgeber sind hier ebenso zu finden wie Bücher zum Streßabbau, zu Körpertherapien und Entspannungsprogrammen.

Titel der Originalausgabe «Visual Health and Recovery»
Die deutsche Erstausgabe erschien unter dem Titel
«Das Gesundheitsbuch für die Augen» bei
O. W. Barth im Scherz-Verlag

Umschlagentwurf: Manfred Manke
Illustrationen im Text: Marianne Gollub

Veröffentlicht im Rowohlt Taschenbuch Verlag GmbH,
Reinbek bei Hamburg, September 1987
«Visual Health and Recovery» © 1985 by John Selby
«Das Gesundheitsbuch für die Augen»
© 1985 by Scherz-Verlag, Bern, München, Wien
Satz Times (Linotron 202)
Gesamtherstellung Clausen & Bosse, Leck
Printed in Germany
1280-ISBN 3 499 18349 8

Inhalt

Vorwort 8
Einleitung 11

Erster Teil:
Gesundheit der Augen und Verbesserung des allgemeinen Sehvermögens

1. Die Kunst des Sehens 17
2. Erweiterung visueller Aufnahmefähigkeit 43
3. Visualisieren 55
4. Visuelle und physische Gesundheit 62
5. Visuelle und emotionale Gesundheit 79
6. Entspannung 88
7. Licht, Beleuchtung und Verminderung von Augenermüdung 94
8. Visuelle Schwierigkeiten allgemeiner Art 100
   Fernsehen 100
   Computer und die Augen 101
   Autofahren bei Nacht (Nachtblindheit) 103
   Oberflächliche Hornhautverletzungen 105
   Sonnenbrille – ja oder nein? 106
9. Die Freude am Sehen erhöhen 108

Übersicht über die Übungen aus dem Ersten Teil und Programme zum Sehtraining für die Verbesserung des allgemeinen Sehvermögens 113
    Das Zwei-Minuten-Energetisierungsprogramm 116
    Das Fünf-Minuten-Programm zur Vitalisierung 117
    Das Zehn-Minuten-Sehübungsprogramm 118

Das Zehn-Minuten-Entspannungsprogramm 119
Das fünfzehnminütige ganzheitliche
Übungsprogramm 120
Das halbstündige vollständige
Gesundheitsprogramm für die Augen 122
Ihr ganz persönliches Übungsprogramm 124

Zweiter Teil:
Selbsthilfe und Selbstheilung bei Sehstörungen und Augenkrankheiten

Vorbemerkung: Wenn Probleme auftreten 126
10. Kurzsichtigkeit (Myopie) 127
    Behandlung von Kurzsichtigkeit mit
    Hilfe der Optometrie 136
    Probleme der optometrischen Behandlung 138
    Operative Behandlungsweisen zur
    Korrektur von Kurzsichtigkeit 140
    Orthokeratologie 143
    Techniken zur Sehverbesserung 144
    Techniken zur Wiederherstellung der
    Sehkraft bei Kurzsichtigkeit 157
    Astigmatismus 170
11. Weitsichtigkeit (Hyperopie und Presbyopie) 174
    Altersweitsichtigkeit 177
    Vorbeugung gegen Altersweitsichtigkeit 181
    Optometrische Korrektur von
    Altersweitsichtigkeit 184
    Übungen zur Vorbeugung und Behebung von
    Weitsichtigkeit 185
12. Der graue Star (Katarakt) 190
    Operative Maßnahmen 193
    Alternative Behandlungsweisen von
    grauem Star 195
13. Grüner Star (Glaukom) 203
    Der alternative Heilungsansatz 207

	Selbstheilung bei grünem Star	211
14.	Schielen (Strabismus)	215
15.	Bindehautentzündung (Augenallergien)	226
	Selbsthilfe bei Augenallergien	232
16.	Erkrankungen der Netzhaut	235
	Diabetes und die Retina	240
	Alternative Ansätze zur Behandlung von Diabetes	244
17.	Schlußwort	247

Bibliographie   252

Vorwort

You can lead a horse to water,
but you cannot make it drink.

(Du kannst ein Pferd zum Wasser führen,
doch du kannst es nicht zum Trinken zwingen.)

Alte Cowboy-Weisheit

Mit diesem Buch möchte ich einen umfassenden Einblick in die Funktion und manchmal auftretenden Fehlfunktionen unserer Augen geben sowie einen Überblick über die Möglichkeiten, durch eigenes Handeln optimale Gesundheit der Augen und Vitalität zu erreichen.

Wir befassen uns hier zum einen mit den sieben in unserer Kultur am häufigsten auftretenden Beeinträchtigungen des Sehvermögens, zum anderen aber auch damit, wie Sie selber, ungeachtet Ihrer visuellen Funktionsfähigkeit, aktiv Ihr Sehvermögen verbessern und die sinnliche Freude und Spontaneität des Sehens, die wir alle in unserer frühen Kindheit erlebt haben, wiedererlangen können.

Darüber hinaus finden Sie in leicht verständlicher Form dargelegt, welche medizinischen Behandlungsarten Sie erwarten, wenn Sie sich mit Sehproblemen oder Augenleiden um entsprechende ärztliche Hilfe bemühen, und außerdem eine Einführung in verschiedene Selbstheilungstechniken, die Sie anwenden können, um *von sich aus* einen Heilungsprozeß anzuregen und zu unterstützen.

Natürlich hat jeder von Ihnen einen ganz speziellen Grund, dieses Buch in die Hand zu nehmen. Einige unter Ihnen haben bestimmte Augenkrankheiten und Sehprobleme, die Sie besser verstehen möchten, und Sie interessieren sich für praktische Hinweise darüber, welche der möglichen Behandlungsmethoden für

Ihren Fall die beste wäre. Andere haben keine Probleme solcher Art, sondern möchten einfach allgemein ihre Sehgewohnheiten verbessern und die Aufnahmefähigkeit und Freude am sinnlichen Genuß des Sehens erhöhen. Wieder andere möchten vielleicht einfach wissen, wie das Auge als Organ funktioniert und auf welche Weise wir unsere Augen und die Sehfähigkeit für unser weiteres Leben in optimaler Gesundheit erhalten können. Dieses Buch will nicht einfach nur den letzten Stand der fachlichen Auseinandersetzung darüber darstellen, wie das Organ funktioniert und auf welche Weise Augenkrankheiten entstehen; es schenkt auch dem inneren Aspekt des Sehens, der Beziehung zwischen Gefühlen, Geisteshaltung und Sehgewohnheiten, besondere Beachtung.

Heutzutage stimmen immer mehr Ärzte und Wissenschaftler der Beobachtung zu, daß unsere emotionalen Gewohnheiten, unsere Geisteshaltung und Verhaltensmuster unsere Gesundheit und Vitalität direkt und maßgeblich beeinflussen. Neue Programme wurden entwickelt, die Anleitung zur Selbsthilfe auf diesem Gebiet geben. Die meines Erachtens hilfreichsten und wirkungsvollsten dieser Programme, mit deren Hilfe Sie erreichen, daß Ihre innere Erwartungshaltung eine Heilung fördert statt ihr entgegenzuwirken, sind hier dargestellt.

Darüber hinaus werden Sie in diesem Buch eine Anzahl praktischer Anleitungen finden, mit deren Hilfe Sie Ihr bewußtes Bedürfnis, klar zu sehen, mit den biochemischen Vorgängen Ihres Körpers in Einklang bringen können. Programme dieser Art befinden sich zwar zur Zeit grundsätzlich noch in experimentellem Stadium, lassen aber bereits vermuten, daß sie zu durchschlagenden Erfolgen hinsichtlich physischer Gesundheit und Heilung führen werden. Sie können ohne jede Gefahr von jedem Interessierten benutzt werden und sollten auf jeden Fall der Allgemeinheit zugänglich sein.

Ich möchte jedoch zu Beginn klarstellen, daß die bereits entwickelten und bewährten Selbstheilungstechniken, die ich Ihnen hier vorstelle, in keiner Weise eine traditionelle medizinische Behandlung ersetzen sollen. Das optimale Heilungspotential liegt vielmehr in der Integration der medizinischen und psychologischen Behandlungsweisen.

Natürlich entsteht ein Buch wie dieses nicht allein aus der Arbeit und Forschung eines einzelnen heraus, und ich möchte den vielen Medizinern und Wissenschaftlern, die ihre fachlichen Einsichten und ihr technisches Verständnis in die vorliegende Diskussion eingebracht haben, meinen Dank aussprechen. Auch möchte ich an dieser Stelle den Hunderten von Patienten danken, die zusammen mit meinen Kollegen und mir die verschiedenen Heilungstechniken erforscht und erprobt haben und somit auf ihre Weise Pioniere auf dem Gebiet visueller Gesundheit und Heilung waren.

Zudem möchte ich der überall wachsenden Anzahl der Ärzte danken, welche ihr Konzept möglicher Behandlungsmethoden dahingehend erweitern, psychologische Faktoren in eine Heilung miteinzubeziehen. Ich hoffe, daß sie das hier Dargebotene nicht als mit dem traditionell medizinischen Heilungsansatz unvereinbar ansehen, sondern als willkommene zusätzliche Hilfe innerhalb der bestehenden medizinischen Behandlungsweisen. Ich hoffe auch, daß die hier gegebenen anschaulichen Erklärungen der verschiedenen visuellen Komplikationen helfen werden, das Gespräch zwischen Arzt und Patient zu erleichtern und klarer zu gestalten und damit die Zusammenarbeit am gemeinsamen Ziel der Heilung zu unterstützen.

Sehen ist eine unendlich komplexe Erfahrung, und jede Erörterung über die Sehfähigkeit muß daher alle möglichen Tiefen visuellen Erlebens miteinschließen. Daher werden Sie über die medizinische Erörterung hinaus auch Anleitungen zu einer Art visueller Meditationen finden, die Ihnen einen Weg öffnen, sich selbst neu zu erfahren, und Ihnen ermöglichen, zu erleben, wie der Vorgang und die Art des Sehens tiefere Bereiche des Bewußtseins reflektieren.

Einleitung

Über 70 Prozent unserer sensorischen Eindrücke empfangen wir über die Augen. Unsere körperlichen Bewegungen, unsere gefühlsmäßigen Reaktionen, unsere geistige Leistungsfähigkeit und sogar unsere tieferen spirituellen Einsichten sind zum großen Teil eng verknüpft mit einem erfolgreichen Funktionieren unseres visuellen Systems. Da wir so grundlegend von unserer Sehfähigkeit abhängig sind, ist es natürlich, daß wir sie in optimaler Gesundheit und Funktionsfähigkeit erhalten wollen.

Wir sind fast alle mit gesunden Augen und normaler Sehfähigkeit geboren. Abgesehen von seltenen Fällen genetischer Komplikationen kommen wir mit der angeborenen Fähigkeit und dem Wunsch, klar zu sehen, auf die Welt. Im Laufe unseres Lebens jedoch entwickeln viele von uns visuelle Komplikationen, die sowohl der Fähigkeit, klar zu sehen, als auch der Freude des Sehens entgegenstehen. Solche Komplikationen sind nicht nur genetisch bedingt, sondern sie entstehen auch durch im Kindesalter entwickelte Sehgewohnheiten, durch eine Streß erzeugende Umgebung sowie durch die emotionale Atmosphäre um uns herum, die, ohne daß wir uns dessen bewußt sind, auf unseren Körper einwirkt.

Sogar wenn wir im Sinne optometrischer Tests klar sehen können, haben wir häufig tiefverwurzelte visuelle Gewohnheiten, die einer optimalen visuellen Aufnahmefähigkeit entgegenstehen, müde Augen und Kopfschmerzen erzeugen, auf diese Weise unsere Sehfähigkeit reduzieren und den Genuß, die Welt um uns herum wahrzunehmen, vermindern. Unsere Fähigkeit, klar zu sehen, ist keine Konstante, sondern eine Variable, die wir jederzeit selber aktiv zu unserem Vorteil verändern können, unabhängig von dem Zustand, in dem sie gerade ist. Ob wir nun zehn Jahre alt oder achtzig Jahre jung sind, wir können jederzeit selbst dazu beitragen, unsere Augen und unsere Sehfähigkeit vital und gesund zu erhalten. Das Ziel dieses Buches ist es, hierzu eine umfassende und praktische Anleitung zu geben.

Obwohl wir uns durchaus tiefergehend mit optometrischen, chirurgischen und pharmakologischen Behandlungsweisen verschiedener visueller Fehlfunktionen und Augenkrankheiten befassen werden, möchte ich an dieser Stelle klarstellen, daß dieses Buch Sie, wo immer möglich, dazu anregen möchte, sich erst einmal selber zu helfen, bevor Sie sich entschließen, einen medizinischen Eingriff vornehmen zu lassen. Und auch während einer möglichen medizinischen Behandlung können Sie diese durch eigene, bewußte Anstrengungen unterstützen.

Als Sie noch sehr jung waren, befanden sich Ihre Augen in einem relativ glücklichen Zustand. Sie waren vollkommen frei, zu schauen, wohin immer sie wollten, und die Welt ohne Kontrolle und Hemmungen visuell zu erfahren und zu erforschen. Sie besaßen eine natürliche visuelle Spontaneität, welche die Augen in einem vitalen und gesunden Zustand erhielt. Sehen war ein Genuß, die Augen blieben entspannt, aktiv, voller Neugier und Freude.

In den folgenden Jahren aber waren mit der Erfahrung des Sehens völlig andere Entwicklungen verbunden. Besonders als Sie zur Schule kamen, wurden Ihre Augen schnell zu Gefangenen, zu Sklaven, die dazu gezwungen wurden, schwierige, ermüdende, uninteressante Arbeit zu tun, endlose Stunden lang; Bestrafung drohte Ihnen, falls Sie die langweiligen, monotonen Aufgaben nicht erfüllten. Daß Kinder, wenn sie zur Schule gehen, ihre visuelle Spontaneität verlieren, wird als einer der unvermeidbaren Nebeneffekte unserer fortgeschrittenen Zivilisation angesehen. Unser gesamtes Erziehungs- und ökonomisches System würde wohl nicht funktionieren, würden wir unsere Augen nicht zur «Sklavenarbeit» zwingen. So fahren wir fort, unsere Augen schlecht zu behandeln, wir zwingen sie, entgegen ihren natürlichen Neigungen zu funktionieren, und dieses Gewohnheitsmuster wird von einer Generation zur nächsten weitergegeben.

Es scheint heute mehr und mehr wahrscheinlich, daß eine große Anzahl unserer visuellen Probleme mindestens teilweise das Ergebnis derartiger «Zwangsarbeit» in der Kindheit ist. Solche Augenprobleme können früh auftreten, wie bei kindlicher Myopie (Kurzsichtigkeit), oder später in verschiedenen Formen visuellen

Versagens. Wenn wir den Ursachen solcher Beeinträchtigungen des Sehvermögens nachgehen, scheint es, daß Verspannung, Streß, Angst und andere habituelle Hemmungsmuster die hauptsächlichen Verursacher dafür sind.

Wir wollen hier ein tieferes Verständnis der genetischen, umweltbedingten und emotionalen Faktoren gewinnen, die unsere Gesundheit im allgemeinen und unsere visuelle Gesundheit im besonderen beeinflussen. Wir müssen damit beginnen, unseren Augen bewußt mehr Freiheit zu gewähren, wenn wir aus unseren gewohnheitsmäßigen Verspannungsmustern im Sehen ausbrechen und das Gefühl von Spontaneität, mit dem wir in unseren ersten Jahren die Welt gesehen haben, zurückerlangen wollen.

Bisher bekannte, traditionelle Augenübungen waren meist alles andere als spontane, genußvolle Erlebnisse. Solche Übungen waren schwierig auszuführen, langweilig, angsterweckend und im allgemeinen das Gegenteil von dem, wonach die Augen so sehr verlangen. Die hier vorgestellten Übungsserien jedoch sind so gestaltet, daß sie angenehme, befriedigende Gefühle und tiefere Einsichten vermitteln. Das Ziel hierbei ist, den Augen mehr Freiheit zu geben, nicht, sie noch weiter zu konditionieren. Wenn Sie diese Übungen und Sitzungen in der traditionellen Weise angehen, zwingen Sie Ihre Augen, etwas für sich zu tun, und machen damit eine positive Wirkung unmöglich. Statt dessen sollten Sie sich mit einem tiefen Atemzug entspannen, sich selbst erlauben sich wohlzufühlen, und sich dann in den Erfahrungsprozeß hineinzubegeben, der sich entfalten wird, während Sie Ihre visuellen Möglichkeiten erforschen.

Jeder Mensch sieht auf seine ganz eigene Weise, durch die seine tiefere Persönlichkeit reflektiert wird. Wie wir die Welt visuell wahrnehmen, ist ein Ausdruck unserer grundsätzlichen Weltanschauung. Deshalb werden Sie, wenn Sie mit Hilfe der Übungen Ihre Wahrnehmungsgewohnheiten erweitern, ebenso Ihre Persönlichkeit entwickeln und Ihr Bewußtsein im allgemeinen erweitern. Dies ist vielleicht der aufregendste Aspekt der Übungen: Eine einfache Sehübung wie jene im ersten Kapitel kann sich plötzlich ausweiten zu einer Erweiterung Ihrer gesamten Persönlichkeit. Tatsächlich sind die hier vorgestellten Übungen Teil eines

Programms, das direkt auf Persönlichkeitsentwicklung und Erweiterung des Bewußtseins zielt. Indem Sie Ihren Augen helfen, unterstützen Sie also gleichzeitig damit Ihre gesamte Entwicklung.

Diese enge Beziehung zwischen Ihren Augen und Ihrer gesamten übrigen Person liegt den folgenden Erörterungen zugrunde. Wären Ihre Augen einfach nur vom Rest Ihrer selbst getrennte Organe, nicht beeinflußt durch Ihre Gedanken, Gefühle und körperlichen Bewegungen, so wären der Vorgang und die Fähigkeit des Sehens tatsächlich eine sehr einfache Angelegenheit. Das Gegenteil aber ist der Fall. Jeder Gedanke, den Sie denken, jedes Gefühl, das durch Ihren Körper strömt, und jede körperliche Bewegung, die Sie machen oder unterlassen, erzeugt eine Reaktion in Ihren Augen.

Wir werden uns jetzt dem ersten Aspekt des Sehens zuwenden, nämlich Ihrem eigenen Erleben in diesem Moment, während Sie diese Zeilen lesen. Tatsächlich wird sich mit jeder Seite, die Sie lesen, Ihre Aufmerksamkeit Ihren eigenen Augen zuwenden und dem eigenen Erleben des Sehens in jedem gegenwärtigen Moment.

Wie fühlen sich Ihre Augen in diesem Moment?

Gesundheit der Augen und Verbesserung des allgemeinen Sehvermögens

1.
Die Kunst des Sehens

Zu Beginn sollten wir uns einmal genau ansehen, wie Ihre eigenen Augen funktionieren und was genau sie in diesem Moment tun. Indem Sie zum Beispiel beobachten, auf welche Weise Sie normalerweise lesen, werden Sie, unabhängig von Ihrer momentanen Sehfähigkeit, bemerkenswerte Einsichten in Ihre visuelle Welt bekommen.

Zum Beispiel sind Ihre Augen in diesem Moment damit beschäftigt, diese gedruckten Zeilen entlangzuwandern und visuell die Informationen aufzunehmen, die Sie benötigen, um den Inhalt dieses Abschnitts zu verstehen. Die erste Frage, die wir uns nun stellen müssen, ist, ob Ihre Augen diese Tätigkeit gern ausüben oder ob sie sich wie Sklaven fühlen, die gegen ihren Willen gezwungen werden zu arbeiten. Wie ich schon bemerkt habe, neigen wir dazu, unsere Augen ziemlich schlecht zu behandeln, sie zur Arbeit zu zwingen, statt ihnen zu erlauben, die Welt um sie herum spontan in sich aufzunehmen. Trifft dies bei Ihnen zu, dann sollten Sie die Erforschung Ihres Sehens vielleicht mit einer freundlichen Geste gegenüber Ihren Augen beginnen.

Achten Sie darauf, was passiert, wenn Sie Ihren Augen jetzt einmal erlauben, sich zu schließen, falls sie wollen, oder irgendwohin über diese Buchseite hinauszublicken. Nehmen Sie einen tiefen Atemzug und erspüren Sie, wie Ihre Augen sich in diesem Moment wirklich fühlen. Und erlauben Sie ihnen, nur dann zum nächsten Abschnitt zurückzukehren, wenn sie wirklich wollen. Wie könnte dieses Buch Ihren Augen helfen, wenn diese es nicht lesen wollen? Sehen Sie also einfach, was passiert, wenn Sie Ihren Augen mehr Freiheit geben.

Während Sie dieses Buch durcharbeiten, werden Ihre Augen hoffentlich das verlorene Gefühl ihrer Freiheit zurückerlangen und die Arbeit des Lesens mit weniger Verspannung ausführen. Schon diese einfache Veränderung kann zu einem erheblichen Anwachsen der visuellen Vitalität führen.

Ein anderer wichtiger Faktor, mit dem wir uns schon jetzt zu Beginn beschäftigen können, ist der des Atems. Sind Sie sich Ihres Atmens bewußt, während Sie diesen Abschnitt lesen? Viele von uns atmen flach und angespannt, wenn sie lesen. Dies ist deshalb der Fall, weil das Lesen mit Anspannung und Angst verbunden war, als wir es lernten; und diese Gewohnheit tragen wir unbewußt ein Leben lang mit uns, falls wir sie nicht bewußt ändern.

Beobachten Sie also jetzt Ihren Atem, während Sie lesen. Ist Ihre Atmung tief und gleichmäßig, oder atmen Sie unregelmäßig, flach und nur im oberen Brustbereich? Beobachten Sie dann einfach nur, wie die Luft durch Ihre Nase ein- und ausströmt, und spüren Sie die Bewegungen im Brust- und Bauchbereich.

Sobald Sie sich Ihrer Atmung bewußt werden, ändert sie sich häufig schon dadurch zum Besseren, wird tiefer, entspannter und gleichmäßiger. Diese Änderung in Ihrem Atemverhalten beeinflußt direkt die gesamten Körperfunktionen. Wenn die Atmung angespannt ist, so ist es auch der Körper im allgemeinen. Und dies schließt auch die Augenmuskeln ein!

Und jetzt, während Sie sich Ihrer Atmung bewußt bleiben, werden Sie sich gleichzeitig der Bewegungen Ihrer Augen bewußt, während Sie diesen Abschnitt lesen. Erlauben Sie der Atmung, weich und entspannt zu sein, ebenso wie den Augenbewegungen, so daß der Vorgang des Lesens keine Anspannung erzeugt. Lassen Sie die Augen so über die Zeilen gleiten, wie sie selbst es wollen. Und beobachten Sie, wie Ihre Atmung auf verschiedene Lesegeschwindigkeiten reagiert.

Sich der eigenen Augen bewußt zu sein, scheint einfach. Tatsächlich aber haben Menschen mit Sehproblemen im allgemeinen erhebliche Schwierigkeiten, sich der physischen Präsenz der Augen als im Kopf befindliche Organe bewußt zu sein. Dafür gibt es viele emotional Gründe, die wir später erörtern werden. Im Moment wollen wir einfach nur sanft und vorsichtig unsere Aufmerksamkeit auf die Augen lenken, während wir uns auch weiterhin der Atmung bewußt bleiben.

An dieser Stelle möchte ich noch darauf hinweisen, daß Sie keinesfalls versuchen sollten, sich selbst bei der Ausführung dieser Übungen zu beurteilen. Statt dessen sollten Sie einfach nur beobachten, was in Ihnen in diesem Moment abläuft und wie Sie funktionieren, und den gegenwärtigen Zustand akzeptieren. In diesem Zustand des Sich-selbst-Akzeptierens können Sie dann Ihren Augen erlauben, sich Schritt für Schritt zu verbessern und zu heilen.

Sie werden bemerken, daß diese Grundübung, in der Sie sich beim Lesen der Atmung und der Augen gleichzeitig bewußt sind, eine Erweiterung Ihres Bewußtseins hervorruft, die von großem Nutzen sein kann. Versuchen Sie, das ganze Buch hindurch beim Lesen diese Bewußtheit beizubehalten, und beobachten Sie, wie sich als Ergebnis Ihre Augen fühlen!

Gemeinsam mit Atmung und Sehen führen wir jetzt einen weiteren Faktor ein: das Erleben von Zeit. Beeilen Sie sich gerade, diese Zeilen zu lesen? Spüren Sie einen inneren Zwang, diese Zeilen so schnell wie möglich zu lesen, die Wörter so schnell aufzunehmen, daß ihre Bedeutung Sie fast nicht mehr vollständig erreichen und auf Sie einwirken kann?

Man kann auf zwei verschiedene Weisen lesen. Die in der heutigen Zeit am weitesten verbreitete Art zu lesen besteht darin, so schnell wie irgend möglich die Zeilen zu überfliegen und die Grundbedeutung der einzelnen Abschnitte aufzunehmen, ohne sich um die individuellen Wörter im einzelnen zu kümmern. Auf diese Weise ist es möglich, ein Höchstmaß an Informationen zu verarbeiten.

Aber es gibt noch eine andere Art zu lesen, die sich in diesem Fall für Sie als die bessere herausstellen wird. Mit Absicht habe ich auf diesen Seiten Wörter gewählt, die Sie auch gefühlsmäßig ansprechen, wenn Sie auf die Anregungen, die ich Ihnen in diesem Buch gebe, wirklich eingehen. Und mit eben dieser Absicht lesen Sie ja, wie ich annehme, dieses Buch. Sie lesen diese Seiten, weil Sie sich davon etwas erhoffen.

Lassen Sie uns also in diesem Sinne zusammenarbeiten, statt

alten Lesegewohnheiten zu erlauben, die Tiefe unserer Kommunikation zu behindern. Das übermäßig schnelle Lesen vermindert die gefühlsmäßige und intuitive Wirkung, die die einzelnen Wörter beim Lesen auf Sie ausüben können. Wie wäre es also, wenn Sie eben jetzt Ihre Lesegeschwindigkeit verlangsamen und Ihrer inneren Fähigkeit, über Ihr Sehen zu reflektieren, etwas mehr Zeit und Raum zum Wachsen geben – sogar während Sie lesen?

Schließlich gehört zum Sehen ja das Erleben von Raum und Zeit; es ist eine Beziehung zwischen diesen beiden Aspekten des Lebens. Wenn wir einen dieser beiden Aspekte stören oder negieren, wird unser Seherleben empfindlich beeinträchtigt sein. Und bei der Mehrheit meiner Patienten habe ich über die Jahre hinweg immer wieder festgestellt, daß die Spannungen, die auftreten, wenn man sich unter Zeitdruck zu befinden glaubt, dieselben Spannungen sind, die die Gesundheit der Augen negativ beeinflussen. Aus diesem Grund beginne ich mit diesen recht ungewöhnlichen Themen – Ihrer Atmung, Ihrer Lesegeschwindigkeit und damit, in welchem Ausmaß Sie sich Zeit nehmen, während des Lesens über das Gelesene zu reflektieren.

Lassen Sie uns nun noch ein Experiment machen. Schließen Sie, nachdem Sie diesen Abschnitt gelesen haben, vier Atemzüge lang Ihre Augen, und erspüren Sie dann, ob die Augen sich danach wieder öffnen und in die Welt hinaussehen oder ob sie lieber geschlossen bleiben möchten. Geben Sie Ihren Augen die Freiheit zu tun, was sie möchten, und finden Sie so heraus, wieweit diese mit Ihren allgemeinen Interessen und Wünschen im Einklang sind. Schließen Sie jetzt also Ihre Augen, und öffnen Sie sich für Erfahrungen und Einsichten, die Sie möglicherweise erhalten werden, wenn Sie das Verhalten Ihrer Augen beobachten, ohne zu urteilen. In vier Atemzügen «sehen» wir uns wieder!

Während Sie nun diese nächsten Wörter lesen, beobachten Sie, ob sich Ihre Augen in der jetzigen Geschwindigkeit ohne Anstrengung die Zeilen entlangbewegen. Lesen Sie weiter, während Sie Ihren Augen die Freiheit geben, sich nach eigenem Wunsch zu bewegen, und beobachten Sie, was passiert. Überspringen

Ihre Augen gern große Abstände und nehmen jeweils mehrere Wörter auf einmal auf und lassen Ihr Gehirn so in einem hohen Grade integrativ arbeiten, oder ziehen sie es vor, die Integration der Wörter langsamer stattfinden zu lassen? Kosten Sie während des Lesens die Wörter aus, indem Sie sich an dem einzelnen Wort selbst erfreuen, oder sind Wörter für Sie einfach nur unbeseelte Hilfsmittel, die Sie lediglich dazu benutzen, ihre intellektuelle Bedeutung zu erfassen?

All dies geschieht in direkter Beziehung zu Ihren grundsätzlichen Wahrnehmungsgewohnheiten, Ihrer Fähigkeit, den Vorgang des Sehens zu genießen, und Ihrem persönlichen Potential, Ihre visuellen Fähigkeiten zu erweitern. Sicherlich spricht nichts dagegen, in halsbrecherischem Tempo zu lesen, wenn Sie lediglich einen schnellen Überblick erhalten wollen oder wenn das, was Sie lesen, Sie nicht tiefer betrifft. In welchem Ausmaß aber möchten Ihre Augen hier, wo Sie dabei sind, Ihr eigenes visuelles Erfahren zu erforschen, die Geschwindigkeit verlangsamen und einen tieferen Blick auf das werfen, was an Ihnen vorbeizieht?

Sie werden bemerkt haben, daß wir über Ihre Augen sprechen, als wären sie von Ihnen unabhängige Wesen; tatsächlich aber sprechen wir über das gesamte visuelle System, welches Ihre Seherfahrung ausmacht. Der Vorgang des Sehens ist, wenn man es zuläßt, eine Handlung der Gesamtheit von Geist, Körper und Seele. Wenn ich sage, daß Sie den Augen erlauben sollen, zu sehen, wohin sie wollen, so spreche ich über Ihr gesamtes Sein, Ihre spontane Lebensfreude, die bestraft und konditioniert und vor langer Zeit gezwungen wurde, sich zurückzuziehen, die aber immer noch in Ihnen existiert und auf eine freundliche Geste der Anerkennung und des Akzeptierens wartet.

Mit diesem tiefen inneren Verständnis können wir uns nun dem tatsächlichen Funktionieren Ihrer Augen zuwenden. Zum Beispiel werden wir uns mit den Muskeln befassen, welche die Augen umgeben. Diese Muskeln werden als extraokulare Augenmuskeln bezeichnet, und wir können uns bei dieser Gelegenheit gleich mit diesem medizinisch-lateinischen Namen vertraut machen, so daß Sie wissen werden, worüber Ihr Arzt spricht, falls Sie oder Ihr

Kind einmal mit Augenproblemen, die diese Muskeln betreffen, zum Arzt gehen müssen.

Zunächst wollen wir aber über diese Muskeln und ihre Funktion sprechen, ohne dabei ein Krankheitsbild zu berücksichtigen. Wir wollen sie als bewundernswerte Athleten ansehen, die ständig arbeiten, ohne jemals Dank zu erfahren, um beide Augen immer auf denselben Punkt auszurichten, damit Sie die Umwelt klar sehen können. Die Fähigkeit, beide Augen auf einen einzigen Punkt im Raum zu richten, ist ein bemerkenswertes physiologisch-kognitives Meisterstück. Sechs Muskeln für jedes Auge arbeiten zusammen, um beide Augen in ihren Höhlen zu bewegen, alles zusammen vom Gehirn gelenkt.

Lassen Sie uns zurückgehen zu den ersten Monaten Ihrer Kindheit, um die Entwicklung dieser Fähigkeit zu verfolgen: Sehr früh in Ihrem Leben, als Ihr Gehirn noch am Beginn der Entwicklung zu seiner vollen Funktionsfähigkeit war, begannen Sie, Ihr visuelles Potential zu entwickeln. Nach Ihrer Geburt starrten Sie zunächst in die fremde, verschwommene Welt, die Sie umgab, und Sie begannen, die visuellen Reize aufzunehmen und zu verarbeiten.

Am Anfang waren Ihre Augenmuskeln noch fast gar nicht koordiniert. Sie starrten mit ungerichtetem Blick auf alles, was sich gerade vor Ihnen befand, nahmen die Umwelt passiv in sich auf. Ziemlich bald jedoch regte Ihre angeborene natürliche Neugier den Lernprozeß an, die Augenmuskeln zu koordiniertem Sehen zu trainieren. Sie drehten den Kopf in die Richtung, aus der die Stimme Ihrer Mutter kam, und fanden heraus, daß Sie ebenso nur Ihre Augen zu drehen brauchten, um in verschiedene Richtungen blicken zu können.

Bald konnten Sie die Bewegungen von Objekten im Raum verfolgen, und Ihr Gehirn nahm weiterhin eine große Anzahl visueller Informationen auf, die Sie Tag für Tag von Moment zu Moment erreichten, bis Sie sich in Ihrem Kopf ein dauerhaftes Bild der Außenwelt geschaffen hatten. Nicht nur lernten die extraokularen Muskeln, Ihren Blick zusammenzuführen, um bestimmte Objekte anzusehen; andere Muskeln in den Augen selbst lernten, sich zusammenzuziehen und wieder zu entspannen, um den Blickpunkt von fern auf nah und wieder zurück auf fern zu verändern. Dieses

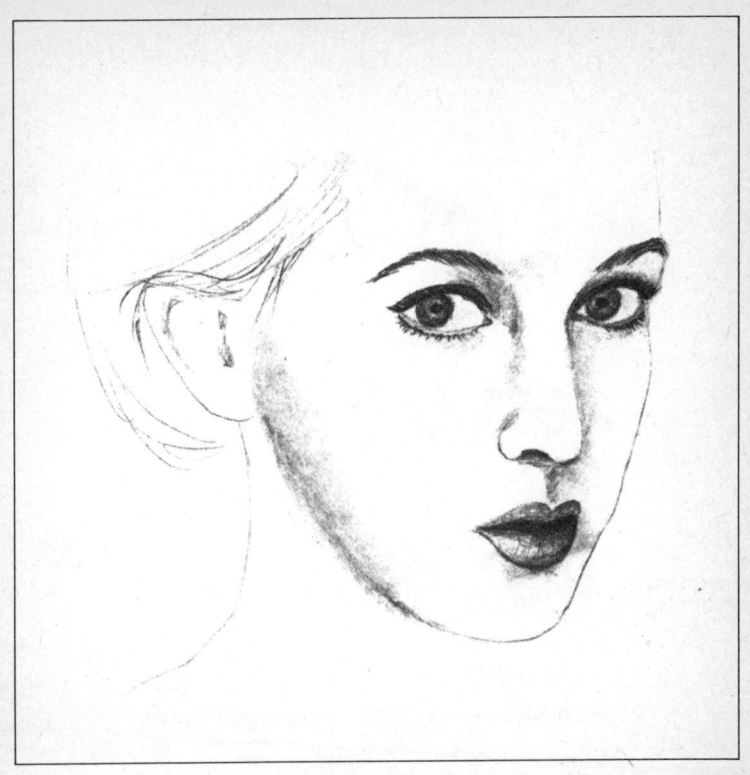

«Einstellen» von fern auf nah wird Akkomodation genannt, womit die zweite Art von Muskelarbeit bezeichnet wird, die notwendig ist, um klar, effektiv und entspannt sehen zu können.

Der Muskel, welcher für die Einstellung von nah auf fern zuständig ist, wird Ziliarmuskel genannt. Wenn er sich zusammenzieht und anspannt, ändert er die Form der inneren Linse, so daß Sie nahe Objekte klar sehen können. Wenn der Ziliarmuskel sich entspannt, wird die Form der Linse abgeflacht, und Sie können weiter entfernte Objekte klar sehen.

Während Sie jetzt lesen, sind Ihre Ziliarmuskeln in ständiger Anspannung, hart arbeitend, um die zum Lesen erforderliche Naheinstellung beizubehalten. Um den Gegensatz zu erleben,

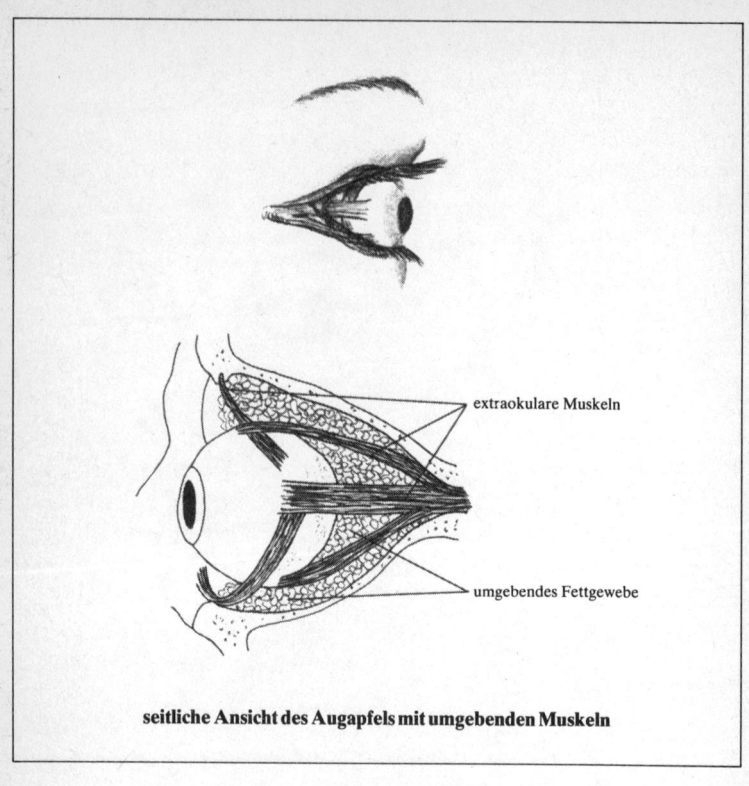

seitliche Ansicht des Augapfels mit umgebenden Muskeln

sollten Sie jetzt vielleicht einen Moment unterbrechen und über das Buch hinweg in die Ferne sehen.

Natürlich hat Ihr Gehirn die Kontrolle sowohl über die Spannung und Entspannung der Ziliarmuskeln als auch über die Ihre Augen umgebenden Muskeln. Die Koordination Ihrer inneren Wünsche und Absichten mit der Arbeit Ihrer Augenmuskeln bestimmt, auf welchen Punkt im Raum Sie Ihren Blick in jedem gegebenen Moment fokussieren (scharfstellen). In diesem Moment zum Beispiel haben Sie sich willentlich entschieden, auf diese Buchseite nah zu fokussieren, und Ihr Gehirn sendet ständig sich ändernde Befehle zu den Augenmuskeln, um das Lesen dieser Seite möglich zu machen.

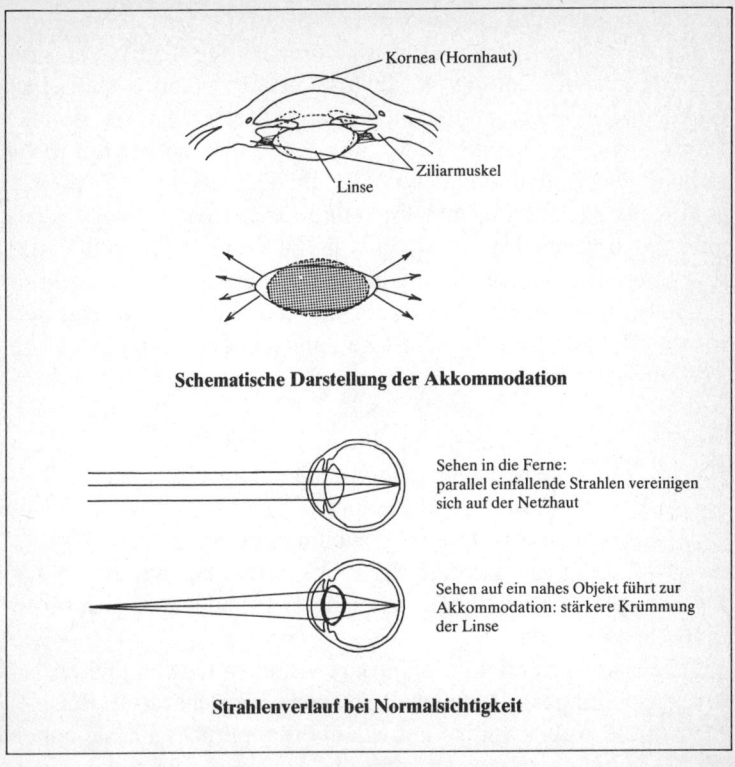

Schematische Darstellung der Akkommodation

Sehen in die Ferne: parallel einfallende Strahlen vereinigen sich auf der Netzhaut

Sehen auf ein nahes Objekt führt zur Akkommodation: stärkere Krümmung der Linse

Strahlenverlauf bei Normalsichtigkeit

Wir alle nehmen dies als selbstverständlich hin und lassen diesen Vorgang fast immer unbewußt ablaufen. Aber die einfache visuelle Handlung des Lesens ist in Wirklichkeit ein äußerst bemerkenswerter Vorgang.

Mit dem Wissen, daß der Vorgang des Sehens abhängig ist von der Arbeit der Augenmuskeln, wird uns klar, daß jeder Mensch auf unterschiedliche Weise sieht. So wie jeder von uns anders zu laufen gelernt hat, ist es auch mit den Bewegungen der Augen und dem Fokussieren. Ist uns einmal klar geworden, daß jeder von uns einzigartige, individuelle visuelle Gewohnheiten hat, so bringt uns das zu einer ersten Einsicht in den Vorgang des eigenen Sehens und einer möglichen Verbesserung des Sehvermögens.

Manche Menschen zum Beispiel wechseln extrem schnell von Fern- zu Nahsicht, ohne sich des Vorgangs selbst im geringsten bewußt zu sein. Auf die gleiche Art machen manche Menschen Bewegungen wie das Aufstehen oder Hinsetzen extrem schnell, während andere sich der Bewegung bewußter sind, sie mit mehr Anmut ausführen und dabei das Gefühl des Sich-Bewegens selbst genießen. Wie steht es mit Ihnen und Ihren Augenbewegungen? Sind Sie sich des Wechsels von Nah- zu Fernsicht bewußt, oder konzentrieren Sie sich nur auf das Resultat dieses Wechsels? Beeilen Sie sich, von einem Punkt zum anderen zu blicken, oder lassen Sie sich bei dem Vorgang selbst Zeit und genießen den physischen Vorgang selbst?

Wie Sie jetzt vielleicht schon ahnen, spiegelt die Art, in der ein Mensch die visuellen Umstellbewegungen ausführt, seine allgemeine Verhaltensweise und Persönlichkeitsstruktur wider. Während wir gemeinsam Ihre Sehgewohnheiten erforschen, können Sie gleichzeitig einen tieferen Einblick in Ihre eigene, innere Natur erlangen. Zu verstehen, wie man sieht, bedeutet, sich selbst klarer zu erkennen.

Offensichtlich reflektieren unsere visuellen Gewohnheiten unsere Beziehung zur Außenwelt. Manche Menschen zum Beispiel blicken die Außenwelt so gut wie überhaupt nicht an. Sie haben die Gewohnheit zu starren, statt die Augen ständig zu bewegen, um mehr visuelle Information aufzunehmen. Von Natur aus neigen die Augen dazu, den Brennpunkt ständig zu verändern, so daß uns in jedem neuen Moment ein neues Stück vom Bild der Außenwelt zu Bewußtsein gelangt.

Viele von uns haben jedoch in der frühen Kindheit oder mit Beginn der Schulzeit die Gewohnheit entwickelt, die Augenbewegungen zu vermindern, so daß sehr wenig visuelle Information vom Gehirn aufgenommen wurde. Dies ist in der heutigen Zeit tatsächlich eine der am meisten verbreiteten jener Gewohnheiten, die unsere Beziehungen zur Außenwelt einschränken und somit unsere Überlebensfähigkeit im allgemeinen.

Was ist der Grund für die Entwicklung einer solchen Gewohnheit?

Wie schon in der Einleitung bemerkt, können wir den physischen Aspekt des Sehens nicht vom psychischen trennen. Unsere körperlichen Abläufe stehen in so enger Beziehung zu den seelischen, daß sie als ein untrennbares, organisches Ganzes gesehen werden müssen. Haben Sie die Gewohnheit zu starren, nicht regelmäßig den Blickpunkt zu verändern, um Ihrem Gehirn mehr Information über die Außenwelt zuzuführen, dann muß in Ihrer Kindheit etwas geschehen sein, das Sie engeren Kontakt mit Ihrer Umgebung vermeiden ließ. Haben Sie die Gewohnheit, nur wenig visuelle Information aufzunehmen, dann kann man davon ausgehen, daß Sie ab einem bestimmten Zeitpunkt Ihres Lebens nicht sehen *wollten*, was um Sie herum war oder geschah.

Falls Sie umgekehrt gewöhnlich die visuelle Umgebung, in der Sie sich befinden, genießen, kann man davon ausgehen, daß Sie in Ihrer frühen Kindheit genügend Harmonie und Sicherheit erfahren haben, um zu einem Sich-Öffnen gegenüber der Außenwelt ermutigt zu sein.

Denken Sie an ein Kind, das gerade lernt zu sehen. Stellen Sie sich vor, die emotionale Atmosphäre des Elternhauses sei voll von Zorn, Streit, Trauer. Die Eltern streiten sich, vielleicht sind sie dabei, sich zu trennen, und das Kind ist gefangen in der Atmosphäre von Kummer, Angst und zornigem Streit. Das Kind wird auf diese Situation natürlicherweise mit Angst reagieren. Seine eigene Sicherheit ist durch die Instabilität der Eltern bedroht, und dies erzeugt einen anhaltenden Angstzustand im Körper des Kindes. Ich setze bewußt diese extreme Situation, damit wir besonders klar sehen können, wie die emotionale Umgebung visuelle Gewohnheiten beeinflußt.

Der Säugling hat Angst vor der Außenwelt, wenn diese laut, heftig, furchterregend, lieblos ist. Statt daß das Sehen eine genußvolle Erfahrung ist, sicher und einladend, wird die Außenwelt als bedrohend, gefährlich empfunden, als etwas, das es zu vermeiden gilt.

Während das Gehirn also lernt, die Augenmuskeln zu bewegen, die für den Vorgang des Sehens so wichtig sind, wird durch die emotionale Atmosphäre dieses Lernen mit einem Vermeidungsverhalten verbunden. Das einfache Fokussieren von nah auf fern wird von dem beeinflußt, was das Kind sieht, wenn es die Augen in die Ferne richtet. Falls dies mit Erfahrungen von Angst und Spannung verbunden ist, wird die Fähigkeit zur Fernsicht geschädigt sein. Auch das Ändern der Blickrichtung von einem Objekt zum anderen wird von solchen Erfahrungen beeinflußt. Wenn wir uns in unserer Umgebung wohl fühlen, wenn wir keine Angst vor dem, was uns in der Außenwelt begegnen könnte, entwickelt haben, dann ist der Vorgang, in eine neue Richtung zu sehen, neue visuelle Erfahrungen zu machen, eine angenehme und sogar aufregende Tätigkeit. Die Außenwelt ist immer interessant und anregend, wenn wir ständig Blickrichtung und Brennweite ändern, um zu sehen, welche Veränderungen um uns herum vorgehen.

Aber viele von uns verbinden Veränderungen mit der Erwartung von Unsicherheit, ja sogar negativen Erfahrungen. Besonders dann, wenn wir in der frühen Kindheit oft erlebt haben, daß wir mit der Veränderung der Blickrichtung etwas sahen, was uns ängstigte oder erschreckte, haben wir uns angewöhnt, solche Blickbewegungen mit negativen statt mit positiven Erfahrungen in Verbindung zu bringen. Und daher entwickelten wir die Neigung, unsere Augenbewegungen zu hemmen.

In diese Welt hineinzuwachsen, ist für jedes Kind mit positiven und negativen Erfahrungen verbunden. Stets ist da ein bestimmtes Maß an Traumata, Zwang und Ängsten in der Kindheit. Für uns stellt sich hier die Frage, inwiefern solche Erfahrungen Ihre visuelle Wahrnehmungsfähigkeit negativ beeinflußt haben und wie Sie sich aus solchen alten Gewohnheiten befreien können, so daß die Erfahrung des Sehens für Sie lustvoller und effektiver werden kann.

Lassen Sie uns mit einer einfachen, aber wichtigen Übung beginnen. Blicken Sie auf den auf S. 29 abgebildeten Kreis, und achten Sie dabei darauf, *wie* Sie ihn anblicken. Nehmen Sie jetzt einen tiefen, entspannten Atemzug, und dann blicken Sie etwa sechs Atemzüge lang auf diesen Kreis und beobachten dabei, zu welcher Art zu sehen Ihre Augen natürlicherweise neigen, wenn sie mit einem solchen Reiz konfrontiert werden. Seien Sie offen gegenüber jeder möglichen Entdeckung in Hinsicht auf Ihre Sehgewohnheiten.

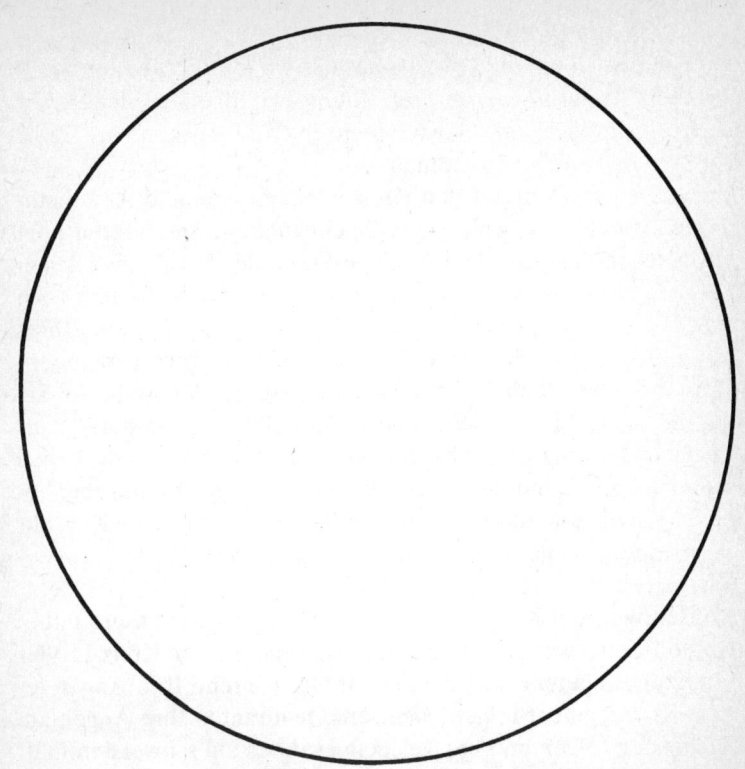

Manche Menschen ziehen es vor, auf den Mittelpunkt des Kreises zu starren und mit Hilfe des peripheren Sehens den Kreis als Gesamtes im Blickfeld zu haben. Andere neigen dazu, mit den Augen der Kreisform zu folgen, mit schnellen Augenbewegungen, die der gesamten Linie folgen, so daß die Augen selbst einen Kreis beschreiben.

Haben Sie bemerkt, wie Ihre Atmung auf die Aufgabe, den Kreis anzuschauen, reagierte? Ein anderer wichtiger Faktor des Sehens ist, wie wir atmen, wenn wir verschiedene visuelle Handlungen ausführen. Unsere Atmung ist ein direktes Barometer unserer inneren Gefühle. Wenn wir entspannt sind und die Erfahrung des Sehens genießen, ist unsere Atmung gleichmäßig, voll und rhythmisch. Unsere visuellen Gewohnheiten gehen mit unseren Atemgewohnheiten einher, weshalb wir mit Hilfe bewußt vollzogener Änderungen unserer Atemgewohnheiten gleichzeitig auch unsere visuellen Gewohnheiten verändern können. Beide gehören untrennbar zusammen.

Falls das Blicken auf den Kreis in Ihnen eine alte Atemhemmung erweckt hat, weil Sie vielleicht fühlten, Sie müßten jetzt etwas leisten in ähnlicher Art, wie Sie in der Schule zu solchen Leistungen gezwungen wurden, dann hat das mit Sicherheit auch etwas mit Ihren visuellen Gewohnheiten zu tun. Ein Teil Ihres Inneren wollte vielleicht die Übung überhaupt ganz vermeiden. Diesen Konflikt haben Sie möglicherweise gefühlt, während Sie auf den Kreis blickten. Ein solcher Konflikt trägt wesentlich zur Verschlechterung des Sehvermögens bei. Wenn Sie Ihre Augen zwingen, eine Handlung auszuführen, die Sie gleichzeitig aber lieber vermeiden würden, erzeugt der daraus resultierende Konflikt Anspannung im gesamten visuellen System.

Kehren wir zum Kreis zurück, und erforschen wir unsere unbewußten Sehgewohnheiten weiter. Diesmal ist der Kreis in vier Quadranten geteilt. Achten Sie darauf, während Ihre Augen jedem Kreissegment folgen, welchem Quadranten Ihre Augen am leichtesten folgen und bei welchem es ihnen am schwersten fällt. Beobachten Sie während der gesamten Zeit Ihre Atmung!

War Ihre Atmung gleichmäßig, während Sie den äußeren Rand des Kreises verfolgten, oder wurde sie an manchen Stellen unregelmäßig und angespannt? Haben Sie eine Beziehung zwischen Ihren Augenbewegungen und Ihrer Atmung bemerkt?

Wir neigen fast alle dazu, bestimmte Bereiche eines Kreises mit den Augen «fühlend» zu genießen, und an anderen Stellen des Kreises wird unsere Atmung verspannt und das visuelle Umwandern fällt uns dort wesentlich schwerer.

Die emotionalen und psychoanalytischen Gründe für solche Reaktionen gegenüber einem einfachen Kreis sind komplex. Für uns reicht es in diesem Fall aus, uns bewußt zu werden, daß wir bestimmte Sehgewohnheiten haben. Damit können wir dann be-

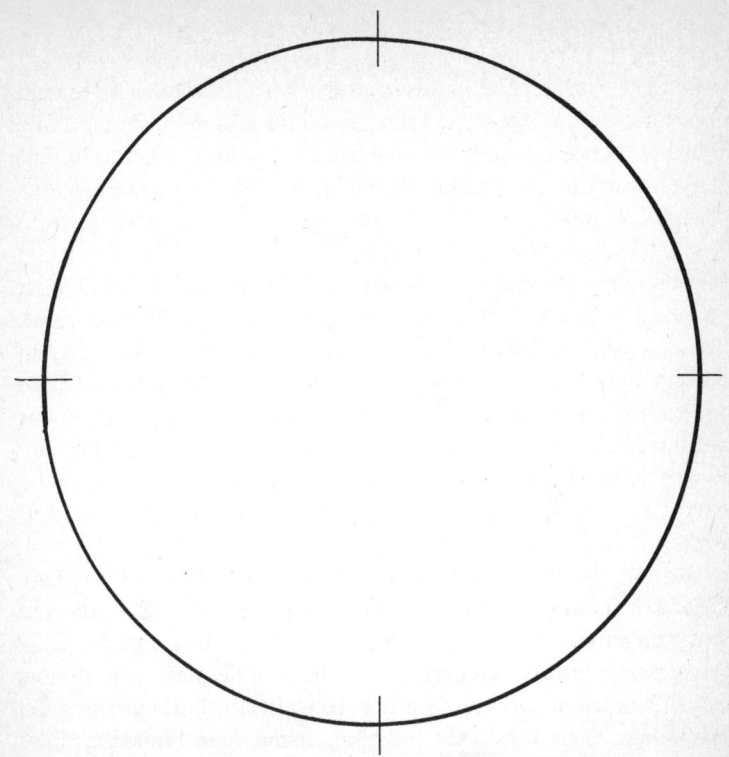

ginnen, die Gewohnheiten aktiv zu verändern. Durch das Erforschen der physischen Gewohnheit lösen wir oftmals gleichzeitig die alten Ängste und konditionierten Erwartungen.

An dieser Stelle sollten wir uns jetzt einer grundlegenden visuellen Gewohnheit zuwenden, die Sie möglicherweise auch ändern sollten. Sie haben inzwischen schon eine ganze Zeit lang gelesen, also Ihre Augen auf etwas nahe vor Ihnen Liegendes gerichtet. Ihre Ziliarmuskeln sind unter ständiger Anspannung gewesen, um Ihre Augenlinsen zum Lesen auf dieser Naheinstellung zu halten. Diese Spannung sollten Sie ab und zu lockern, wenn sich nicht in den Ziliarmuskeln eine chronische Anspannung bilden soll, die Ihre Fähigkeit, auf Ferneinstellung zu wechseln, beeinträchtigt.

Daher sollten Sie beim Lesen stets etwa alle zwanzig Seiten einmal einen tiefen Atemzug lang pausieren und dabei in die Ferne sehen (schon wenige Meter Entfernung sind ausreichend) und die Augenmuskeln eine halbe Minute lang ausruhen lassen. Versuchen Sie es jetzt!

Wir haben uns bis jetzt mit zwei verschiedenen Muskelaktivitäten der Augen beschäftigt, dem Wechsel von Nah- zu Fernsicht (Akkomodation) und den Augenbewegungen, die wir machen, um einen Gegenstand zu verfolgen oder von einem Objekt zum anderen zu blicken. Ihre Fähigkeit, diese beiden Bewegungsarten auszuführen, ist eine variable Fähigkeit, die wir verbessern können. Es gibt einfache, aber wirkungsvolle Übungen, die Sie regelmäßig machen können, wenn Sie Ihr Sehvermögen wirklich verbessern wollen.

Bei der Akkomodation zum Beispiel ist es so, daß Sie Ihre Fähigkeit dazu allein schon dadurch verbessern können, daß Sie die Veränderungen der Nah-/Fern-Einstellung, die Sie im Laufe des Tages vollziehen, bewußt erleben. Dadurch, daß Sie diese Handlungen bewußt machen, bringen Sie den Bewußtseinsbereich Ihres Gehirns dazu, sich mit dieser gewohnheitsmäßigen Funktion zu beschäftigen und die erforderlichen Korrekturen herbeizuführen.

Die Bewußtheit ist tatsächlich eines der wichtigsten Hilfsmittel zur Verbesserung des Sehvermögens. Zuerst müssen Sie sich alter Gewohnheiten bewußt werden. Dann müssen Sie zulassen, daß sich diese Gewohnheiten verändern. Dadurch, daß Sie das Gehirn dazu bringen, Ihren Sehgewohnheiten Beachtung zu schenken, beginnt dieses ganz natürlich, auf eine optimale Funktionsweise dieser Bereiche hinzuarbeiten. Das Grundproblem ist, daß wir uns unserer Gewohnheiten nicht bewußt sind und daher nur aufgrund früherer Konditionierung funktionieren.

Neues Lernen kann also jederzeit stattfinden, wann immer Sie von nah auf fern und zurück scharf einstellen. Sie können erleben, wie gleichmäßig und entspannt dieser Wechsel sein kann, und dadurch eine Verbesserung dieser Fähigkeit anregen.

Vor etwas möchte ich jedoch warnen. Sie sollten, wenn Sie damit beginnen, sich und Ihre Sehgewohnheiten zu beobachten, diese nicht gleich als «schlecht» oder «falsch» beurteilen. Wenn Sie sich selbst «schlecht» und «falsch» finden, verlieren Sie den Kontakt zu dem Heilungsprozeß, der Ihre körperlichen Funktionen verbessern kann. Der Prozeß der Verbesserung des Sehvermögens erfordert auf allen Gebieten eine Haltung des Akzeptierens und der Liebe zur eigenen Person, nicht Ablehnung und Trennung. Sie können nur auf Ihren existierenden Gewohnheiten und Funktionszuständen aufbauen; wenn Sie diese nicht akzeptieren, können Sie sie auch nicht verbessern.

All dem liegt zugrunde, daß Ihr Gehirn weiß, wie die normale, gesunde Sehfunktion arbeitet. Wir werden fast alle mit der Fähigkeit, klar zu sehen, geboren. War eine Verminderung Ihrer Sehfähigkeit nicht genetisch bedingt, so trat sie ein durch emotionalen und umweltbedingten Streß. Jetzt möchten Sie Ihre natürliche Sehfähigkeit reaktivieren, und dazu müssen Sie da beginnen, wo Sie sind, und sich von da aus Schritt für Schritt weiterentwickeln. Entwicklung ist das Schlüsselwort. Entwicklung kann nur stattfinden durch Akzeptieren des gegenwärtigen Zustandes.

Unabhängig von Ihren gegenwärtigen Sehgewohnheiten oder -schwierigkeiten können Sie also die Akkomodationsfähigkeit der Augen verbessern. Auch wenn Sie kurz-, weit- oder normalsichtig sind, ist diese Übung wichtig, weil auf ihr weitere Übungen, die wir noch kennenlernen werden, aufbauen.

Hier die Beschreibung der Akkomodationsübung (Abb. S. 34): Halten Sie einen Finger relativ nahe vor die Augen, ungefähr 15 cm von Ihrer Nase entfernt.

Nun halten Sie den Finger der anderen Hand weiter entfernt in der gleichen Höhe vor sich, so daß Ihr Blick von einem zum anderen wechseln kann.

Wählen Sie nun einen dritten, weiter entfernt liegenden Blickpunkt, zu dem Sie vom zweiten Finger aus hinüberwechseln können.

Mit jedem Ein- und Ausatmen wechseln Sie nun mit den Augen zum nächsten Blickpunkt, etwa zehnmal hintereinander. Lassen

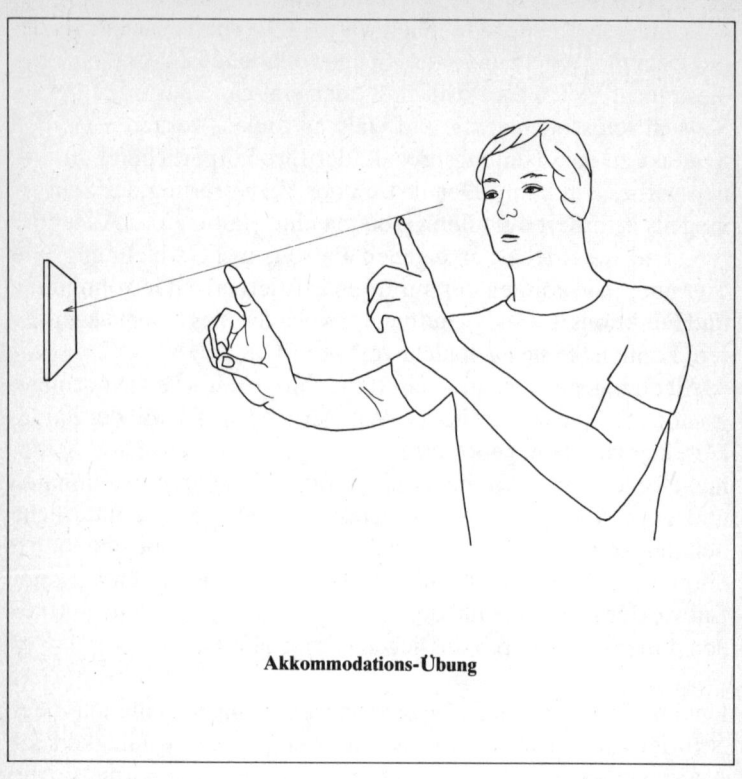

Akkommodations-Übung

Sie Atmung und Blickwechsel weich und gleichmäßig miteinander geschehen. Sie werden beobachten, daß das bewußte Atmen diese Übung erst erfolgreich macht. Dadurch, daß Sie sich Ihrer Atmung und Ihrer Augen gleichzeitig bewußt sind, integrieren Sie Ihre Emotionen mit Ihren physischen und visuellen Funktionen. Achten Sie also bei allen Sehübungen darauf, sich Ihrer Atmung bewußt zu sein!

Wenn Sie Ihren Blick so schnell wie möglich von einem Punkt zum anderen wandern lassen, werden Sie feststellen, daß Sie dazu neigen, dabei den Atem anzuhalten. Schnelligkeit ist nicht das Ziel dieser Übung. Das Ziel ist vielmehr, sich der Muskeln, die diese

Umstellung ausführen, bewußt zu sein. Sind Sie bewußt dabei, kann Ihr Gehirn auf eine Verbesserung dieser normalerweise unbewußten Tätigkeiten hinwirken.

Eine Gewohnheit ist etwas Eigenartiges. Sie etabliert sich zunächst entsprechend den gerade gegebenen Umständen, um uns in dieser Situation zu helfen. Sie ist zuerst bewußt, wird dann aber unbewußt und ändert sich nicht mehr mit Veränderungen in der Umgebung. Das bedeutet, daß alte Gewohnheiten uns im Wege sein können, falls die Situation sich ändert und ein anderes als das durch die alte Gewohnheit hervorgerufene Verhalten angemessener wäre. Um alte Gewohnheiten verändern zu können, müssen wir uns erst einmal des Gewohnheitsmusters bewußt werden und dann neue Variationen dieser betreffenden Verhaltensweise erlernen.

Je schneller wir eine Bewegung ausführen, desto weniger bewußt können wir sie vollziehen. Unser Bewußtsein kann schnellen, plötzlichen Bewegungen nicht folgen. Nur wenn wir die Bewegung verlangsamen, können wir uns der Bewegung «in der Zeit» bewußt sein. Dieser allgemeine Grundsatz gilt auch für die Muskelbewegung der Akkomodation. Besonders bei Kurzsichtigkeit und bei Weitsichtigkeit ist dieses Bewußtsein ein wichtiger Faktor.

Ein anderer Faktor, den wir uns bewußt machen sollten, ist das Augenblinzeln. Die Augen blinzeln ganz von selbst, um die Oberfläche der Augen (Konjunktiva) mit ausreichend Feuchtigkeit zu versorgen und um der Retina einen Moment (einen «Augenblick»!) der Ruhe zu verschaffen, indem der Informationsfluß zum Gehirn kurzzeitig unterbrochen wird, etwa so wie ein Komma den Fluß von Wörtern und Ideen kurz unterbricht.

Auch das Blinzeln kann von Emotionen beeinflußt werden. Menschen, die Angst haben, sich vom Vertrauten zu lösen, das Bekannte zu verlassen und sich dem Abenteuer des Unbekannten zuzuwenden, neigen dazu, weniger häufig zu blinzeln als Menschen, die das Ende einer Periode und den Beginn einer neuen begrüßen.

Wie steht es mit Ihnen? Sind Sie sich bewußt, daß und wann Sie blinzeln, während Sie diese Zeilen lesen? Unterbrechen Sie das Lesen alle paar Zeilen durch ein Blinzeln, oder neigen Sie dazu, längere Zeit ohne zu blinzeln auf den Text zu starren? Manche Menschen blinzeln sehr schnell, als fürchteten sie, den Kontakt mit der Außenwelt zu verlieren. Andere wiederum blinzeln langsam, als würden sie sich in ihr Inneres versenken und so einen Ausgleich zwischen Innen- und Außenwelt schaffen. Auf welche Art blinzeln Sie in diesem Moment?

Wenn Sie mit jemandem sprechen, dann achten Sie einmal darauf, wie derjenige blinzelt. Es ist faszinierend zu sehen, wie es auf einen wirkt, wenn jemand langsam blinzelt, während er mit einem spricht. Wie anders dagegen ist es, wenn Ihr Gegenüber Sie ständig anstarrt, ohne durch Blinzeln den Kontakt ab und zu zu unterbrechen. Sich solcher Gewohnheiten bewußt zu werden, heißt, sich einem völlig neuen Bereich zu öffnen. Normalerweise blinzeln wir alle fünf bis zehn Sekunden einmal. Aber wir sollten hier keine starren Regeln aufstellen. Was bevorzugen Sie selbst?

Wir können unsere visuellen Gewohnheiten relativ schnell und wirkungsvoll zum Besseren verändern. Es gibt keinen Grund, weiterhin mit alten Gewohnheiten durchs Leben zu gehen, die uns daran hindern, Neues aufzunehmen, und die uns dem Leben gegenüber inaktiv sein lassen. Wie auch allgemein für den gesamten Körper gültig, erreichen wir erhöhte Muskelstärke und -koordination durch bewußtes Üben, erhöhte Bewußtheit gegenüber den Bewegungen und Integration von geistigen und physiologischen Funktionsabläufen. Auch die Augen reagieren, wie jeder andere Teil des Körpers, auf erhöhte Aufmerksamkeit.

Ob wir nun beim Autofahren gleichzeitig das rote Ampellicht vor uns und den Radfahrer im Rückspiegel beobachten oder irgendeine andere Tätigkeit ausführen, die regelmäßiges Beobachten von mehr als einem Punkt erfordert, immer vollziehen wir in diesem Sinne eine koordinierte Leistung von Körper und Gehirn. Dabei ist die Atmung stets der erste Faktor, den wir beachten müssen. Wenn wir angespannt oder ängstlich sind, wird unsere Atmung flach und unregelmäßig; Sauerstoffaufnahme und geistige Konzentrationsfähigkeit sind dann ebenso behindert wie unsere Fähigkeit zu sehen.

Sobald wir es geschafft haben, uns der Atmung bewußt zu sein, besteht der nächste Schritt darin, diese Atembewußtheit mit be-

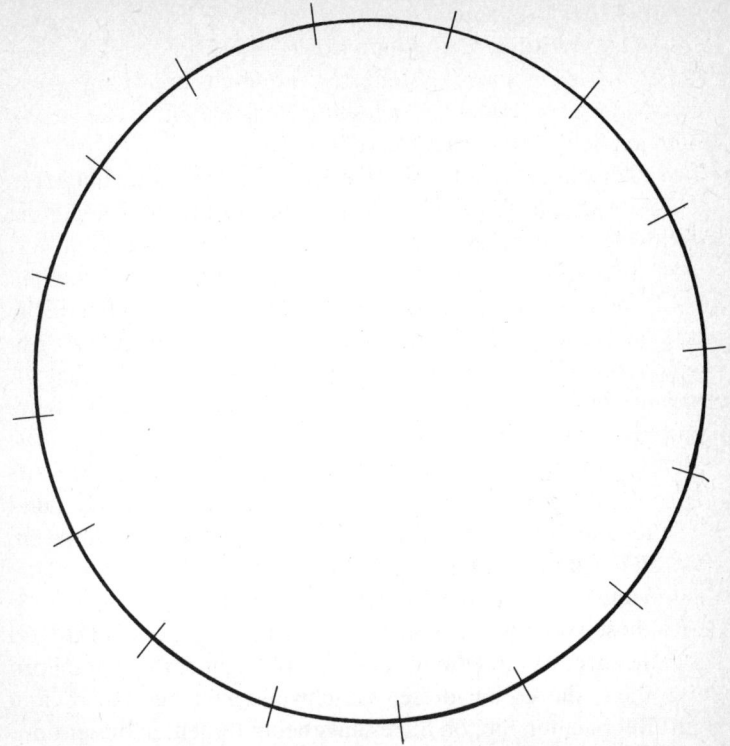

wußtem Sehen zu verbinden. Wenn Sie sich der Muskelbewegungen Ihrer Augen bewußt sind, können diese sich mit weniger Anspannung vollziehen, das heißt weicher im Ablauf, besser koordiniert und weniger verspannt.

Gleiten Sie jetzt mit dem Blick von einem Kreisabschnitt des Diagramms oben zum nächsten und stimmen Sie die Atmung darauf ab; lassen Sie Ihre Augen dabei die Kreislinie zwischen den Einschnitten entlangwandern. Beobachten Sie das Gefühl in Ihren Augen, während Sie diese scheinbar einfache Sehübung ausführen.

Als ich vor einigen Jahren ein ähnliches Sehprogramm für den amerikanischen Pilotenverband entwickelte, war ich beeindruckt, zu erleben, in wie kurzer Zeit erhebliche Verbesserungen des Sehvermögens stattfinden können. Sogar Berufspiloten, die seit zwanzig Jahren Flugzeuge steuerten, konnten ihre Sehfähigkeit noch verbessern, indem sie sich alter Gewohnheiten, die sie am optimalen Sehen hinderten, bewußt wurden.

Ein Pilot zum Beispiel hatte seine Berufslaufbahn als Flieger in Vietnam während des Krieges begonnen. Natürlich erzeugte die emotionale Anspannung, wenn sie später auch gut überspielt werden konnte, eine allgemeine Verspannung des gesamten Sehapparates. Wenn Sie erwarten, jeden Moment durch eine feindliche Waffe abgeschossen zu werden, werden Ihre Atmung und Augen verspannter sein, als wenn Sie friedlich über Berg und Tal fliegen. Aber nur dann, wenn man sich der Anspannung bewußt ist, kann man beginnen, sie abzubauen.

Beobachten Sie also während der nächsten Übung Ihre Atmung. Zählen Sie einfach von eins bis zwanzig oder fünfzig, und mit jeder Zahl lenken Sie Ihren Blick von einem zu *irgendeinem* anderen der Punkte im Kreis. Atmen Sie fünf Zeiteinheiten lang ein und entsprechend fünf Einheiten lang aus.

Auf diese Weise werden Sie bei dieser Übung etwa ein Bild pro Sekunde aufnehmen, eine für das Gehirn angenehme Anzahl pro Zeiteinheit, die es bei dieser Geschwindigkeit gut verarbeiten kann. Beobachten Sie, ob Sie es angenehm finden, in dieser optimalen Geschwindigkeit visuelle Eindrücke aufzunehmen und zu verarbeiten.

Hier noch eine ähnliche Übung: Blicken Sie wieder von einem Punkt zum anderen; zählen Sie dabei sechs Punkte beim Einatmen und sechs beim Ausatmen, in allem sechs Atemzyklen lang. Lassen Sie Ihren Augen die Freiheit, sich wahllos zu irgendwelchen Punkten zu bewegen. Versuchen Sie, die Erfahrung des Wechselns von einem Punkt zum nächsten bewußt zu erleben. Machen Sie die Augenbewegungen langsam genug, um sich des ganzen Prozesses bewußt sein zu können.

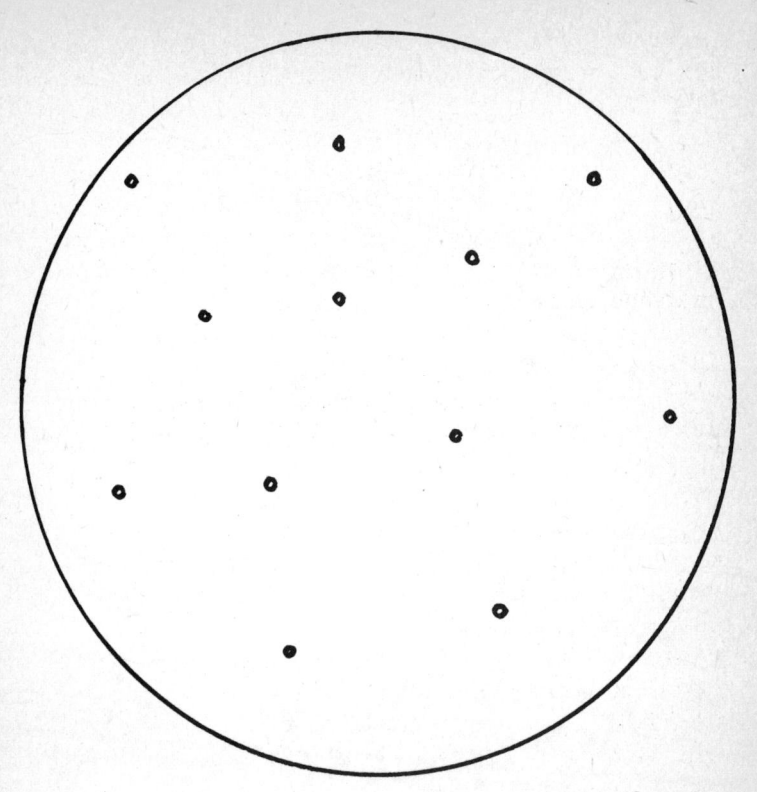

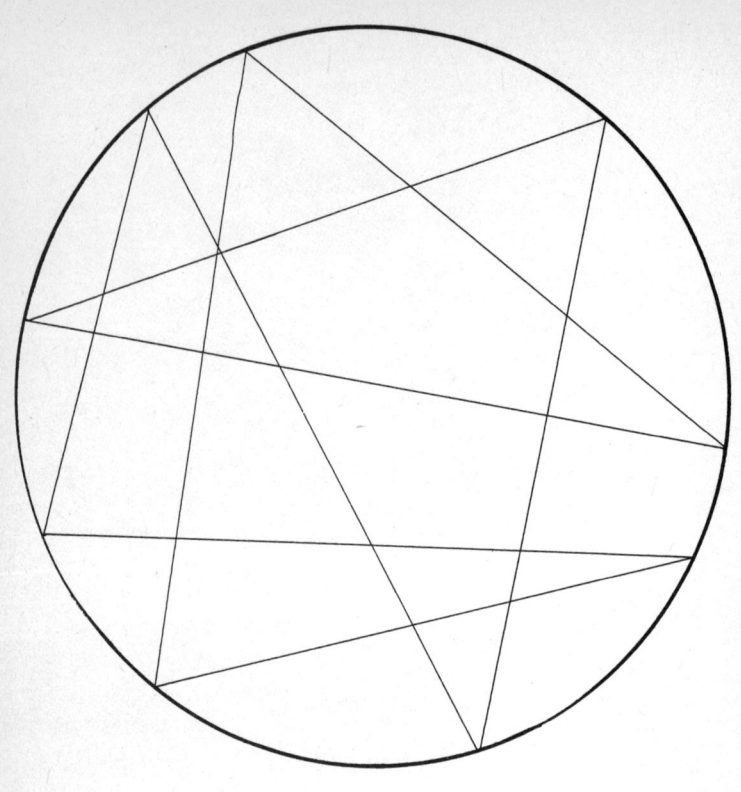

Eine weitere Variation dieser Übung: Lassen Sie Ihre Augen die Linien in dem oben abgebildeten Diagramm entlangwandern. Atmen Sie drei Linien lang ein und entsprechend drei Linien lang aus. Wahrscheinlich werden Sie diesen Atemrhythmus am angenehmsten finden, aber probieren Sie ruhig auch andere Atemrhythmen aus.

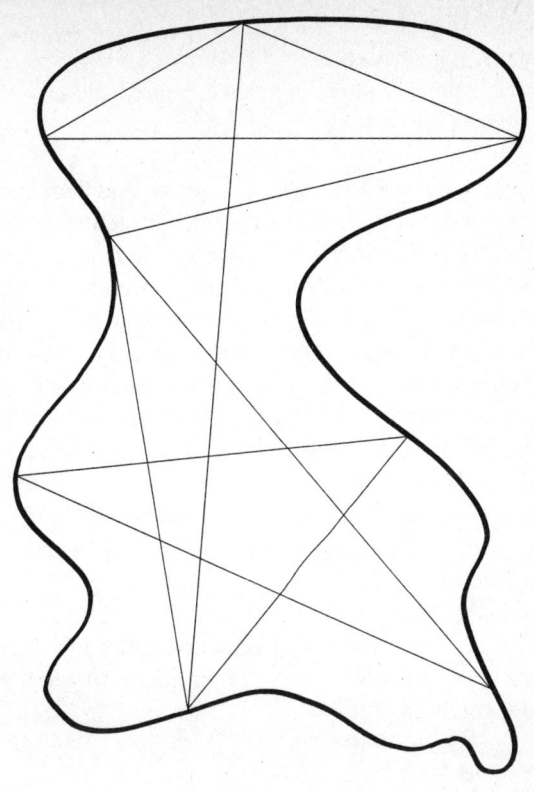

Bei der nächsten Übung folgen Sie der Kurvenlinie, als würden Sie diese als Rennstrecke mit dem Auto abfahren. Wechseln Sie dann zu den geraden Linien über und spüren Sie den Unterschied, während Sie weich und gleichmäßig atmen, auch bei allen Richtungswechseln.

Zum Ende dieses Kapitels möchte ich Ihnen nun die Grundübung zur Entspannung der Augen vorstellen. Nachdem Sie Übungen wie die vorangegangenen gemacht haben, sollten Sie Ihren Augen eine Entspannungspause von der «Arbeit» des Sehens gönnen.

Stehen oder sitzen Sie ruhig und bequem, und bedecken Sie das linke Auge mit der linken, das rechte mit der rechten Hand. Krümmen Sie leicht die Handflächen, so daß sie die Augen völlig abdecken, dabei aber nicht berühren. Auf der Stirn sollten Ihre Finger etwas übereinander liegen; die Daumen sind an den Schläfen, und die beiden kleinen Finger liegen beidseitig an der Nase an.

Entspannen Sie den Nacken und beugen Sie Ihren Kopf, so daß Ihre Arme entspannt herunterhängen. Sammeln Sie Ihre Aufmerksamkeit auf die Atmung, und erweitern Sie dann Ihr Bewußtsein auf die Augen selbst.

Mit jedem Ein- und Ausatmen wiederholen Sie das Wort «Entspannen», um die Entspannung von Augen, Atmung und Geist noch zu vertiefen.

Sie werden erleben, daß diese Übung fast sofortige Erleichterung von visueller Anspannung bringt und außerdem ein allgemeines Gefühl von Entspannung und Frieden. Machen Sie diese Übung mehrmals am Tag.

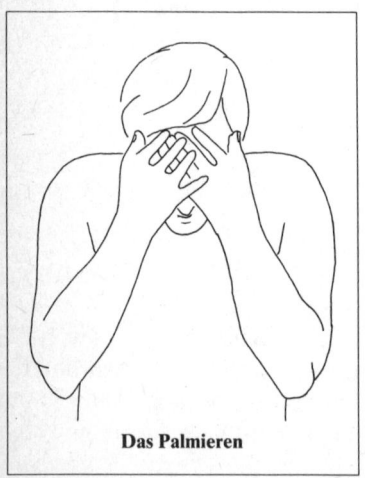

Das Palmieren

2.
Erweiterung visueller Aufnahmefähigkeit

Wir haben uns bisher hauptsächlich mit dem physischen Aspekt der Tätigkeit der Augenmuskeln beschäftigt. Jetzt werden wir einen Schritt tiefer in die Funktion des Sehens einsteigen. Wir werden uns damit beschäftigen, auf welche Weise das Gehirn die Augen dazu benutzt, sinnvoll visuelle Informationen zu sammeln.

Wenn wir uns etwas «vorstellen», betrifft dies allein innere konzeptuelle Bereiche des Gehirns, die Gedanken und kognitive «Bilder» im Sinne von Vorstellungen erzeugen. Wir sagen, wir «sehen» etwas vor unserem inneren Auge. Wenn wir aber etwas «durch» unsere Augen, etwas mit unseren physischen Augen sehen, nehmen wir einen visuellen «Eindruck» der Außenwelt in uns auf. Unsere visuellen Aufnahmegewohnheiten sind so einzigartig und individuell wie unsere Stimme oder Fingerabdrücke, wenn auch nicht ebenso leicht zu identifizieren.

Oft hängen diese Gewohnheiten mit emotionalen Problemen, Verwirrung, Antriebsschwäche und Inflexibilität zusammen. Zudem werden alle Erfahrungen unseres Lebens durch unsere visuellen Aufnahmegewohnheiten beeinflußt und begrenzt. Tatsächlich werden viele der visuellen Probleme, die mit dem Begriff der Kurzsichtigkeit in Zusammenhang gebracht werden, nicht durch ungenaues Fokussieren erzeugt, sondern ebenso durch andere visuelle Aufnahmegewohnheiten. Und sogar Menschen, die physisch völlig normalsichtig sind, zeigen in dieser Beziehung oft große Schwächen.

Um die Grundfaktoren der visuellen Aufnahme zu verstehen, müssen wir damit beginnen, die verschiedenen Arten, auf welche das Gehirn natürlicherweise die Außenwelt in sich aufnimmt, zu unterscheiden. Ihre Augen arbeiten stets so, wie das den Erfordernissen der gerade ablaufenden Aktivitäten des Gehirns am besten dient.

Wir neigen meist zu der Annahme, die Augen seien eigenständige Organe, vom Gehirn selbst völlig unabhängig. Tatsächlich aber sind die Augen eine direkte «Verlängerung» des Gehirns; so befinden sich zum Beispiel Millionen von Gehirnzellen direkt in der Retina des Auges. Diese Zellen bestehen aus einem besonderen Gehirnzellengewebe, sie sind fotosensitiv oder lichtempfindlich. Ihre Aufgabe ist es, das einfallende Licht aufzunehmen, in einfache Sinneinheiten zu kodieren und dann dem Gehirn als Information zuzuleiten.

Neueste Forschungen haben gezeigt, daß Säuglinge mit nur teilweise entwickelter Retina geboren werden. So wie das Gehirn selbst sich nach der Geburt noch zur vollkommenen Funktionsfähigkeit weiterentwickelt, werden auch die bei der Geburt noch unvollkommenen Zellen der Retina erst nach und nach vollständig aufgebaut – entsprechend der visuellen Eindrücke während der frühen Kindheit.

Daher werden sich bei einem Kind, das diese erste Zeit seines Lebens in einer visuell stimulierenden Umgebung verbringt, die Zellen der Retina entschieden anders entwickeln als bei einem Kind, das zum Beispiel diese Zeit in einem leeren Raum erlebt mit wenig menschlichem Kontakt und wenigen visuellen Reizen von Form und Bewegung.

Bisher dachte man, daß die Retinazellen visuelle Informationen aufnehmen wie der Film in einer Kamera und diese dem Gehirn zur Analyse zuleiten. Inzwischen weiß man jedoch, daß die Retina selbst eine erste Interpretation der visuellen Eindrücke vornimmt und diese sodann dem Gehirn zur weiteren Analyse und Assoziation mit früheren optischen Eindrücken und zur Formung eines Gesamtbildes weiterleitet. Gleichgültig, ob Sie diese Vorstellung bejahen oder ablehnen – die visuellen Erfahrungen Ihrer frühen Kindheit haben zumindest zu einem Teil bestimmend auf Art und Grad Ihrer gegenwärtigen visuellen Aufnahmefähigkeit eingewirkt.

Wann immer eine visuelle Information in die Augen einfließt (hoffentlich natürlich in Scharfeinstellung) und auf der Oberflä-

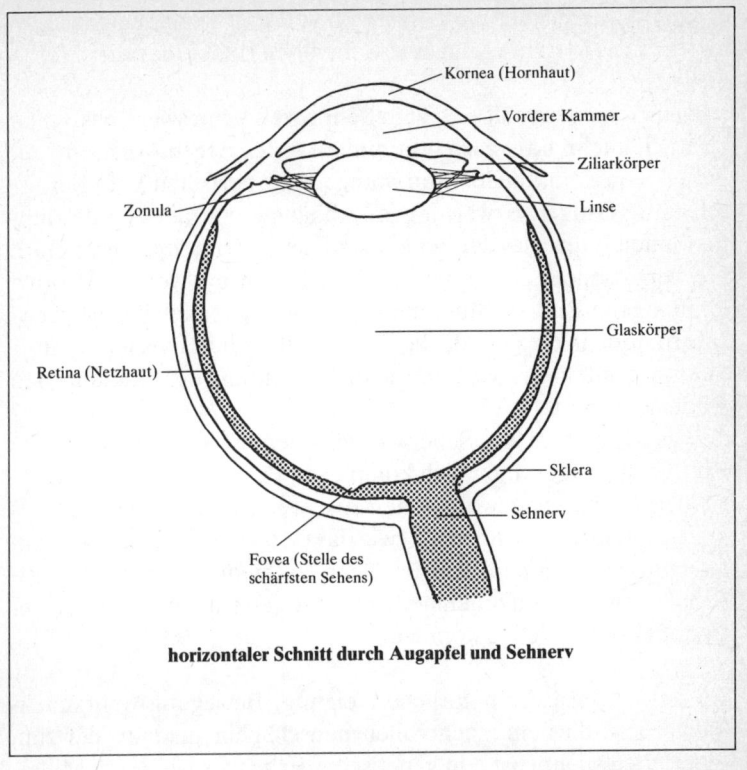

horizontaler Schnitt durch Augapfel und Sehnerv

che der Retina auftrifft, reagieren die Millionen fotosensitiver Zellen mit einer im Grunde sehr einfachen Ja/Nein-Entscheidung. Zunächst stellt die Retina Unterschiede in der Lichtintensität fest. Sie stellt fest, ob ein Schatten existiert, wo Licht in Dunkelheit überwechselt. Dies erzeugt die Basis für ein Schwarzweißbild, welches wir «sehen».

Im nächsten Schritt werden Variationen der Farbfrequenzen des einfallenden Lichtes festgestellt, so daß wir den Unterschied zwischen roten, blauen, gelben und anderen Farbtönen wahrnehmen können. Aufgrund dieser simplen «Computeranalyse» des einfallenden Lichts bildet sich dann eine Vorstellung darüber, was gesehen wurde. Zellgruppen arbeiten zusammen, um verallgemeinernd festzustellen, wo Schatten und Helligkeit beginnen und enden. Dies ist der Beginn eines sinnvollen Bildes, das wir «Form» nennen.

Das Gehirn verhält sich zum Sehprozeß keineswegs passiv. Es sucht vielmehr aktiv nach bestimmten Arten der Information, abhängig von emotionalen Stimmungen, körperlichen Erfordernissen und geistigen Erwartungen. Abhängig von der Art des momentanen Interesses der Person wird die Information vom Gehirn auf verschiedene Weise verarbeitet, indem das von der Retina empfangene Bild aufgenommen und diese augenblickliche, neue Information in die unendliche Datenbank früherer visueller Informationen integriert wird, um so die Bedeutung des empfangenen Bildes zu ermitteln.

Was wir einfach als «Sehen» bezeichnen, ist in Wirklichkeit das Endresultat eines unendlich komplexen Prozesses. Um unsere visuellen Aufnahmegewohnheiten zu erweitern, müssen wir uns als erstes einmal bewußtmachen, wie das Gehirn natürlicherweise Informationen sammelt. Es gibt vier verschiedene Arten, die Außenwelt visuell aufzunehmen, die wir jeweils voneinander getrennt einzeln erleben können.

Da ist zunächst die natürliche Neigung, Bewegung wahrzunehmen. Es ist dies ein machtvoller menschlicher Instinkt, der zum Überleben wichtig ist, ein genetisches Erbe, das wir durch Millionen von Jahren primitiven Lebens auf diesem Planeten in uns erhalten haben. Wir suchen und entdecken Bewegung, besonders dann, wenn wir uns in Gefahr oder als «Jäger» fühlen.

Schauen Sie jetzt vom Buch auf und erfahren Sie es an sich selbst. Sehen Sie sich in Ihrer Umgebung um mit der einzigen Absicht, Bewegung zu entdecken. Bleiben Sie sich dabei Ihrer Atmung bewußt, und beobachten Sie, wie natürlich diese Art der Wahrnehmung ist.

Sie werden bei dieser Übung erfühlen können, wie die visuelle Konzentration auf Bewegung im ganzen Körper ein Gefühl von Bereitschaft zu körperlicher Aktivität hervorruft.

Das zweite Grundelement der visuellen Wahrnehmung hat mit der angeborenen Fähigkeit zu tun, aus den visuellen Eindrücken Formen herauszuerkennen. Wo immer wir hinblicken, versuchen wir Formen zu erkennen, die uns an früher gesehene, ähnliche Formen erinnern. Auf diese Weise erkennen wir die Bedeutung dessen, was wir sehen, aufgrund vorangegangener Erfahrungen.

Das Wahrnehmen von Form beinhaltet eine aktive Bewegung der Augen, die Linien, Kurven, Schatten und Ecken folgen und diese Informationen an das Gehirn zur Analyse weiterleiten. In dem Wort «In-form-ation» zum Beispiel kommt das Grundverständnis dieses Vorgangs zum Ausdruck.

Pausieren Sie jetzt und erleben Sie an sich selbst diese Funktionsweise Ihres visuellen Systems. Sehen Sie sich wieder in Ihrer Umgebung um, aber suchen Sie diesmal ausschließlich, Form wahrzunehmen. Lassen Sie den Blick an den Linien und Formen entlangwandern und nehmen Sie Umriß, Form und Struktur der Objekte wahr.

Das Wahrnehmen von Form wird von Ihrem geistigen und emotionalen Zustand beeinflußt. Beobachten Sie, ob Sie dazu neigen, den Atem anzuhalten, oder ob Sie gleichmäßig atmen, während Sie auf die oben beschriebene Weise Ihre Umgebung in sich aufnehmen.

Nach Bewegung und Form kommen wir nun zur dritten Art des visuellen Wahrnehmens, dem Bereich der Farbwahrnehmung. Die Retina beinhaltet zwei verschiedene Arten von Zellen, die Sehzapfen, durch die wir Farbe wahrnehmen, und die Sehstäbe, die nur auf hell-dunkel reagieren. Solange das (Tages-)Licht ausreichend ist, werden für eine detaillierte Wahrnehmung die Sehzapfen aktiviert; wenn nicht genügend Licht vorhanden ist, um Farbe wahrnehmen zu können, werden die Stabzellen aktiv, um wenigstens in begrenztem Ausmaß eine Wahrnehmung noch möglich zu machen.

Wir haben also zwei Möglichkeiten, unsere Umwelt visuell zu erfahren, tagsüber (bzw. bei ausreichendem Licht) die Farbwahrnehmung und nachts durch Schwarzweißsehen. Während der Dämmerung, wenn wir von einer Wahrnehmungsart zur anderen überwechseln, sind wir oft visuell verunsichert und verwirrt, wie Sie vielleicht schon an sich selbst festgestellt haben. Der Wechsel vom Farb- zum Schwarzweißsehen verändert vollkommen unser «Gefühl» für die Außenwelt.

Das Sehen der Farben dieses Planeten ist eine uns angeborene Eigenschaft. Farbe ist ein Ausdruck der Natur dieses Universums. Und während wir aus unserer Umgebung verschiedene Farben in uns aufnehmen, senden wir unserem Gehirn eine unendliche Zahl verschiedener Reize. Die Forschung über die Wirkung von Farbe auf das Gehirn befindet sich noch immer im Anfangsstadium; offensichtlich ist aber, daß verschiedene Farben verschieden auf unser Bewußtsein und unsere Körperfunktionen einwirken.

Sehen Sie sich jetzt einmal mindestens sechs Atemzüge lang Ihre Umgebung an, und achten Sie dabei auf nichts anderes als nur auf Farbe. Nehmen Sie alle Farben, die Sie sehen, in sich auf, und beobachten Sie, welche Gefühle die verschiedenen Farben jeweils in Ihnen auslösen.

Nun kommen wir zum letzten Aspekt der Wahrnehmung, der häufig übergangen wird. Zusammen mit Bewegung, Form und Farbe nehmen wir auch Entfernungen, nehmen wir Raum wahr. Diese Art zu sehen ist von den anderen Wahrnehmungsweisen sehr verschieden, weil wir hierbei nicht direkt auf ein Objekt blicken, sondern statt dessen die «Zwischenräume» in unserer Umgebung betrachten, sozusagen die Luft selbst.

Eine starke Ausprägung der Raumwahrnehmung steht in enger Beziehung zu überdurchschnittlichen physischen Leistungen, wie bei großen Athleten, und ebenso zu den erweiterten Zuständen spiritueller Wahrnehmung, wie sie die großen Mystiker aller Zeiten beschrieben haben. Umgekehrt wird der Verlust der räumlichen Wahrnehmungsfähigkeit in Zusammenhang gebracht mit Geisteskrankheiten, Streß und allen Arten von Angstzuständen.

Sehen Sie nun noch einmal in Ihre Umgebung, und blicken Sie diesmal auf nichts Bestimmtes. Starren Sie in den Raum, während Sie sich gleichzeitig Ihrer Atmung bewußt sind, um diese Art der Wahrnehmungsfähigkeit zu erhöhen. Fühlen Sie die räumliche Ausdehnung der Gegenstände und die dazwischen liegenden

Leerräume, erfassen Sie Ihre Umgebung als Raum, und beobachten Sie dabei Ihre Gefühle.

Die folgende Illustration soll uns helfen, Raum und Ausdehnung zu erfahren. Diese Art der Wahrnehmungsfähigkeit ist bei vielen Menschen vermindert und braucht oftmals erhebliche Hilfestellung, um sich wieder zu ihrem natürlichen Ausmaß entwickeln zu können.

Starren Sie nun einfach auf den Mittelpunkt des Kreises, während Sie Ihre Bewußtheit so weit werden lassen, daß Sie auch die äußere Umrandung des Kreises wahrnehmen. Sie erfassen also die gesamte Ausdehnung des Kreises «auf einmal».

Sie werden vielleicht beobachtet haben, daß diese «Raumwahrnehmung» einen ganz anderen Bewußtseinszustand hervorruft als die anderen drei Arten zu sehen. Bei der Wahrnehmung von Bewegung und Form blicken die Augen auf bestimmte, wenn auch wechselnde Punkte im Raum. Diese aktive Art des Sehens schließt alles aus dem Bewußtsein aus außer dem einen Punkt, auf den der Blick sich im Moment richtet.

Wenn wir dagegen hauptsächlich Farbe wahrnehmen wollen, erweitern wir unser bewußtes Blickfeld auf all jene Raumbereiche, in denen bestimmte Farben vorherrschend sind. Der Wechsel von Form- und Bewegungswahrnehmung zu Farbwahrnehmung beinhaltet somit einen Wechsel zu einer weniger präzisen Wahrnehmungsweise. In der Gehirnforschung hat man herausgefunden, daß diese verschiedenen visuellen Funktionen mit jeweils verschiedenen Bereichen innerhalb des Gehirns zusammenhängen. Farbwahrnehmung impliziert einen anderen Bewußtseinszustand als Form- oder Bewegungswahrnehmung.

Bei der Raumwahrnehmung haben wir es nun mit dem Gegenpol zur Bewegungswahrnehmung zu tun. Die Augen bewegen sich hierbei überhaupt nicht, der Blickwinkel weitet sich aus, bis er das gesamte Gesichtsfeld einschließt, und wir befinden uns in einem Bewußtseinszustand der Wachheit, ohne aber aktiv mit Analyse bestimmter visueller Informationen beschäftigt zu sein. Wir finden hier im Gegenteil einen Bewußtseinszustand, der zu Medita-

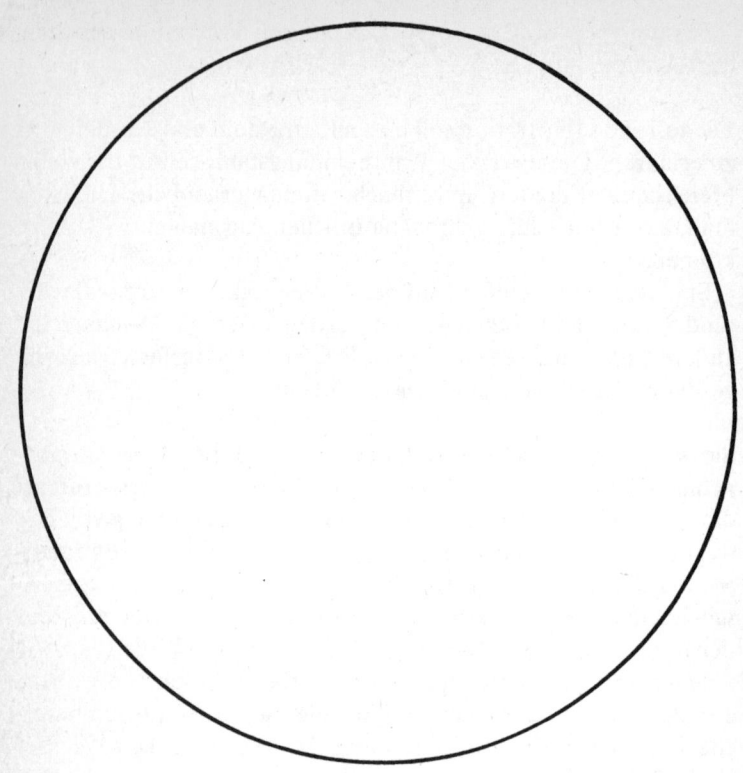

tion und intuitiver Reflexion anregt; unser Bewußtsein ist auf die Integration der Außenwelt mit unserer inneren Welt gerichtet. Die Atmung entspannt sich, ebenso die Augenmuskeln, und die Schnelligkeit der Herzschläge vermindert sich.

Wir alle haben auch in dieser Hinsicht verschiedene Sehgewohnheiten. Manche Menschen neigen dazu, sich die meiste Zeit über in die meditative, nicht zielgerichtete Raumwahrnehmungsweise zu verlieren. Andere wiederum sind so um ihr Überleben besorgt, daß sie sich regelmäßig auf die Bewegungswahrnehmung konzentrieren und ständig Ausschau halten nach visuellen Informationen, auf die man reagieren müßte.

Es gibt Menschen, die ständig und ausschließlich an der Wahrnehmung von Form interessiert sind, um sich im Geist eine konkrete, bildhafte Vorstellung von ihrer Umwelt machen zu können und sie auf diese Weise irgendwie «unter Kontrolle» zu haben. Und es gibt Menschen, die vor allem Farben lieben und einen erheblichen Teil ihrer Zeit damit verbringen, einfach nur wundervolle farbige Bilder in sich aufzunehmen, sei es im Anblick eines Baumes oder im versonnenen Betrachten des Sonnenuntergangs.

Wie ist das bei Ihnen? Beobachten Sie sich einmal selbst daraufhin, wie Sie Ihren «visuellen Tag» verbringen.

Es gibt keine «richtige» oder «falsche» Art, die Umwelt wahrzunehmen. Aber die Wahrnehmungsweisen sollten den verschiedenen Situationen entsprechen. Es gibt Situationen, in denen es erforderlich ist, hauptsächlich auf Bewegungen zu achten, und andere, in denen eine mehr ästhetische Wahrnehmungsweise angebracht ist.

Das Ziel sollte eine gesunde Balance aller vier Wahrnehmungsweisen sein. Das heißt, daß Sie bewußt mehr Zeit dafür aufwenden sollten, gerade die Wahrnehmungsart für sich zu erforschen, die Sie normalerweise vermeiden. Nehmen Sie sich pro Stunde eine Minute Zeit, sechs Atemzüge lang die Wahrnehmungsweise zu üben, die Sie sonst am meisten vermeiden. Dieses bewußte Handeln ist das Werkzeug, mit dem Sie Ihre Wahrnehmung erweitern können.

Sie werden vielleicht feststellen, daß Ihre Wahrnehmungsgewohnheiten Ihre Gesamtpersönlichkeit reflektieren. So sind zum Beispiel Menschen, die Schwierigkeiten mit der Raumwahrnehmung haben, meist so sehr mit dem Überlebenskampf beschäftigt, daß sie sich niemals die Zeit nehmen, sich zu entspannen und ihre Umgebung einfach einmal zu genießen. Sie sind so sehr mit Zukunftsplänen und gedanklichen Konzepten bezüglich ihrer gegenwärtigen Situation beschäftigt, daß sie ihr Bewußtsein nur auf den kognitiven Bereich beschränken, statt es auf die Wahrnehmung ihrer Umgebung auszudehnen. In extremen Fällen der ausschließlichen Konzentration auf Bewegung und Form treten Angstzustände und Streßverhaltensmuster auf, die sowohl die physische als auch die geistige Gesundheit negativ beeinflussen.

Für diese Menschen sind einfache Übungen zur Erweiterung der Wahrnehmungsfähigkeit oftmals außerordentlich hilfreich. Es gilt hier zu üben, umgebende Formen, Farben und das Volumen des umgebenden Raumes in die Wahrnehmung mit einzuschließen, wodurch eine positive Veränderung im geistigen und emotionalen Bereich angeregt wird. Die Erweiterung des Bewußtseins wird durch Erweiterung der Wahrnehmung erzeugt. Dies ist ein alter spiritueller «Trick», der seit alten Zeiten schon von Yogis und in sogenannten «primitiven» Gesellschaften von den Schamanen erfolgreich angewandt wird, um eine Erweiterung des Bewußtseins zu erreichen.

Umgekehrt können diejenigen, die übermäßig auf Farb- und Raumwahrnehmungen konzentriert sind, durch einfache Übungen die Fähigkeit zur Form- und Bewegungswahrnehmung verbessern, um so ihre Persönlichkeit mehr in die Richtung funktionaler, aktiver Teilnahme zu lenken. Mehr Augenbewegungen stattfinden zu lassen und dabei gleichzeitig bewußt zu atmen, kann erstaunliche Veränderungen in unseren Verhaltensweisen und unserer Persönlichkeitsstruktur hervorbringen. Die bewußte Entscheidung dazu liegt natürlich stets bei Ihnen selbst.

Das Ziel solcher Wahrnehmungsübungen ist eine Integration aller vier Wahrnehmungsarten, die Sie zu einer Gewohnheit entwickeln können. Sie müssen nur in Ihrem täglichen Leben alle vier Arten der Wahrnehmung ständig üben, eine nach der anderen.

Zum Beispiel können Sie, während Sie diese Zeilen lesen, im Sinne dieser Übung für sich feststellen, daß hier keine Bewegung stattfindet. (Das Feststellen von «keine Bewegung» ist der gleiche Prozeß wie das Feststellen von Bewegung.) Dann versuchen Sie, typische Linien und Strukturen dieser Buchseite auszumachen, wo sich Wortgruppen ergeben oder leere Stellen. Danach wechseln Sie zur Farbwahrnehmung über mit der Feststellung, daß dieses Bild nur Schwarz und Weiß enthält. Und schließlich können Sie sich der räumlichen Entfernung zwischen Ihren Augen und der Buchseite bewußt werden sowie der räumlichen Sphäre um das Buch herum.

Auf diese Weise haben Sie in kürzester Zeit alle vier Wahrnehmungsarten abgedeckt und haben nun eine vollständige visuelle Erfahrung dieses Bildes. Am besten prägen Sie sich die vier Wörter «Bewegung», «Form», «Farbe» und «Raum» ein, mit deren Hilfe Sie sich die entsprechenden Wahrnehmungsarten stets ins Gedächtnis rufen können. Sie brauchen dann nur nacheinander diese vier Wörter zu «denken», und Ihr Gehirn wird schnell lernen, den jeweiligen Wortreiz mit der entsprechenden Wahrnehmungsweise in Verbindung zu bringen.

Sinnvoll ist auch, jedes Wort mit einem Atemzug zu verbinden, so daß Ihr ganzes bewußtes Sein an diesem Prozeß beteiligt ist. Mit dem ersten Wort, «Bewegung», werden Ihre Augen sofort beginnen, die Umgebung nach Bewegung beziehungsweise dem Fehlen von Bewegung abzusuchen. Wenn Sie dann zum Wort «Form» übergehen, kann dieser Aspekt ruhen, während Ihre Augen damit beschäftigt sind, das gleiche visuelle Umfeld jetzt nach sinnvollen Mustern und Strukturen abzusuchen, und so weiter.

Die Reihenfolge dieser Wahrnehmungsweisen hat eine natürliche Ordnung. Das Wichtigste ist zunächst, sich bewegende Objekte zu entdecken – dieser lebenswichtige Instinkt ist tief in uns verwurzelt. Dann muß festgestellt werden, welche Bedeutung das gerade in unserem Blickfeld befindliche Objekt hat. Die Einschätzung der Bedeutung wird hierbei aufgrund vorangegangener Erfahrungen getroffen.

Die visuelle Erfahrung ist aber noch nicht vollständig ohne die Wahrnehmung der Farbigkeit, die Freude an den verschiedenen Empfindungen, die das Licht von unterschiedlicher Schwingungsfrequenz hervorruft, sobald es auf die Netzhaut auftrifft. Beim Wort «Farbe» sollten Sie an diese Farb*empfindung* denken und nicht bloß jede Farbe, die Sie sehen, benennen. Dies würde Sie zur analytischen Art der Formwahrnehmung zurückführen, statt die Fähigkeit zur Farbwahrnehmung anzuregen.

Und schließlich, wenn Sie das Wort «Raum» denken, tritt eine weitere Entspannung ein, während Sie «alles gleichzeitig» in sich aufnehmen und intuitiv die Beziehung zwischen Ihrem inneren Selbst und Ihrer Umgebung erleben. Mit diesem letzten Schritt kommen Sie zu einer vollen Erfahrung Ihrer Umgebung, einer vollständigen Wahrnehmung.

Übung zur Wahrnehmungsintegration
Achten Sie
- einen Atemzug lang auf «Bewegung»
- einen Atemzug lang auf «Form»
- einen Atemzug lang auf «Farbe»
- einen Atemzug lang auf «Raum»

Wenden Sie diese Art der Wahrnehmung auf jedes Objekt an. Konzentrieren Sie sich einen Atemzug lang völlig auf die dem jeweils gedachten Wort zugehörige Wahrnehmungsart. Lösen Sie sich dann vollständig davon und gehen Sie zur nächsten Wahrnehmungsart über.

Nachdem Sie alle vier Wahrnehmungsarten durchlaufen haben, blicken Sie zwei Atemzüge lang weiterhin auf das Objekt; spüren Sie dabei die Integration der vier Wahrnehmungsarten.

Wenn Sie diese Übungen zehnmal pro Tag durchführen (was im Ganzen zusammen nur fünf Minuten ausmacht), werden Sie Ihre Wahrnehmungsgewohnheiten erheblich verbessern.

3.
Visualisieren

Sobald wir den visuellen Eindruck empfangen haben, der uns die Erfahrung vermittelt, etwas «zu sehen», bestimmen weitere Wahrnehmungsgewohnheiten, wie gut wir dieses Bild in der Erinnerung behalten können und zu welchem Ausmaß wir dieses Bild wirklich in den verschiedenen Bereichen unseres Gehirns «gesehen» haben.

Manche unter uns können von Natur aus gut visualisieren (= sich bildhaft vorstellen, vor dem «inneren Auge» sehen), gleichgültig, ob sie das betreffende Bild vor einer Minute oder vor zehn Jahren sahen. Andere unter uns haben ernsthafte Schwierigkeiten, sogar das zu visualisieren, was sie gerade erst vor einem Augenblick sahen. Zu einem bestimmten Ausmaß scheint diese Fähigkeit von genetischen Faktoren und angeborenen geistigen Fähigkeiten abzuhängen. Aber auch emotionale Traumata sind ein entscheidender Faktor.

Wir haben erstaunliche Fähigkeiten, Dinge, an die wir uns nicht erinnern wollen, aus unserem Bewußtsein zu verdrängen. Unglücklicherweise aber verdrängen wir zusammen mit dieser einen, bestimmten Erinnerung gleichzeitig auch eine ganze Anzahl anderer, die mit dieser einen Erinnerung in Beziehung stehen. Wenn Sie also zum Beispiel im Alter von vier Jahren ein furchteinflößendes Gesicht einer Ihnen unangenehmen Person gesehen haben, das Sie sehr erschreckt hat, haben Sie vielleicht versucht, dieses Gesicht aus Ihrer Erinnerung zu verdrängen. Dabei hat sich in Ihnen möglicherweise eine Blockierung dagegen entwickelt, überhaupt Gesichter in Erinnerung zu behalten. Dies ist ein häufig vorkommendes psychologisches Phänomen.

Unabhängig von psychoanalytischen Erklärungen können wir jedoch damit fortfahren, unsere gegenwärtigen Wahrnehmungsgewohnheiten zu erforschen und bewußt beginnen, diese Gewohnheiten zu verbessern. Werfen Sie jetzt einmal einen kurzen

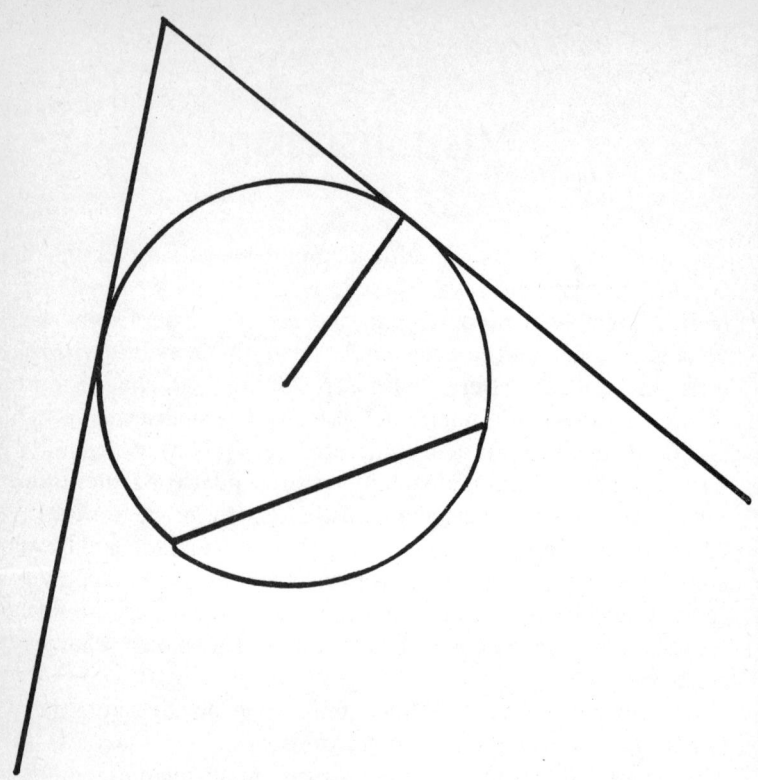

Blick, etwa einen Atemzug lang, auf die oben abgebildete Zeichnung; schließen Sie dann die Augen und finden Sie heraus, wie gut Sie dieses Bild vor Ihrem inneren Auge behalten können.

Für manche unter Ihnen war das leicht; sie konnten mit geschlossenen Augen trotzdem noch alle Linien vor sich sehen. Für andere wiederum schien das schwierig oder fast unmöglich. Nun wissen Sie also, wie gut Sie selbst nicht-bewegliche Bilder visualisieren können. Unabhängig vom Ausmaß Ihrer derzeitigen Fähigkeit kann ich Ihnen jedoch versichern, daß Sie diese durchaus erheblich verbessern können.

Damit Sie Ihre Grundmuster des Visualisierens erkennen kön-

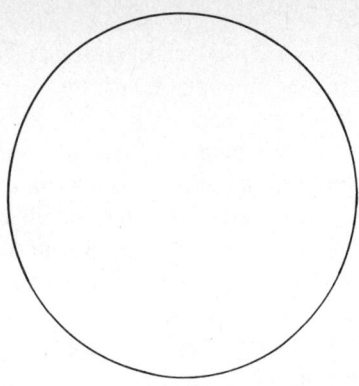

nen, wollen wir uns nun einem etwas einfacheren Bild zuwenden. Schauen Sie auf den oben abgebildeten Kreis, schließen Sie dann die Augen und stellen Sie fest, wie gut Sie den Kreis vor Ihrem inneren Auge sehen können.

Versuchen Sie es jetzt noch einmal: Sehen Sie einen Atemzug lang den Kreis an, ohne zu «versuchen», ihn in Erinnerung zu behalten. Sehen Sie einfach nur hin, während Sie atmen. Dann schließen Sie die Augen, nehmen einen weiteren Atemzug und versuchen ohne bewußte Anstrengung, den Kreis vor Ihrem inneren Auge erstehen zu lassen.

Sie werden feststellen, daß bewußte Aufmerksamkeit gegenüber Ihrer Atmung die Fähigkeit zu visualisieren erhöht. Dem ist so, weil Ihre Atmung mit Ihrer emotionalen Konditionierung in Beziehung steht; dadurch, daß Sie sich dieser Dimension bewußt sind, werden Sie nicht so leicht das Opfer unbewußter Ängste, die Sie in Beziehung zum Visualisieren haben.

Fast alle von uns verbinden Visualisieren mit Ängsten, weil wir zum Beispiel in der Schule gezwungen waren, uns bestimmte vorgegebene Bilder in Erinnerung zu rufen, und zwar unter dem Druck von Bestrafung oder Nachteilen irgendwelcher Art, wenn wir uns das betreffende Bild nicht erfolgreich in Erinnerung rufen konnten. Unglücklicherweise führt Angst zur Zerstörung solcher

Fähigkeiten wie der des Visualisierens. Wenn Sie Angst davor haben, sich ein Bild nicht ins Gedächtnis rufen zu können, reduzieren Sie gerade damit Ihre Fähigkeit, sich des betreffenden Bildes erinnern zu können.

Ein erster «Trick», mit dem wir beginnen, unsere Visualisationsfähigkeit zu verbessern, besteht also darin, uns zuerst auf unsere Atmung zu sammeln, sie entspannt und gleichmäßig werden zu lassen und dann, während wir diese Bewußtheit der Atmung beibehalten, auf das zu sehen, was wir visualisieren wollen.

Versuchen Sie es jetzt noch einmal – jedesmal, wenn Sie sich darum bemühen, den Prozeß des Visualisierens bewußt zu erforschen, erhöhen Sie Ihre Fähigkeit hierfür. Atmen Sie tief ein und dann vollständig aus, und während des Einatmens nehmen Sie den folgenden Kreis in sich auf, «atmen» ihn in sich hinein.

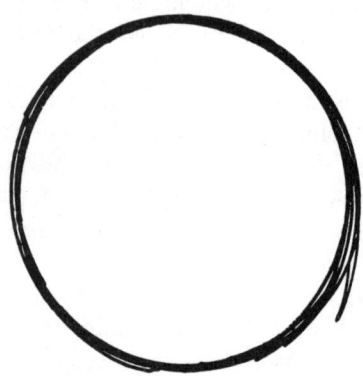

Und nun schließen Sie die Augen und visualisieren Sie vor Ihrem geistigen Auge nacheinander jedes einzelne der drei Bilder, die Sie bis jetzt gesehen haben.

Übung: **Beobachten eines fliegenden Vogels**
Als nächstes wollen wir sehen, wie es bei Ihnen mit dem Visualisieren von Bewegung steht. Schließen Sie die Augen, und stellen Sie sich sechs Atemzüge lang vor, Sie würden einen Vogel beob-

achten, der mit weit ausgespreizten Flügeln hoch über Ihnen in der Nachmittagssonne fliegt. Sie können dabei den Kopf zurücklegen, als würden Sie diesen Vogel wirklich sehen; und bleiben Sie sich Ihrer Atmung bewußt, während Sie sich die Bewegungen dieses kraftvollen, anmutig dahinfliegenden Vogels vorstellen.

War dies einfach oder schwierig für Sie?
Übung: **Vorstellung der Farbe Blau**
Als nächstes erforschen wir Ihre Fähigkeit, Farben zu visualisieren. Stellen Sie sich das Blau vor, das der Himmel hatte, als Sie den Vogel beobachteten. Schließen Sie die Augen und stellen Sie sich vor, Sie würden in einen wundervollen, zarten, lichtblauen Himmel blicken. Atmen Sie bewußt, und nehmen Sie diese Farbe in sich auf.

Übung: **Visualisieren des Raumes**
Zum Schluß wollen wir nun Ihre Fähigkeit, Raum zu visualisieren, erforschen. Wir nehmen dazu den Raum, in dem Sie sich gerade befinden. Sehen Sie sich Ihre Umgebung an, wie wir es schon in den letzten beiden Kapiteln getan haben. Nehmen Sie zwei Atemzüge lang das allgemeine Gefühl für den Raum in sich auf. Schließen Sie dann die Augen, und finden Sie, ohne sich anzustrengen, heraus, wie gut Sie visualisieren können, was Sie gerade gesehen haben, während Sie weiterhin bewußt atmen.

Übung: **Das Zuhause der Kindheit visualisieren**
Nun haben Sie eine erste Vorstellung von Ihren Visualisationsfähigkeiten und -gewohnheiten. Der nächste wichtige Schritt für Sie besteht darin, jene Visualisationen, die Ihnen schwerfielen, häufiger zu üben. Wenn Sie Ihre Fähigkeit des Visualisierens verbessern wollen, ist es unbedingt nötig, daß Sie sich bewußt darin üben. Denken Sie daran, daß Sie diese Übungen genießen können; Sie können wählen, zu visualisieren, was immer Sie wollen, und sich an den Bildern erfreuen, die beginnen, in Ihrem Inneren sich zu größerer Klarheit auszubilden!

Wir sollten uns noch mit drei weiteren Visualisationen beschäftigen. Schließen Sie als erstes die Augen sechs Atemzüge lang, und beobachten Sie, welche Bilder sich in Ihrer Erinnerung formen, wenn Sie an das Zuhause Ihrer Kindheit denken, wie Sie es als kleiner Junge oder kleines Mädchen erlebt haben. Atmen Sie bewußt, und öffnen Sie sich gegenüber allen Bildern, die vielleicht jetzt in Ihr Bewußtsein aufsteigen.

Übung: **Visualisieren der Gesichter der Eltern**
Haben Sie eine Beziehung zwischen Atmung und visuellen Erinnerungen bemerkt? Sich bewußt zu werden, wie Atmung und Sehen eng miteinander verbunden sind, ist ein wichtiger Schritt auf dem Wege zur Wahrnehmungsverbesserung. Falls Sie jedesmal, wenn Sie etwas zu visualisieren versuchen, sich in unbewußten Atemreaktionen verfangen, werden Sie ein Gefangener dieser Gewohnheiten bleiben, und es wird für Sie schwierig sein, Fortschritte zu machen. Wenn Sie aber beginnen herauszufinden, wie Ihre Atmung und Ihre emotionalen Reaktionen bestimmte Wahrnehmungsweisen begleiten, können Sie bewußt über die alten Gewohnheiten hinauswachsen.

Schließen Sie nun Ihre Augen und stellen Sie sich Ihren Vater oder Ihre Mutter vor, wie Sie sie als Kind gesehen haben. Visualisieren Sie möglichst keine Fotografie, sondern eine lebendige Erinnerung. Beobachten Sie, wie gut Sie sich eine solche Erinnerung ins Bewußtsein rufen können. Und atmen Sie in alle Gefühle hinein, die dabei vielleicht in Ihnen aufsteigen.

Übung: **Visualisieren des eigenen Gesichts**
Die letzte Visualisation ist die Ihres eigenen Gesichts, so wie Sie sich selbst im Spiegel sehen. Schließen Sie die Augen, und lassen Sie vor Ihrem inneren Auge einfach das Bild Ihres eigenen Gesichts im Spiegel erstehen. Stellen Sie fest, wie klar Sie sich selbst im Spiegel sehen, und ob Ihr Selbstbild durch Gefühle und Urteile gefärbt ist. Durch die Art, wie Sie sich selbst visualisieren, können Sie viel über Ihre allgemeinen Visualisationsgewohnheiten erkennen. Seien Sie also ehrlich mit sich selbst und geduldig, atmen Sie in alle Bilder, die in Ihnen aufsteigen, hinein, und lassen Sie Einsichten über Ihre visuellen Gewohnheiten an die Oberfläche Ihres Bewußtseins steigen.

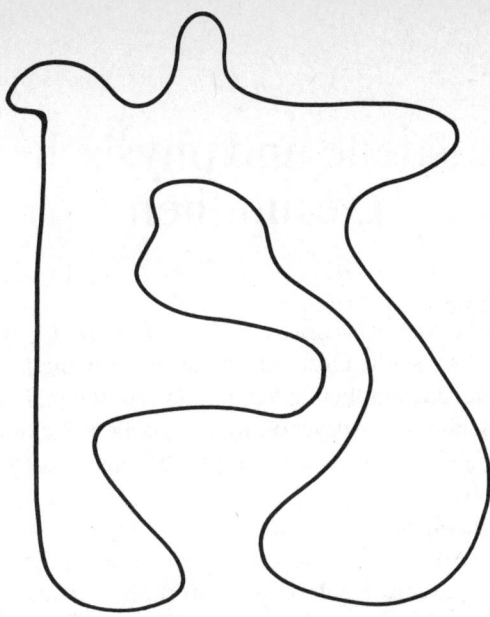

Zum Ende dieses Kapitels wollen wir die obige Zeichnung visualisieren. Lassen Sie Ihre Augen alle Linien der Zeichnung entlangwandern, und nehmen Sie die Form in sich auf. Dann starren Sie so auf die Zeichnung, daß Sie das ganze Bild auf einmal in sich aufnehmen und ebenso den Raum zwischen sich und dem Bild. Dann schließen Sie die Augen und sehen, was davon in Ihrem geistigen Auge zurückgeblieben ist! Achten Sie auch dabei wieder auf bewußtes Atmen. Beobachten Sie, ob Sie sich selbst erlauben, diese Übung zu genießen, oder ob Sie darauf bestehen, sie als «Arbeit» anzugehen. Visualisieren ist im Grunde eine spielerische Tätigkeit.

Lassen Sie die Augen jetzt nochmals das Bild dieser «Rennstrecke» entlangwandern, und *genießen* Sie die schnellen Wenden und langen Kurven der Strecke. Entspannen Sie sich dann, und nehmen Sie das Bild als Gesamtheit in sich auf. Danach schließen Sie die Augen und sehen, welche Bilder vor Ihrem inneren Auge erhalten geblieben sind. Atmen Sie dabei entspannt und gleichmäßig!

4.
Visuelle und physische Gesundheit

Solange wir die Augen als isolierte Wahrnehmungsorgane betrachten, scheint die visuelle Gesundheit nur entfernt mit der allgemeinen physischen Gesundheit in Verbindung zu stehen. Die umfangreiche medizinische und psycho-physiologische Forschung des letzten halben Jahrhunderts zeigt jedoch, daß unser Körper als eine Gesamtheit funktioniert.

Betrachten wir die Gesundheit unserer Augen so, wie wir es mit der Gesundheit unseres Gesamtkörpers tun, sehen wir sofort Wege, unser visuelles Wohlbefinden zu erhöhen. In diesem Kapitel werden Sie Anleitungen und besondere Übungen finden, mit deren Hilfe Sie Ihre physische Gesundheit in direkter Beziehung zur visuellen Funktion verbessern können.

Zunächst sollten wir einmal den physischen Aufbau unserer Augen betrachten. Ebenso wie der Rest des Körpers bestehen die Augen aus lebendem Gewebe, das zur Erhaltung der gesunden Funktionsfähigkeit regelmäßig ernährt werden muß. Das bedeutet, daß die Nahrung, die Sie zu sich nehmen, Ihre visuelle ebenso wie Ihre allgemeine Gesundheit beeinflußt.

Die Zellen, aus denen Ihre Augen bestehen, sind für ihr Überleben völlig abhängig von Ihrem Blutkreislauf. Wenn Sie regelmäßig gymnastische Übungen oder irgendeine Art von Sport betreiben und so Ihren Körper vital erhalten, werden auch Ihre Augen bis ins hohe Alter dynamisch und vital bleiben. Wenn Sie aber einen schlechten Blutkreislauf haben, unausgewogene Nahrung zu sich nehmen und sich wenig körperliche Betätigung verschaffen, werden Ihre Augen ebenso darunter leiden wie der Rest Ihres Körpers.

Da verschiedene visuelle Probleme als direkte Folgewirkung mangelhafter Blutzufuhr auftreten, sollten wir uns zunerst näher damit beschäftigen, wie die verschiedenen Teilbereiche der Augen ihre Nahrung erhalten. Die Augen sitzen in den Augenhöhlen des Schädels, wobei ein Polster von Fettgewebe die inneren Bereiche umgibt. Die äußere «Haut» der Augen, welche die Augen in ihrer Form hält, besteht aus Bindegewebszellen, Sklera genannt. Dieses Zellgewebe und die äußeren, die Augen umgebenden Muskeln erhalten ihre Sauerstoff- und Nahrungszufuhr direkt aus den umgebenden Blutgefäßen.

Ein großer Teil des Auges bekommt jedoch keine direkte Blutzufuhr. Aus offensichtlichen Gründen der Optik muß das Innere des Auges klar und lichtdurchlässig sein; das Vorhandensein von Blutgefäßen innerhalb des Auges würde ein Sehen nahezu unmöglich machen. Die Innenbereiche des Auges erhalten ihre Nahrung also nur indirekt, was die Auswirkung einer schlechten Blutzirkulation noch erhöht.

Stellen wir uns vor, wir wären das Licht, das in das Auge eintritt: Wir würden zuerst die Außenhaut der Kornea durchschreiten, Konjunktiva genannt. Obgleich die das Auge umgebende weiße Sklera Blutgefäße enthält, ist dies bei der Konjunktiva und der Kornea nicht der Fall. Sie erhalten ihre Ernährung nur durch die Flüssigkeit direkt hinter der Kornea, die Kammerwasser oder *Humor aquosus* genannt wird.

Diese Flüssigkeit erneuert sich ständig, während die in ihr enthaltenen Nahrungsbestandteile herausgezogen werden; innerhalb von vier Stunden hat sie sich einmal vollständig erneuert. Der biochemische Austausch zwischen Kornea und Kammerwasser ist ein außerordentlich komplexer Vorgang und hängt von Faktoren ab, die die Wissenschaftler bis heute noch nicht vollständig erforschen konnten. Ausreichende Nahrungszufuhr ist jedoch offensichtlich für die Gesundheit der Kornea notwendig.

Weiterhin in der Vorstellung, wir wären das Licht, das in das Auge einfällt, würden wir dann durch das Kammerwasser hindurch auf die innere Linse treffen, die das Fokussieren von nah auf fern und umgekehrt möglich macht. Die elastischen Zellen, aus denen diese Linse besteht, sind ebenso wie die Korneazellen vom Kammerwasser abhängig, was die Nahrungs- und Sauerstoffzufuhr angeht. Die Linse enthält keinerlei Blutgefäße.

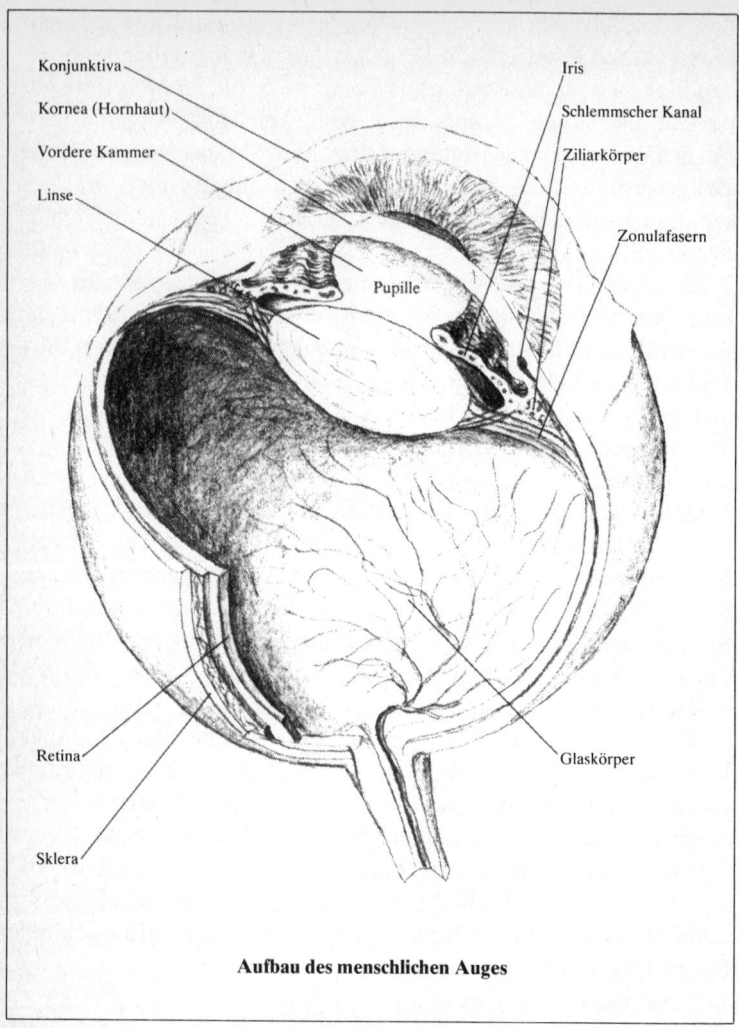

Aufbau des menschlichen Auges

Für uns alle wichtig zu wissen ist, daß die inneren Zellen dieser Linse, wenn wir älter werden, oftmals keine ausreichende Nahrungsversorgung mehr enthalten und abzusterben beginnen. Wenn dies eintritt, vermindert sich die Fähigkeit der Linse, ihre Form zu verändern, wie es zum Nahsehen erforderlich ist. Das heißt, daß wir, wenn wir älter werden, zu einer Lesebrille greifen müssen. Ein gesunder Kreislauf, ausgewogenes Essen und viel körperliche Betätigung können demnach eine bessere Versorgung der Augenregion gewährleisten und somit die Zellen gesünder erhalten.

Auch die Muskeln, welche die Form der Linse bestimmen, die Ziliarmuskeln, neigen dazu, mit zunehmendem Alter ihre Elastizität zu verlieren, wodurch die Fähigkeit des Auges, nah zu fokussieren, weiterhin vermindert wird. Die Nahrungsversorgung der Augen und Augenübungen (zum Beispiel die schon erwähnte Akkomodationsübung) sind daher wichtig, um auch die Ziliarmuskeln gesund und funktionsfähig zu erhalten.

Chronischer Streß in der Körpermuskulatur erzeugt gleichermaßen Spannung in der Augenmuskulatur und eine Blockierung der Nahrungs- und Sauerstoffzirkulation, weshalb Entspannung ebenfalls ein wichtiger Faktor der visuellen Gesundheit ist.

Auf unserem Weg zur Retina verlassen wir nun die Linse und treten ein in einen relativ großen Bereich, der mit einer gallertartigen Masse ausgefüllt ist, dem Glaskörper oder *Corpus vitreum*. Diese Gallertmasse befindet sich, im Gegensatz zum Kammerwasser, nicht in ständigem Austausch. Sie hat die Aufgabe, ständig dafür zu sorgen, daß das Auge die richtige Form beibehält. Der Glaskörper erhält, wie auch die Retina, seine Nahrungsversorgung durch die umgebenden Blutgefäße in der Sklera.

Die Retina selbst ist von einem engmaschigen Netzwerk von Blutgefäßen durchzogen. Neue Forschungen auf dem Gebiet der Persönlichkeitsidentifizierung zielen übrigens darauf hin, die einzigartigen, höchst individuellen Muster der Blutgefäße innerhalb der Retina zur Identifizierung eines Menschen heranzuziehen.

Unregelmäßige und zeitweilig unzureichende Ernährung dieses Blutgefäßsystems kann die Gesundheit der Retina ernsthaft gefährden. Es kann sogar passieren, daß sich die Retina von der Rückseite des Auges löst. Und natürlich erfordern auch die

Sehstäbe und Sehzapfen, die fotosensitiven Gehirnzellen der Retina, eine ausreichende und ausgeglichene Ernährung für die Erhaltung ihrer ordnungsgemäßen Funktion.

Damit haben wir ein vollständiges Bild vom inneren Aufbau des Auges. Es stellt sich nun die Frage, wie es um Ihre eigene visuelle Gesundheit steht: Erhalten Ihre Augen ausreichende Nahrungsversorgung durch die Blutzufuhr? Wird diese Zufuhr durch chronischen Streß behindert? Und haben Sie genügend körperliche Betätigung, um einen optimalen Blutkreislauf in der Augenregion zu gewährleisten?

Im folgenden werden wir uns damit beschäftigen, wie Sie diese Faktoren erkennen und die Bedingungen verbessern können, falls dies nötig sein sollte. Drei grundsätzliche Faktoren müssen wir dabei beachten: Erstens, welche Nahrung nehmen Sie zu sich, was für Flüssigkeiten, und was für Drogen (Medikamente) nehmen Sie? Zweitens, welche körperlichen Betätigungen (Sport o. ä.) üben Sie aus? Und drittens sind Ihre oft vergessenen, aber nicht minder wichtigen gewohnheitsmäßigen Atemmuster und die daraus resultierenden emotionalen Gewohnheiten wichtig. Jeden dieser Faktoren können Sie selbst, ohne professionelle Hilfe, zu Ihrem Vorteil verbessern. Auf dieser grundsätzlichen gesundheitlichen Ebene liegt es in Ihrer Entscheidung und in Ihrer Verantwortung, etwas für sich zu tun.

Sehen wir uns zunächst unsere Eßgewohnheiten an. Die allgemeinen Regeln, wie Sie sie zum Beispiel bezüglich der Versorgung der Herzgefäße kennen, gelten auch für Ihre visuelle Gesundheit: Die Aufnahme eines Übermaßes tierischer Fette kann zu Verengungen der Blutgefäße führen und damit zur Verminderung der Blutzirkulation. Rohe Gemüse, reich an Mineralien, sind dagegen immer gesund, ebenso wie als Ganzkorn belassenes Getreide wie Vollkornreis und -weizen. Auch Früchte gehören zu einer ausgewogenen Ernährung, ebenso wie proteinreiche Nahrungsmittel wie Fleisch und Tofu. Eine ausgewogene Ernährung ist also der erste Schritt zur Erhaltung einer gesunden Sehfunktion.

Die Art, wie Ihr Körper die Nahrung umsetzt, hängt jedoch von Ihren Bewegungsgewohnheiten ab. Es können zwei Menschen die gleiche Nahrung zu sich nehmen, und trotzdem reagiert der Körper auf die Nahrungszufuhr unterschiedlich, abhängig von Ausmaß und Art der körperlichen Bewegung. Beschäftigen wir uns also mit Ihrem täglichen Aufgabenbereich und Ihren Bewegungsgewohnheiten, um herauszufinden, ob Sie von speziellen Übungen, welche direkt den Blutkreislauf und die Versorgung der Blutgefäße anregen, profitieren könnten.

Wir haben festgestellt, daß das Bewegen der Augen von essentieller Wichtigkeit für eine optimale Wahrnehmung ist. Viele von uns haben jedoch die Gewohnheit, die Augen nicht allzu viel zu bewegen, sondern eher zum Starren zu neigen; aus verschiedenen traumatischen Kindheitserlebnissen heraus hemmen sie ihre Augenbewegungen. Dies trifft ebenso auf Bewegungen des ganzen Körpers zu. Die Menschen, die ihre Augenbewegungen hemmen, neigen oftmals dazu, auch ihren Körper im ganzen nicht viel zu bewegen.

Wie steht es mit Ihnen? Bewegen Sie sich gern? Stehen Sie gern auf und laufen herum, oder bleiben Sie lieber still sitzen, wenn Sie die Wahl haben? Bewegen Sie sich regelmäßig so viel, daß Sie Ihr Herz kräftig schlagen fühlen, so daß Ihr Herz ein kraftvolles, dynamisches Organ bleibt, oder sind Sie in die Gewohnheit hineingerutscht, sich so wenig wie möglich und nur langsam zu bewegen und Ihren Körper nur selten mit Energie aufzuladen?

Wie bei den visuellen Gewohnheiten ist es auch hier wichtig, daß Sie sich nicht selbst verurteilen, wenn Sie sich nicht genügend bewegen, sondern nur leidenschaftslos feststellen, welches Ihre Gewohnheiten sind und ob diese die Bedingungen für einen gesunden Kreislauf erfüllen. Viele von uns haben emotionale Hemmungen bezüglich der körperlichen Bewegung, weil solche Bewegungen den Körper mit Energie aufladen und wir gewohnheitsmäßige Blockierungen gegen ein hohes körperliches Energieniveau mit uns herumtragen.

Rennen, tanzen, springen Sie regelmäßig, treiben Sie regelmäßig Sport? Machen Sie ausgedehnte Spaziergänge, gehen Sie schwimmen oder laden Sie Ihren Körper irgendwie anders regelmäßig mit Energie auf? Konkret gefragt, treiben Sie wenigstens dreimal wöchentlich zwanzig Minuten lang irgendeine Art von Sport?

Bewegung ist Leben. Wir sind ständig in Bewegung, jeden Moment unseres Lebens. Unser Herz schlägt und unsere Lungen füllen und leeren sich ständig. Ebenso gibt es ständige Bewegungen innerhalb unseres Körpers. Das Blut zirkuliert durch den Körper, im Lymphgefäßsystem zirkuliert Flüssigkeit, und das biochemische Wunder unseres Nervensystems gibt in ständiger Bewegung kodierte Informationen weiter.

Zu dem Ausmaß, in dem wir unseren Körper steif werden und erschlaffen lassen und unseren natürlichen Bewegungsdrang unterdrücken, reduzieren wir unsere Vitalität, unseren Kreislauf und nicht zuletzt unsere visuelle Gesundheit. Das Blockieren der Bewegung hat oftmals starke emotionale Ursachen, mit denen wir uns im nächsten Kapitel beschäftigen werden. Wir können aber trotzdem an dieser Stelle schon mit ersten Übungen beginnen, um etwas gegen die Bewegungsarmut zu tun.

Dieses Programm ist eine Kombination von Körper- und Sehübungen. Beides verbinden wir mit der Atmung. Unsere Atmung, der dritte Faktor der physisch-visuellen Gesundheit, zeigt die innige Beziehung zwischen unserem Körper und unseren Emotionen auf. Jede körperliche Bewegung erzeugt ein ihr vollkommen entsprechendes Atemmuster, welches die Balance der für diese Bewegung benötigten Sauerstoffmenge und der Kohlendioxydabgabe herstellt. Ebenso erfordert jeder Gefühlsausdruck ein bestimmtes, entsprechendes Atemmuster. Tatsächlich haben die meisten Bewegungen sowohl physische als auch emotionale Ursachen.

Lassen Sie uns zu Beginn einen einfachen Test machen. Stellen Sie sich selbst gegenüber ehrlich fest, wie Sie reagieren, wenn ich Sie jetzt auffordere, aufzustehen und ein paar einfache Streckübungen zur Anhebung Ihres Energieniveaus zu machen. Nehmen Sie diese Anregung dankbar auf, nachdem Sie eine Zeitlang gesessen und gelesen haben, oder reagieren Sie ablehnend?

Sehen Sie, welche der angegebenen Antworten am ehesten auf Sie zutreffen würde:

a) Ich würde sehr gern aufstehen und mich strecken!

b) Ja, vielleicht würde mir das guttun.

c) Eigentlich fühle ich mich gut und bequem, wie ich hier sitze.

d) Was, ich soll aufstehen? Auf keinen Fall!

Natürlich reagieren wir auf diese Frage auch abhängig davon, in welcher Stimmung wir gerade sind. Welche der oben angeführten Antworten scheint aber unabhängig davon Ihre Bewegungsgewohnheiten im allgemeinen am besten zu reflektieren?

In Bewegung fühlen wir uns natürlicherweise gut. Unsere Natur ist Bewegung. Unter ursprünglicheren Lebensbedingungen erforderte das physische Überleben regelmäßige körperliche Arbeit und Bewegung. Vor der Erfindung des Autos sind wir noch sehr viel mehr gelaufen. Sogar das Reiten eines Pferdes war noch eine sportliche Betätigung. Heute aber, da wir so außerordentlich bequeme Transportmittel haben, vermeiden die meisten von uns das Gehen, wo immer möglich.

Früher war es für die meisten Menschen erforderlich, in erheblichem Ausmaß körperliche Arbeit zu verrichten, welche die Herztätigkeit anregte und die Herzkranzgefäße und den Blutkreislauf gesund und stabil erhielt. Heutzutage dagegen verdanken wir der modernen Technologie die Erfindung von Maschinen, die uns die meiste körperliche Arbeit abnehmen. Als Ergebnis beinhaltet unser Lebensstil ungenügende körperliche Betätigung zur Erhaltung unserer Gesundheit. Dieses Verhaltensmuster müssen wir bewußt umkehren, indem wir Bewegungsübungen machen, die uns die früher übliche körperliche Betätigung ersetzen.

Ich möchte Ihnen jetzt besondere Bewegungsübungen vorstellen, die bestimmte Veränderungen in Ihrer Atemweise, Ihrem Herzschlag, Ihrer Wahrnehmungsvitalität und Ihrer geistigen Wachheit erzeugen. Falls es Ihnen im Moment nicht möglich ist, aufzustehen und diese Übungen zu machen, sollten Sie vielleicht später, wenn Sie Zeit und Raum haben, die Übungen spielerisch auszuprobieren, zu dieser Stelle zurückkehren.

Ich benutze bewußt das Wort «spielerisch», denn wenn Sie diese Übungen wie eine «Arbeit» angehen, werden Sie nicht soviel davon profitieren, als wenn Sie die Sache spielerisch auffassen und die Bewegungen genießen. Ebenso wie bei den Augenübungen sollten Sie sich auch zu diesen Übungen nicht zwingen, sondern statt dessen beobachten, welche Gefühle durch die Bewegungen verursacht in Ihnen aufsteigen.

Am Ende dieses Kapitels werden Sie verschiedene Übungsanordnungen finden, aus denen Sie eine zwei-, fünf- oder zehnminütige Übungsreihe oder auch ein umfassendes Zwanzig-Minuten-Programm wählen können. Sie können die Übungen in normaler Straßenkleidung machen; angenehmer wäre es vielleicht aber, lockere Kleidung zu tragen und die Schuhe auszuziehen.

Oftmals fühlen Sie sich, bevor Sie mit den Übungen beginnen, träge und faul und lehnen die Vorstellung, sich jetzt zu bewegen, innerlich ab. Vertrauen Sie aber ruhig darauf, daß Sie sich innerhalb ein oder zwei Minuten nach Beginn bereits soviel besser fühlen werden, daß Ihr gutes Körpergefühl Sie fast dazu antreiben wird, weiterzumachen und die Bewegungen zu genießen.

Körperübung: **Strecken**
Strecken Sie einen Arm senkrecht über den Kopf der Decke oder dem Himmel zu; die Hand streckt sich dabei, als würde sie etwas greifen wollen. Lassen Sie dann diesen Arm sinken bis kurz über Kopfhöhe und strecken Sie gleichzeitig den andern Arm in der gleichen Weise nach oben. Atmen Sie beim Strecken ein und dann tief und mit einem wohligen Seufzer aus.

Der Blick ist auf den jeweils hochgestreckten Handrücken gerichtet. Verlagern Sie jeweils das Gewicht von einem Fuß auf den anderen, und beziehen Sie auch die Beckenregion in die Bewegung mit ein.

Körperübung: **Gähnen**
Die instinktive Reaktion Ihres Körpers auf das Strecken ist der Gähnreflex. Dieser Reflex ist eine natürliche körperliche Reaktion, die auftritt, wenn der Anteil von Kohlendioxyd in Lungen und Blut zu hoch wird. Dieser Reflex zwingt Ihre Atmung, sich zu weiten, und den Körper, sein Energieniveau zu heben. Beim Gähnen werden Gesicht, Atmung und alle übrigen Muskeln im Körper angespannt, während Sie einatmen – und dann entlassen

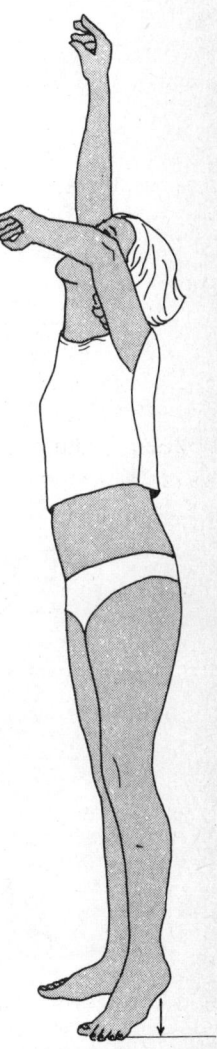

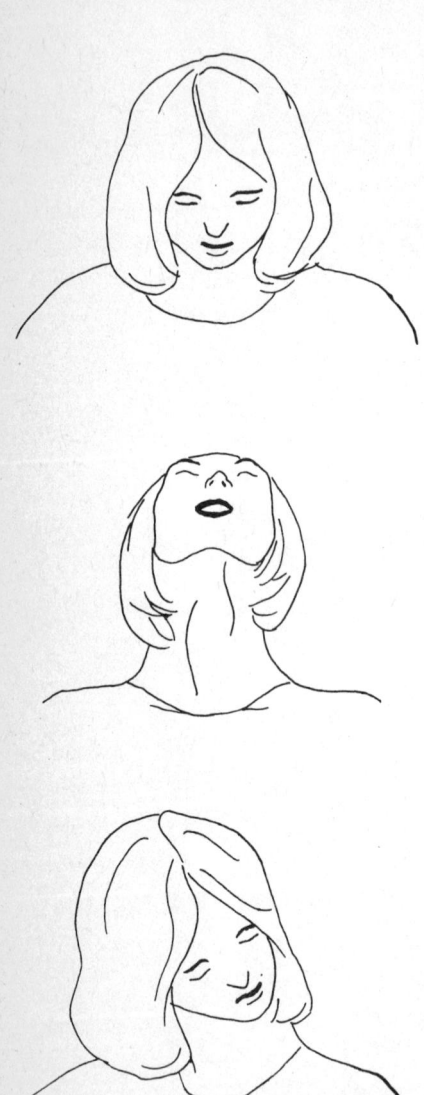

Sie diese Spannung durch das tiefe Seufzen des Ausatmens und erzeugen so eine allgemeine Entspannung zusammen mit einem Anwachsen der Vitalität.

Atmen Sie tief durch den Mund ein. Spannen Sie dann den ganzen Körper an, lassen Sie die untere Kinnlade locker fallen, und atmen Sie mit einem entspannenden Seufzer aus. Beobachten Sie, wie auch Ihre Augen durch das Gähnen erst angespannt und dann entspannt werden. Der Gähnreflex kann der beste Freund Ihrer Augen sein!

Körperübung: **Nackenentspannung**

Spannungen im Nacken hängen zusammen mit Verspannungen im Augenbereich, wie zahlreiche Studien belegen. Lassen Sie den Kopf auf die Brust sinken und lassen Sie ihn dann in einem langsamen Kreis über die Schulter und den Rükken wieder nach vorn abrollen. Atmen Sie dabei durch den Mund, möglichst mit einem leichten Seufzer beim Ausatmen.

Lassen Sie Ihre Augen passiv die Umgebung, die dabei an Ihnen vorbeizieht, beobachten.

Die Augen können dabei entspannt und ohne «Scharfeinstellung» bleiben. Nach zwei oder drei vollen Kreisen wechseln Sie die Richtung.

Ebensogut können Sie diese Übung mit geschlossenen Augen machen; atmen Sie aber auf jeden Fall mit geöffnetem Mund und leichten, seufzenden Lauten.

Körperübung:
Herunterbaumeln
Diese Übung regt besonders den Blutkreislauf an und entspannt die Muskeln im Augenbereich. Stellen Sie sich hin, die Füße etwa 30 cm voneinander entfernt, mit leicht gebeugten Knien. Dann lassen Sie langsam den Kopf, dann die Schultern und schließlich den Oberkörper sinken, bis die Arme locker bis etwa auf Bodenhöhe herabbaumeln.

Atmen Sie mit einem wohligen Seufzer aus, bis die Hände den Boden berühren. Bleiben Sie für eine Minute in dieser Haltung, atmen Sie durch den Mund, und schütteln Sie den Kopf (nicht zu heftig) hin und her, so daß Ihre Zunge sich entspannt und die Augen die Umkehrung der Anziehungskraft spüren. Richten Sie sich dann wieder langsam auf, atmen Sie tief und lassen Sie die Augen blinzeln.

Körperübung:
Auf-den-Kopf-Klopfen
Klopfen Sie fühlbar, aber nicht zu heftig mit den flachen Handtellern oder geschlossenen Fäusten auf Ihren Kopf. Atmen Sie durch den Mund und machen Sie beim Ausatmen einen «Aaahhh»-Laut. Sie regen damit den Blutkreislauf innerhalb des Schädels an und führen eine Lockerung der Augen innerhalb der Augenhöhlen herbei, was wiederum zu einer Entspannung der Muskeln in diesem Bereich führt.

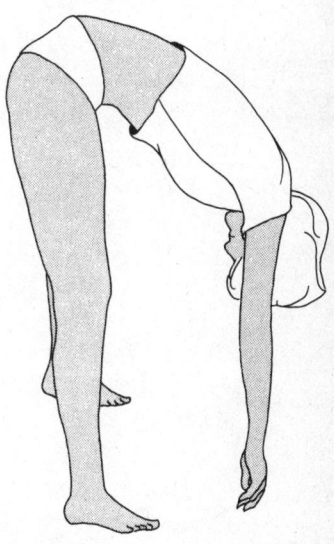

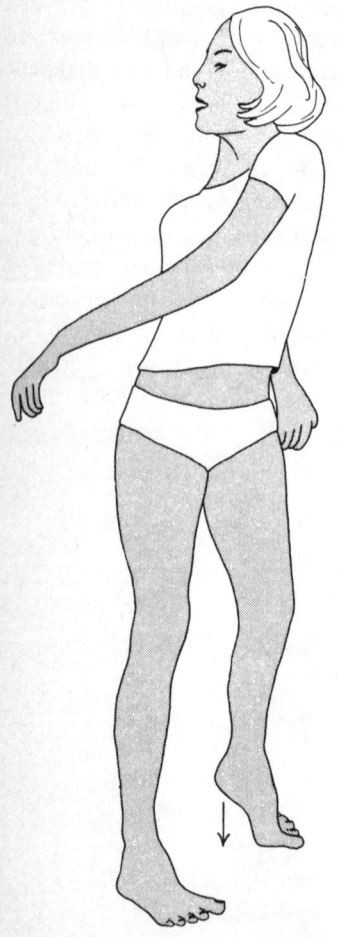

Erleben Sie mit geöffneten Augen, wie Ihr visuelles Umfeld erschüttert wird, während Sie den Kopf von allen Seiten beklopfen. Für die Augen ist es besonders vorteilhaft, wenn Sie auf den unteren, dem Nacken angrenzenden Bereich des Hinterkopfes klopfen, wo das visuelle Zentrum des Gehirns liegt. Außerdem werden Sie erleben, wie sich durch diese Übung Verspannungen im Nacken lösen.

Körperübung:
Das lange Schwingen
Dies ist eine traditionelle Übung zur Verbesserung des Sehvermögens, die verschiedene Aspekte gleichzeitig anspricht.

Stellen Sie die Füße relativ weit auseinander, und drehen Sie dann langsam den ganzen Körper, bis Sie direkt hinter sich sehen können; dann zurück und in die andere Richtung.

Lassen Sie die Arme völlig entspannt in der Bewegung mitschwingen. Während der Linksdrehung heben Sie gleichzeitig die rechte Ferse leicht an und umgkehrt, so daß auch das Becken in die Dehnung mit einbezogen wird.

Atmen Sie tief durch Mund oder Nase, und blinzeln Sie regelmäßig, während Sie passiv die Umgebung an sich vorüberziehen lassen. Die Bewegung im ganzen sollte angenehm, natürlich und entspannt sein.

Körperübung:
Die Fecht-Streckübung
Dies ist ebenso eine wirkungsvolle Akkomodationsübung für die Ziliarmuskeln wie auch eine dynamische Atem- und körperliche Koordinationsübung.

Stellen Sie sich gerade hin; dann stellen Sie einen Fuß einen Schritt weit nach vorn und den anderen im rechten Winkel dazu (Fußspitze nach außen). Nehmen Sie die Arme ausgestreckt nach hinten und verschränken Sie die Finger; dann beugen Sie sich nach vorn, um auf den vorderen Fuß zu schauen.

Atmen Sie aus und beugen Sie beide Knie, während sie auf diesen Fuß blicken, so daß Ihr Kopf sich auf das gebeugte Knie zubewegt. Beugen Sie aber beide Knie gleich stark, so daß Ihr Oberkörper sich nicht vorwärts, sondern nach unten bewegt.

Die Augenübung besteht darin, kontinuierlich auf den vorderen Fuß zu sehen, während Sie sich drei- oder viermal nach unten beugen und wieder aufrichten. Auf diese Weise verschiebt sich der Fixationspunkt kontinuierlich von etwa 30 cm bis zu etwa 1 m Entfernung. Die Verbindung der visuellen Übung mit der Körperbewegung ist eine äußerst wirkungsvolle Weise, mehr Dynamik in die visuellen Gewohnheiten zu bringen.

Nachdem Sie dies einige Male gemacht haben, sollten Sie den anderen Fuß nach vorn stellen und die Übung so wiederholen.

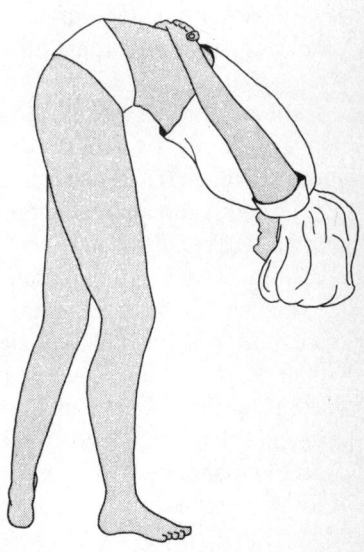

Körperübung: **Federn**
Hierbei werden wir jetzt die Herzschlagrate und Atemgeschwindigkeit rapide erhöhen, indem wir leicht auf der Stelle auf- und abspringen.

Stellen Sie die Füße mindestens 30 cm auseinander. Dann beginnen Sie, leicht zu springen; und zwar so, daß die Füße nur ganz wenig vom Boden abheben. Atmen Sie durch den Mund zwei Sprünge lang ein und die nächsten zwei aus, und finden Sie einen gleichmäßigen, nicht zu schnellen Rhythmus.

Vergewissern Sie sich, daß Ihre Schultern entspannt sind, so daß sie entsprechend der Schwerkraft mit jeder Auf- und Abbewegung des Körpers mitschwingen.

Beobachten Sie, wie Ihr Sehen auf dieses Auf- und Abspringen reagiert. Blinzeln Sie regelmäßig, und erfreuen Sie sich an der vor Ihnen auf- und abhüpfenden Umgebung, ohne zu versuchen, einen bestimmten Punkt klar im Blickfeld zu behalten. Auch hierbei werden wiederum Ihre Augen in den Augenhöhlen gelockert und eine Entspannung in der äußeren Augenmuskulatur angeregt.

Springen Sie so lange, wie Sie sich gut dabei fühlen. Zwingen Sie sich niemals dazu, mehr als zehn Atemzüge lang durchzuhalten, wenn Ihnen nicht danach zumute ist. Ihr Energieniveau wird sich bei dieser Übung erhöhen, aber Sie werden sehr schnell spüren, wie weit Sie gehen können. Ein Überfordern des derzeitigen Kraftpotentials ist für dieses Programm nicht förderlich.

Körperübung: **Rennen**
Eine ähnliche Wirkung wie beim Federn erzielen Sie, wenn Sie statt dessen auf der Stelle laufen und selbstverständlich auch, wenn Sie im Freien richtig laufen. Sie erhöhen die Wirkung solcher Übungen erheblich, wenn Sie sich dabei Ihres Atems und Ihrer visuellen Erfahrung bewußt sind.

Körperübung:
Atmen mit dem Becken
Legen Sie sich bequem auf einen Teppich oder sonst eine relativ feste Unterlage. Winkeln Sie die Knie an und stellen Sie die Füße flach auf den Boden, etwa 30 cm voneinander entfernt.

Während Sie nun durch die Nase einatmen, beugen Sie den

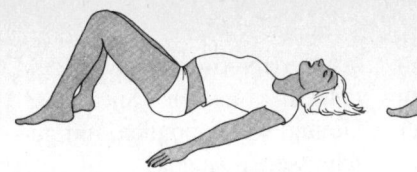 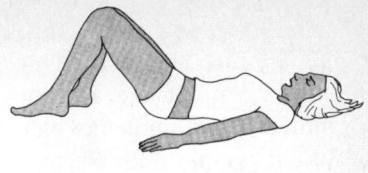

Rücken nach oben, so daß sich Ihr Kreuz vom Boden abhebt. Auch das Becken hebt sich dabei vom Boden, um so die natürliche Bewegung des Einatmens zu unterstützen. Spüren Sie die damit verbundene Entspannung im ganzen Körper.

Dann atmen Sie durch den Mund aus und kehren dabei die körperliche Bewegung um: Lassen Sie das Kreuz sinken und pressen Sie es noch mit der Beinmuskulatur und den Füßen gegen den Boden; lassen Sie das Becken sich aufwärts nach vorn bewegen.

Atmen Sie vollständig aus, indem Sie die Bauchmuskeln kräftig zusammenziehen, um alle Luft aus den Lungen herauszupressen. Geben Sie dabei einen wohligen Seufzer von sich, der in hoher Stimmlage beginnt und mit einem tiefen pressenden Laut endet.

Halten Sie einen Moment in ausgeatmeter Stellung ein, so daß Sie den natürlichen Drang nach der nächsten Einatmung spüren. Dann, bevor Sie wieder Luft in Ihre Lungen strömen lassen, bewegen Sie das Becken nach hinten und heben das Kreuz etwas an. Erst nachdem Sie die Entspannung im Beckenbereich gespürt haben, lassen Sie die Luft anstrengungslos einströmen.

Sobald Ihnen diese Übung soweit geläufig ist, können Sie die Aufmerksamkeit auf Ihre *geschlossenen* Augen richten. Fühlen Sie die Anspannung beim Ausatmen, und genießen Sie beim Einatmen das Gefühl der Entspannung im Augenbereich. Geben Sie sich völlig dem Genuß dieser Bewegungen hin!

Körperübung: **Schulterstand**
Diese Übung aus der Yoga-Tradition führt zu einem sofortigen Anstieg der Zirkulation im Augenbereich und erlaubt den Augen und Augenmuskeln, den Zug der Schwerkraft einmal umgekehrt zu erfahren, wodurch Entspannung und eine erhöhte Bewußtheit für die Beziehung zwischen Augen und Gehirn erreicht werden.

Strecken Sie die Füße über

dem Kopf langsam nach oben, wobei Sie Ihre Hände zur Unterstützung unter die Hüften stemmen. Es kommt uns hier nicht auf gymnastische Perfektion der Körperstellung an; finden Sie einfach eine Haltung, in der Sie sich gut fühlen, solange Ihre Beine einigermaßen senkrecht über dem Kopf ausgestreckt sind.

Atmen Sie gleichmäßig und ruhig wahlweise durch Mund oder Nase. Und achten Sie besonders auf die ungewöhnlichen Empfindungen in den Augen! Machen Sie diese Übung, wenn möglich, mit geschlossenen Augen.

Körperübung: **Palmieren**
Nachdem Sie nach dem Schulterstand einen Moment lang liegend ausgeruht haben, richten Sie sich nun in eine sitzende Position mit verschränkten Beinen auf oder setzen Sie sich auf einen Stuhl. Bedecken Sie die Augen mit den Händen, wie wir es schon in einem früheren Kapitel getan haben; senken Sie den Kopf zu den Händen hinab, so daß Hals und Nacken entspannt sind, und atmen Sie eine Zeitlang tief durch Mund oder Nase. Lassen Sie die Augen sich entspannen und Ihr Körperbewußtsein sich erweitern.

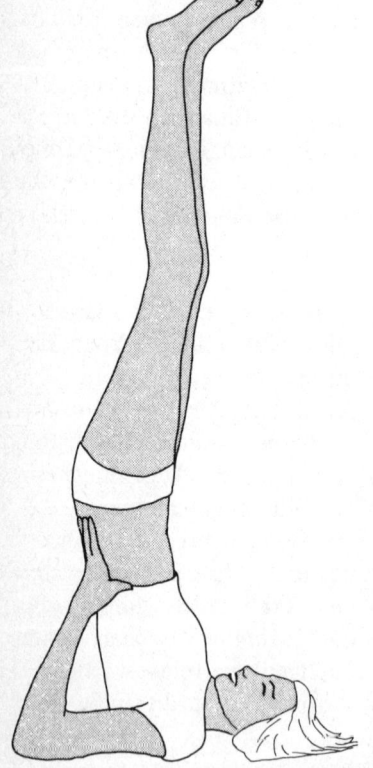

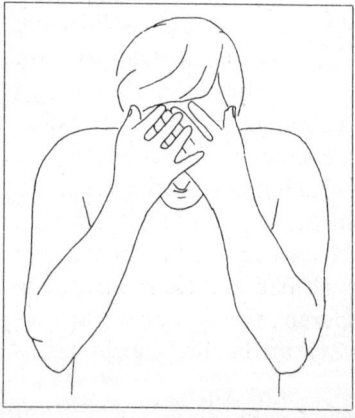

5.
Visuelle und emotionale Gesundheit

Vielleicht werden Sie erstaunt sein, in einem Buch über Augen und Sehtraining ein Kapitel über emotionale Gesundheit zu finden. In der Vergangenheit wurden diese beiden Bereiche im allgemeinen getrennt und schienen kaum miteinander in Beziehung zu stehen. Visuelle Gesundheit gehörte in den Bereich der Medizin und Optometrie, emotionale Gesundheit dagegen in den Bereich der Psychologie und Psychotherapie.

Das sich ständig erweiternde Verständnis davon, wie Emotionen unseren Körper beeinflussen, hat jedoch zu einer neuen Auffassung der Beziehung von Emotionen zu unserem visuellen System geführt. Die Diskussion dieser neuen Anschauungsweise wird, so hoffe ich, dazu beitragen, daß das hier vorgetragene, sich neu entwickelnde Denkmodell einer emotional-visuellen Integration in der Öffentlichkeit zunehmend Anerkennung findet.

Der vielleicht eindeutige Bereich, mit dem wir auch beginnen wollen, ist die Auswirkung von Angst auf das Sehvermögen. Wenn wir Angst haben, ist unser physisches Sehvermögen vermindert. Insbesondere dann, wenn die Angst in lang anhaltende chronische Furcht übergeht, neigen wir emotional zu einem Vermeidungsverhalten gegenüber der Außenwelt, welche natürlich die visuelle Welt einschließt. Angst weitet die Pupillen und reduziert damit die Schärfe der optischen Wahrnehmung. Atemhemmungen treten auf, die wiederum den allgemeinen Kreislauf behindern, die äußeren Augenmuskeln sind in Anspannung zusammengezogen und reduzieren die Möglichkeit der Augenbewegungen.

Ein Mensch, der allgemein ängstlich ist, mit flacher Brustatmung und gehemmter Bewegungsfähigkeit, wird also auch an einer Verminderung der visuellen Aktivität leiden. Besonders bei

Kindern, die sich in diesem Zustand befinden, entwickeln sich zahlreiche Wahrnehmungsgewohnheiten, die die visuelle Interaktion und die Fähigkeit zur Verarbeitung visueller Eindrücke vermindern.

Dagegen hat Wut, die nicht mit Angst vermischt ist, eine gegensätzliche Wirkung auf die Wahrnehmungsfähigkeit. Die Pupillen verengen sich und erhöhen dadurch die Schärfe der visuellen Wahrnehmung. Die Atmung ist kraftvoll und in Harmonie mit den körperlichen Bewegungen. Die Mobilität der Augen nimmt erheblich zu, und die geistige Wachheit ist erheblich erhöht, wodurch wesentlich mehr visuelle Eindrücke verarbeitet werden können.

Die Diskussion der Frage, auf welche Weise Angst auf Krankheitszustände wie Kurzsichtigkeit, grünen Star und Augenallergien einwirkt, wollen wir uns für spätere Kapitel aufheben. In diesem Kapitel wollen wir uns mit den mehr allgemeinen Zuständen von Streß und Anspannung beschäftigen, die zu Augenschmerzen, Kopfschmerzen, Schulterverspannungen und einer allgemeinen Hemmung des visuellen Systems führen.

Streß ist ein körperlicher Zustand. Er tritt auf, wenn der Körper auf eine wahrgenommene Gefahr mit dem physischen Zustand der Erregung reagiert. Zuerst erfolgt eine Angst-Reaktion, die aus einem kräftigen Einatmen besteht. Die Entladung der Energie beim Ausatmen, verbunden mit Aktivität, folgt sofort darauf. Die Angst ist also nur der erste Teil der gesamten Reaktion im Anblick einer Gefahr. Der zweite Teil besteht im Herauslassen der durch das kraftvolle Einatmen gewonnenen Energie in einem Akt der Selbstbehauptung.

Beim Streßzustand jedoch gibt es keine sofortige körperliche Reaktion, die die Gefahr beseitigen könnte. So lädt sich also der Körper mit Energie zum Handeln auf, hat aber keine Möglichkeit, diese Energie in eine selbstbehauptende Handlung umzusetzen und sie so aus dem Körper zu entlassen. Auf diese Weise treten im ganzen Körper Spannungen auf; und damit natürlich auch in den Augen. Treffen diese Bedingungen vielleicht auf Sie persönlich zu?

Die heutige Welt ist voller Bedrohungen, die diese Erregungsreaktionen in uns auslösen, jedoch keine Möglichkeit bieten, die Energie durch physische Aktion herzuleiten. Die ständige Bedrohung der Atombombe zum Beispiel weckt diese natürliche Angstreaktion in uns, insbesondere bei Kindern, aber es gibt nichts, was wir tun können, um dieser Gefahr direkt zu begegnen. Wir können nicht angreifen und die Gefahr beseitigen. Auch durch Weglaufen können wir ihr nicht entkommen. Wir sind gefangen in einer Streß-Situation. In den früheren Zeiten primitiven menschlichen Lebens, als wir die Angstreaktion als instinktives Verhaltensmuster entwickelten, konnten wir einer Gefahr durch Angriff oder Flucht begegnen. Im heutigen Geschäfts- und sozialen Leben jedoch unterdrücken wir heftige Gefühle, kontrollieren wir unsere instinktiven Reaktionen durch erlernte Hemmungen.

Diese Hemmungen als erlernte Verhaltensweisen sind nötig, um in einer so komplexen Gesellschaft wie der unseren bestehen zu können. Aber sie haben auch negative Auswirkungen auf den Körper. Streß erzeugt Herzprobleme, Bluthochdruck, chronische Angst- und Spannungszustände, Magengeschwüre, Rücken- und Kopfschmerzen, geistige Verwirrung, Drogenabhängigkeit – und ebenso visuelle Fehlfunktionen.

Wenn Sie sich einer Gefahr gegenübersehen, die Sie weder durch Angriff noch durch Flucht ausschalten können, liegt Ihre einzige verbleibende Chance darin, die Gefahr zu ignorieren und sich selbst gegenüber so zu tun, als würde sie nicht existieren. Dies ist die Ursache vieler Wahrnehmungsgewohnheiten, welche direkt unsere Fähigkeit, die Außenwelt zu sehen, beeinträchtigen. Und da sich die Entwicklung dieser Gewohnheiten hauptsächlich unbewußt vollzieht, wissen wir nicht einmal, daß wir unsere Sehfähigkeit reduzieren. Die meisten Menschen, die solche Wahrnehmungshemmungen haben, sind sich dessen nicht im mindesten bewußt.

Wissen Sie aber erst einmal darum, und sind Sie wach gegenüber solchen alten Gewohnheitsmustern, dann können Sie beginnen, sie aktiv zu Ihrem Vorteil zu verändern. Sind Sie sich erst einmal dessen bewußt, was Sie tun, beginnt allein dadurch schon eine natürliche Korrektur, die Ihre alten, heute nicht mehr in die

Umstände passenden Gewohnheiten durch neue, den heutigen Umständen besser angepaßte, ersetzt.

Es ist bemerkenswert, daß der Zustand der Furcht, der chronischen Erregung, genau das Gegenteil von dem bewirkt, was er in der Kurzzeitsituation bewirken soll. Verbleiben wir über längere Zeit im Zustand der Angsterregung, ohne die Möglichkeit der Entladung, dann wird unsere Fähigkeit zu überleben tatsächlich reduziert. Haben wir keine Möglichkeit zu handeln, finden wir uns in körperlichen Verspannungen und visuellen Wahrnehmungshemmungen gefangen, die unserem erfolgreichen Erleben und Überleben entgegenstehen.

Daher wollen wir zum allgemeinen Anheben der visuellen Gesundheit uns mit verschiedenen konkreten Übungen beschäftigen, die Ihnen helfen, gewohnheitsmäßige Angst- und Streßzustände zu überwinden. Wollen wir eine allgemeine Entspannung des gesamten Körpers erreichen, müssen wir uns zuerst wieder der Atmung zuwenden, da diese durch Streß eingeengt wird und gelockert werden muß.

Wenn nun Furcht und Streß Ausdruck der Blockierung von selbstbehauptender Aktivität auf der physischen Ebene sind, müssen wir, um diesen Zustand aufzulösen, uns so bewegen, daß wir die Spannung aus dem Körper herauslassen, sie zur Entladung bringen. Selbstbehauptung bezieht sich auch auf den visuellen Bereich; denken Sie an die sprühende Lebendigkeit in den Augen eines Menschen, der seinen Gefühlen ungehemmt Ausdruck geben kann.

Übung: **Die eigene Kraft ausdrücken**
Stellen Sie sich mit relativ breit gespreizten Beinen hin. Heben Sie beim Einatmen die Arme über den Kopf, die Hände kräftig zu Fäusten geballt. Atmen Sie tief ein, während Sie das Kreuz durchdrücken und dabei die Kraft spüren, die in dieser Bewegung liegt. Fühlen Sie besonders das erhöhte Energieniveau in den Augen während dieser Körperhaltung. Sie werden bemerken, daß das Gefühl von Kraft und Druck, das Sie allgemein in Ihrem Körper fühlen, auch in Ihren Augen zu spüren ist.

Nun beginnen Sie, durch den

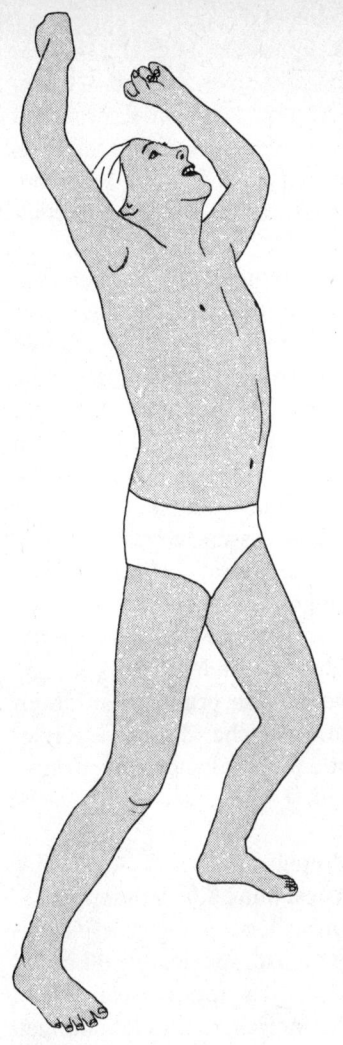

Tisch legen wollen. Beugen Sie dabei etwas die Knie, so daß der Körper gerade aufgerichtet bleibt und sich nicht nach vorn beugt. Machen Sie diese Bewegung zuerst mit spielerischer Leichtigkeit, geben Sie einen Laut wie «Haaaiiii-iaaahhh» von sich, während Sie die Arme nach unten führen. Mit dem nächsten Einatmen heben Sie dann die Arme wieder an und laden Ihren Körper mit Energie auf. Halten Sie nach dem Einatmen einen Moment inne, und wenn Sie dann die Arme und Fäuste langsam, aber kraftvoll wieder nach vorn schwingen, lassen Sie den Druck in der Brust mit dem beschriebenen Laut aus sich heraus.

Machen Sie dies etwa sechsmal, und erhöhen Sie jedesmal Geschwindigkeit und Kraft der Bewegung. Fühlen Sie, wie Ihr Energieniveau bei jedem Male anwächst. Wichtig ist, daß Sie bei alledem ein Lächeln beibehalten, damit Ihre Energie nicht zerstörerisch aggressiv wird.

Mund auszuatmen und führen gleichzeitig die Arme nach vorn, als würden Sie sie in Brusthöhe vor sich auf einen Visuelle Vitalität ist eine Qualität, die wir alle kennen, weil wir sie in den Augen unserer Mitmenschen sehen können.

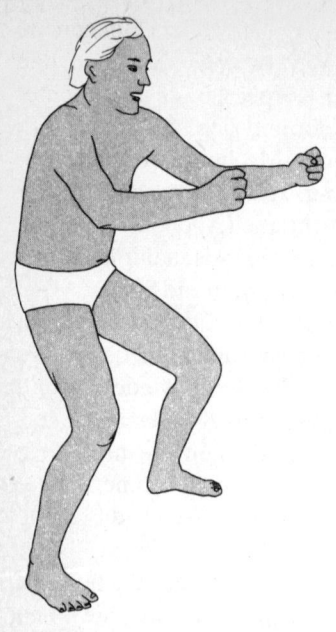

Wissenschaftler versuchen zur Zeit noch ohne Erfolg, die damit verbundenen elektro-chemischen Prozesse zu erklären; unabhängig von der wissenschaftlichen Erkenntnis über die Ursachen visueller Vitalität aber ist die relative Lebendigkeit oder Leere in den Augen eines Menschen ein Phänomen, das zu verbessern wir uns bemühen können.

Auch wenn die heutige Schulmedizin noch keine befriedigende Erklärung gefunden hat, zeigen doch nichtwestliche medizinische Techniken wie zum Beispiel die der Akupunktur eindeutig, daß es innerhalb des Körpers tatsächlich eine Art von Energiefluß gibt, der allerdings mit den Methoden unserer Wissenschaft bisher noch nicht erfaßbar ist. Dasselbe trifft im psychologischen Bereich auf die Entdeckungen von Forschern wie Wilhelm Reich und Alexander Lowen zu, die einen Energiefluß innerhalb des Körpers entdeckten, der in Beziehung zu emotionaler Entladung steht.

Überlassen wir es den Wissenschaftlern, weitere Erklärungen der biochemischen Hintergründe der visuellen Vitalität zu finden, und kommen wir nun zu praktischen Übungen, welche diesen Energiefluß innerhalb der Augen anregen.

Übung:
Angst und Selbstbehauptung
Diese Übung regt den visuellen Ausdruck der Vitalität und Selbstbehauptung an und durchbricht alte Hemmungen durch bewußte Bewegungen.

Stehen Sie mit leicht gespreizten Beinen (Abstand der Füße voneinander ca. 30 cm), und imitieren Sie zunächst,

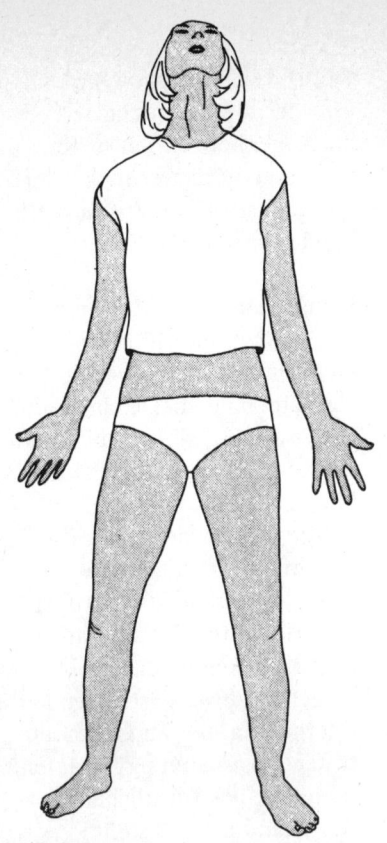

Die Energieaufladung, die Sie jetzt als Ergebnis der Angstreaktion in Ihrem Körper haben, entlassen Sie nun beim Ausatmen, indem Sie einen Satz nach vorn machen, wobei sie mit gebeugten Knien auf beiden Füßen aufkommen und die Hände dabei auf die Knie legen. Als stimmlichen Ausdruck dieser «Angriffs-Reaktion» geben Sie dabei ein kraftvolles Grollen von sich, und auch Ihre Augen sind an dem Ausdruck von Aggressivität beteiligt.

Dann atmen Sie wieder ein, kehren dabei zur Schreck-Haltung zurück und wiederholen die Übung vier- oder fünfmal.

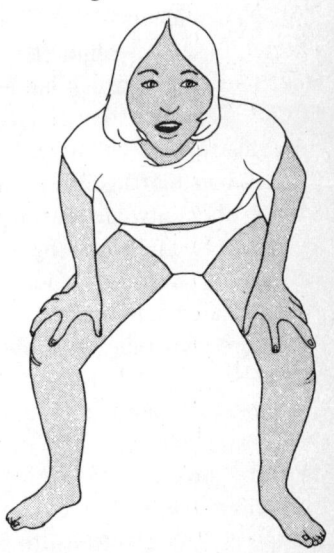

beim Einatmen, den körperlichen Zustand von Angst. Stellen Sie sich vor, daß irgend etwas Sie plötzlich heftig erschreckt, atmen Sie aus diesem Schreck heraus schnell und scharf ein, strecken Sie die Knie und den Rücken durch, und sehen Sie nach oben wie in der klassischen Schockhaltung, mit zurückgelegtem Kopf und nach oben gerollten Augen.

Sie können diese Übung auch vor einem Spiegel machen oder mit einer zweiten Person, die im gleichen Augenblick ebenso auf Sie zuspringt. Sie werden bemerken, daß Sie diese Übung sowohl mit einer wütenden Härte durchführen können als auch mit einem angenehmen Empfinden Ihrer eigenen Stärke und einem positiven Gefühl aggressiver Entladung, in dem aber kein Zorn liegt. Ich persönlich bevorzuge es, die Übung auf die zweite Art durchzuführen und sie mit einem Lächeln zu begleiten, um eine positive Verbindung von aggressiver Entladung und Freude im Ausdruck der Gefühle zu erreichen.

Auch unser gewohnheitsmäßiger Gesichtsausdruck hat auf subtile Weise mit den inneren Energieströmen zu tun. Die meisten von uns tragen den ganzen Tag über entweder ein automatisches Lächeln anerzogener Höflichkeit auf dem Gesicht oder sie laufen die meiste Zeit mit einem kontrolliert stoischen Gesichtsausdruck herum. Achten Sie einmal darauf, wenn Sie die Straße entlanggehen oder im Bus sitzen. Die meisten Menschen haben keinen entspannten Gesichtsausdruck.

Die chronische Anspannung in ihren Gesichtsmuskeln wirkt direkt auf die Spannungen auch im Augenbereich ein, weshalb wir uns als nächstes mit der Entspannung der Gesichtsmuskeln beschäftigen wollen.

Übung: **Das innere Lächeln**
Entspannen Sie Ihre Gesichtsmuskeln vollständig, lassen Sie das Kinn fallen bei leicht geöffnetem Mund, so daß auch die Zunge und die sie umgebenden Muskeln entspannt sind.

Nun stellen Sie sich vor, tief aus Ihrem Inneren heraus würde sich ein Lächeln ausbreiten. Dieses innere Lächeln schließt die Empfindung einer zu Ihren Augen aufwärts strömenden Energie ein, die im Gegensatz zu der in Anspannung gestauten Energie eines künstlichen, aufgesetzten Lächelns steht.

Atmen Sie in dieses Gefühl aufwärts strömender Energie hinein, und lassen Sie sie die Augen erreichen und sich auch dort auswirken.

Nun treten wir noch einen Schritt tiefer in die Beziehung zwischen Sehen und Emotionen ein. In der folgenden Übung wollen wir versuchen, das, wovor wir Angst haben, direkt anzusehen. Normalerweise neigen wir dazu, nicht hinzusehen, wenn uns etwas Furcht einflößt.

Es ist eine natürliche Reaktion, Dinge oder Situationen, die furchteinflößend sind, zu vermeiden. In den meisten Fällen aber ist dies eine Reaktion, die dem Überleben nicht gerade zuträglich ist. Unglücklicherweise tragen wir Gewohnheiten aus der Kindheit mit uns, durch die wir dahingehend konditioniert sind, jeden Blick auf etwas, das uns erschreckt, ängstigt oder aufregt, zu vermeiden. Wir können aber heute bewußt handeln, um diese Gewohnheit visuellen Vermeidens umzukehren.

Übung:
Der Gefahr ins Auge sehen
Stellen Sie sich vor, Sie würden sich umdrehen und jetzt Ihren Blick direkt auf etwas richten, das anzusehen Sie normalerweise vermeiden würden. Stellen Sie sich mit geschlossenen Augen irgend etwas vor, das Sie derzeit als bedrohlich, erschreckend oder furchteinflößend empfinden: das kann eine Person, eine Situation oder was auch immer sein. Erlauben Sie dieser bedrohlichen Vorstellung, sich vor Ihrem inneren Auge zu manifestieren. Beobachten Sie, was dabei passiert. Was zum Beispiel passiert mit Ihrer Atmung?

Diese Übung sollten Sie, wie die meisten anderen auch, so oft wie möglich ausführen. Sie müssen immer und immer wieder Ihre Gewohnheiten erforschen und ihnen und sich selbst erlauben, sich zu ändern und aus Ihren Begrenzungen herauszuwachsen. Noch eine Beobachtung ist interessant: Wenn Sie sich auf die Ausatmung konzentrieren, in der Art, wie sie in der Furcht-/Selbstbehauptungsübung beschrieben ist, werden Sie mehr Erfolg haben im Visualisieren der Konfrontation mit den Gefahren Ihres Lebens. Und wenn Sie einer Gefahr ins Auge sehen, erscheint sie fast immer weniger gefährlich!

6.
Entspannung

In den vorangegangenen Kapiteln haben wir bereits gesehen, wie durch bestimmte Bewegungsübungen Streß erheblich vermindert werden kann. In diesem Kapitel beschäftigen wir uns nun auf andere Weise mit der Reduzierung von Streß – durch direkte Entspannungsübungen. Der Streck- und Gähnreflex ist zum Beispiel ein ideales Modell einer natürlichen Entspannung. Zuerst werden alle Muskeln des Körpers sogar noch stärker angespannt, dann kommt die Entspannungsphase. Dementsprechend sollten Sie, wenn Sie verspannt sind, zuerst die Furcht-/Selbstbehauptungsübung machen, bevor Sie mit den folgenden Entspannungsübungen beginnen.

Bei den meisten von uns sind die extraokularen, die die Augen umgebenden Muskeln ebenso wie die Ziliarmuskeln innerhalb der Augen übermäßig angespannt. Es wäre sicherlich relativ einfach, diese Muskeln durch direkte Massage von ihrer chronischen Verspannung zu befreien. Aber wir können nun einmal diese Muskeln nicht direkt berühren. Also müssen wir zu einer anderen Methode greifen, um sie zu entspannen.

Beginnen Sie damit, Ihren gesamten Körper zu entspannen. Wenn das Gehirn allgemeine Anordnungen zur Entspannung an alle Muskeln des Körpers sendet, sind dabei natürlich auch die Augenmuskeln eingeschlossen. Entspannung ist eine natürliche körperliche Reaktion, die auf jede körperliche Anstrengung folgt. Diesen natürlichen Reaktionsablauf wollen wir auslösen. Machen Sie also zunächst Übungen wie das Federn oder die Furcht-/Selbstbehauptungsübung. Atmen Sie tief und kraftvoll und lassen Sie Ihren Körper sich verstärkt mit Energie aufladen. Beobachten Sie die Wirkung dieser Übungen auf die Augen.

Danach machen Sie die Übung «Auf-den-Kopf-Klopfen», um Augen und umgebende Muskeln zu lockern; auch das «Herunterbaumeln» trägt in diesem Sinne zur Entspannung bei.

Übung: **Ganzkörperentspannung**
Legen Sie sich an einem ruhigen Ort für fünf bis zehn Minuten nieder. Es sollte dort warm genug und Sie sollten ungestört sein. Vielleicht sollten Sie das Telefon abstellen und die Tür abschließen, wenn Sie das Gefühl völliger Sicherheit und Ungestörtheit haben möchten.

Sie legen sich auf den Rücken, die Knie sind aufgestellt, die Füße stehen auf der Unterlage, und machen die Beckenatemübung. Spannen Sie beim Ausatmen den ganzen Körper an; beim Einatmen erspüren Sie dann die einströmende frische Luft, während Sie den ganzen Körper völlig entspannen.

Strecken Sie nun die Beine aus, so daß sie flach auf dem Untergrund liegen. Sammeln Sie sich jetzt mit geschlossenen Augen vollständig auf die Atmung, und beobachten Sie, was passiert, wenn Sie *keine bewußte Anstrengung* machen zu atmen. Nach der nächsten Ausatmung hören Sie einfach auf, zu atmen. Sehen Sie, ob es eine natürliche innere Kraft in Ihnen gibt, die die nächste Einatmung auslöst, ohne daß Sie die geringste Anstrengung dazu unternehmen müssen.

Beobachten Sie die Atmung; erfühlen Sie, wo in Ihrem Körper die Einatmung zu beginnen scheint. Machen Sie dies etwa zehn Atemzyklen lang, während Sie sich dabei tiefer und tiefer entspannen.

Übung: **Anspannung / Entspannung**
Bleiben Sie in derselben Stellung liegen, atmen Sie ein und spannen Sie dabei die Füße einen Augenblick lang kräftig an. Beim Ausatmen entspannen Sie die Füße und den gesamten Körper. Fühlen Sie, wie dieser Prozeß der Anspannung und folgenden Lösung der Spannung eine noch tiefere Entspannung im gesamten Körper bewirkt.

Jetzt spannen Sie beim Einatmen mit aller Kraft die Beine an und lösen die Spannung wieder beim Ausatmen. Nach jedem Anspannungszyklus sollten Sie einmal normal entspannt ein- und ausatmen, um sich der Unterschiedlichkeit der Vorgänge bewußter zu werden.

Als nächstes spannen Sie nun beim Einatmen die Gesäßmuskeln an so stark Sie können (auch Beine und Füße werden dabei teilweise mit unter Spannung stehen) und lassen sich beim Ausatmen in vollständige Entspannung fallen. Dann atmen Sie wieder einen Zyklus lang normal.

Nun wölben Sie beim Einatmen den Rücken und spannen Wirbelsäule, Brustkorb und Arme in der gleichen Art an. Halten Sie einen Moment lang so angespannt den Atem an, dann entspannen Sie sich wieder vollständig beim Ausatmen.

Schließlich spannen Sie den gesamten Körper an, vom Kopf bis zu den Füßen, während Sie einatmen. Atmen Sie dann mit einem seufzenden Laut durch den Mund aus und lassen Sie sämtliche Spannungen aus sich herausströmen. Lassen Sie die nächste Einatmung anstrengungslos geschehen, und atmen Sie nun völlig entspannt weiter!

Eine andere Technik für visuelle Entspannung aus der Tradition der chinesischen Akupressur stelle ich Ihnen im folgenden vor:

Übung: **Augenmassage**
Diese Massage können Sie im Sitzen oder Liegen machen: Halten Sie die Daumen an die Schläfen und beugen Sie die übrigen Finger so, daß sie auf der Stirn aufliegen und sich berühren. Nun atmen Sie langsam aus und ziehen dabei die Finger mit festem Druck über die Augenbrauen. Sie berühren und stimulieren dabei die vier Akupressurpunkte, die entlang der Augenbrauen liegen; Sie werden sie vielleicht in der Bewegung selbst spüren können.

Beim Einatmen bringen Sie die Finger zurück in die Ausgangsposition. Wiederholen Sie die beschriebene Bewegung beim Ausatmen drei- oder viermal. Dann bedecken Sie die Augen mit den Händen wie beim Palmieren und entspannen dabei noch weiter.

Nach diesen Übungen sind wir nun bereit, in noch tiefere Bereiche der Entspannung vorzudringen. Wir begeben uns jetzt in Bereiche des Gehirns hinein, aus denen direkte Anordnungen vom Gehirn zu den Augen gesandt werden, um die gewünschte Heilwirkung zu erreichen. Diese Technik steht in enger Beziehung zu professionell angewandten Hypnosemethoden, ist aber nicht mit der klassischen Hypnosetechnik identisch. In den hier folgenden Heilungssitzungen werden keine post-hypnotischen Befehle gegeben; wir gehen lediglich auf eine Reise in Bereiche unseres inneren Selbst, dorthin, wo die Kommunikation zwischen Gehirn und Augen stattfindet.

Übung: **Tiefenentspannung unter Anleitung**
Sie können sich entweder den Text der Sitzung durchlesen, sich den Inhalt genau einprägen und die Sitzung dann aus dem Gedächtnis nachvollziehen, oder Sie können eine Tonbandaufnahme machen, in der Sie sich selbst durch den Prozeß führen, wobei eine ruhige, ausgeglichene und suggestive Stimme und Sprechweise angeraten sind. Sie können die Sitzung aber auch von einem erfahrenen Therapeuten gesprochen auf Tonkassette erwerben (siehe S. 250).

Legen Sie sich bequem auf den Rücken, und richten Sie die Aufmerksamkeit auf die Atmung. Mit jedem Einatmen füllen Sie sich mit Frieden und Entspannung, und mit jedem Ausatmen lösen Sie sich von den geistigen und körperlichen Spannungen und lassen sie aus sich herausfließen. Machen Sie dies etwa zehn Atemzyklen lang, während Sie tiefer und tiefer in einen Zustand der vollkommenen Entspannung hineingleiten.

Sammeln Sie sich auf das Gefühl der durch Ihre Nase ein- und ausströmenden Luft. Lassen Sie diese Bewußtheit sich ausweiten, bis Sie sich Ihres ganzen Körpers gleichzeitig bewußt sind. Mit jedem Einatmen steigert sich nun diese Bewußtheit, bis Sie sich Ihres Gehirns bewußt sind und die Bewußtheit schließlich auch die Augen mit einschließt.

Strengen Sie sich dabei aber nicht an, und entwickeln Sie keine gedanklichen Vorstellungen darüber, was und wie diese Bewußtheit ist. Beobachten Sie einfach nur, wie weit sich Ihre Bewußtheit ganz natürlich auch auf die Augen erstreckt, wenn Sie sich der Atmung durch die Nase und des Gehirns bewußt sind. Stellen Sie ohne zu urteilen fest, inwieweit Ihre Augen verspannt sind. Akzeptieren Sie den gegenwärtigen Zustand der Spannung, atmen Sie in ihn hinein und beobachten Sie, was passiert.

Mit dem nächsten Einatmen sagen Sie zu sich selbst das Wort

«Entspannen». Halten Sie die Aufmerksamkeit auf die Augen gerichtet, so daß die geistige Suggestion in diese Region des Körpers gelenkt wird. Setzen Sie diese Suggestion ungefähr zehn Atemzyklen lang fort, fühlen Sie das Wort unausgesprochen auf der Zunge, und lassen Sie auch die Kehle sich entspannen.

Lassen Sie dieses Gefühl der Entspannung mit jedem Atemzug sich ausweiten, so daß auch die Gesichtsmuskeln sich nach und nach entspannen. Sie werden bemerken, in welch enger Beziehung die Gesichtsmuskeln mit den extraokularen Augenmuskeln stehen.

Beenden Sie jetzt diese verbale Suggestion und spüren Sie, wie Ihre Augen sich jetzt fühlen. Erweitern Sie nun Ihre Bewußtheit wieder auf den ganzen Körper, und nehmen Sie ihn als ein anstrengungsloses Geschehen wahr, welches zu seinem reibungslosen Funktionieren absolut keiner kognitiven Handlung bedarf. Atmen Sie einfach nur ruhig und entspannt, und seien Sie sich Ihres gesamten auf dem Rücken liegenden Körpers vom Kopf bis zu den Zehen bewußt.

Übung: **Gesichtsentspannung**
Diese Übung, die nur vier Atemzüge dauert, können Sie anwenden, um jederzeit und überall Ihr Gesicht zu entspannen.

Legen Sie die Hände auf das Gesicht, mit den Handflächen über den Augen und den Fingern auf der Stirn. Atmen Sie tief ein, und lassen Sie beim Ausatmen die Finger langsam abwärts über das Gesicht gleiten. Halten Sie die Finger nicht ausgestreckt, sondern locker gekrümmt, so daß die Fingerspitzen langsam über das Gesicht gleiten. Atmen Sie dabei seufzend durch den Mund aus, und fühlen Sie, wie die Finger die Gesichtsmuskeln zu entspannen scheinen, wie sie nur durch ihre leichte Berührung mit der Haut auf dem Wege nach unten die Spannungen wegzuwischen scheinen.

Lassen Sie die Finger weiter abwärts über Kinn und Hals gleiten und auch dort die Spannungen mit sich fortnehmen. Dann schütteln Sie die Hände mit schnellen Bewegungen aus, als würden Sie die aus Ihrem Gesicht herausgezogenen Spannungen nun von Ihren Händen abschütteln.

Machen Sie dies viermal, jeweils beim Ausatmen, und dann verharren Sie einen Moment in der Stellung des Palmierens. Gesicht und Augen werden jetzt deutlich entspannter sein, Ihre Atmung tief und rhythmisch; Ihr ganzer Körper wird entspannter und lockerer sein.

Übung: **Atmen durch die Augen**
Die letzte Übung in diesem Kapitel verbindet Atmung, die Bewußtheit der Augen und die geistige Vorstellung, sowohl durch die Augen als auch durch die Nase zu atmen.

Achten Sie zunächst ein paar Atemzüge lang bei geschlossenen Augen auf die durch Ihre Nase ein- und ausströmende Luft. Dabei entspannen Sie sich und gleiten in eine tiefere Bewußtheit gegenüber Ihrem ganzen Körper. Dann stellen Sie sich vor, daß die Luft beim Ein- und Ausatmen ebenso durch Ihre Augen strömt wie durch die Nase. Entspannen Sie außer den Augen dabei auch die Kinnmuskulatur und die Zunge.

Bei jedem Einatmen stellen Sie sich nun vor, daß heilende Entspannung und Liebe durch Ihre Augen einströmen, und mit jedem Ausatmen senden Sie Ihre eigene Vitalität und Präsenz in die Welt hinaus. Fühlen Sie es so, als würde ein Energiefluß in Ihre Augen ein- und aus ihnen ausströmen.

Sie werden bemerken, daß tatsächlich eine physische Veränderung in den Augen stattfindet, während Sie diese Übung durchführen. Beim Einatmen bewegen sich die Augen leicht nach innen, entspannen sich dann und bewegen sich beim Ausatmen wieder leicht nach vorn. Diese physische Bewegung hat einen bemerkenswerten Entspannungseffekt auf die Augen und auf die Kommunikation zwischen Augen und Gehirn.

Setzen Sie diese Übung fort, solange Sie wollen!

7.
Licht, Beleuchtung und Verminderung von Augenermüdung

Ohne eine Lichtquelle in unserer Umgebung würde selbstverständlich jede visuelle Erfahrung überhaupt unmöglich sein. Das visuelle Erleben der Außenwelt hängt vollständig vom Vorhandensein irgendeiner Art von Licht ab. Licht selbst ist eine Form von Energiestrahlung, die entweder einer natürlichen Quelle wie der Sonne oder einem Feuer entspringt, oder einer künstlichen Quelle wie elektrischen Glühlampen (auch Neon- und andere Leuchtstoffröhren gehören hierzu).

Das, was wir als Licht bezeichnen, ist im Grunde nur ein kleiner Teil des elektromagnetischen Wellenspektrums, das von extrem kurzen Wellenlängen kosmischer Strahlung bis hin zu den langen Radiowellen reicht. Das sichtbare Licht ist der Bereich im Spektrum der elektromagnetischen Wellen, welcher von den Fotorezeptoren der Retina absorbiert wird.

Wie gut unsere Augen sehen, hängt teilweise ab von der Art des Lichts, das auf die Augen trifft. Wenn die Beleuchtung optimal ist, sehen wir klar, haben sehr wenig Augenermüdungserscheinungen und können visuelle Informationen relativ schnell verarbeiten. Bei schlechter Beleuchtung ist das Gegenteil der Fall. Was aber sind die Eigenschaften einer «guten Beleuchtung»?

Zunächst muß das Licht hell genug sein, um die fotorezeptiven Zellen der Retina ausreichend stimulieren zu können. Wenn dies nicht der Fall ist, muß nämlich der Teil des Gehirns, der für die Interpretation des visuell Wahrgenommenen zuständig ist, überdurchschnittlich hart arbeiten, um zu entscheiden, welche Bedeutung das Gesehene hat. Das Herausfinden der Bedeutung des

Gesehenen ist es, was geistige Ermüdungserscheinungen hervorruft.

Im Fall schwacher, dämmriger Beleuchtung neigt man außerdem dazu, dichter als normal an das zu betrachtende Objekt heranzugehen, was wiederum die Ziliarmuskeln zu verstärkter Akkomodation zwingt und ebenso auf die extraokularen Muskeln einwirkt und sie in verstärkter Anspannung hält. Obwohl es den Augen nicht direkt schadet, wenn Sie zum Beispiel hauptsächlich bei Kerzenlicht lesen, werden sie doch durch die oben beschriebenen Faktoren stärker ermüden.

Ein anderer Faktor der Beleuchtung ist der Glanz oder die Reflexionen einer hellen, abstrahlenden Fläche. Das Blicken auf eine Fläche mit teilweise stark reflektierenden Stellen erzeugt Anspannung in den Muskeln der Augenbrauen sowie in denen der Augen und kann so zum Beispiel zu Kopfschmerzen führen. Indirektes Sonnenlicht ist eine der besten Lichtquellen für das menschliche Auge; es sollte, wann immer möglich, für alle visuellen Tätigkeiten benutzt werden. Direktes Sonnenlicht dagegen führt wiederum zu geistiger und visueller Ermüdung.

Eine wichtige Eigenschaft des Sonnenlichts, die bei der Benutzung von künstlicher Beleuchtung verlorengeht, ist die unterschiedliche Intensität der Schattenbildung, die durch die sich ständig ändernde Position der Sonne während des Tagesablaufs erzeugt wird. Diese Positionsverschiebung der Lichtquelle Sonne läßt die Augen in jedem Augenblick veränderte Schattenbildung und immer wieder verschiedene Lichteinfallsrichtungen wahrnehmen, wodurch das visuelle System wach und entspannt gehalten wird. Bleibt die Lichtquelle dagegen an einer Stelle fixiert, werden die Augen in der Ausübung ihrer Funktion eingeschränkt. Als Ergebnis treten Ermüdungserscheinungen auf.

In diesem Sinne ist es äußerst beklagenswert, daß zum Beispiel viele der modernen Schulgebäude mit relativ zu kleinen Fensterfronten gebaut werden, die nicht genug Tageslicht in die Unterrichtsräume hineinlassen. Zum Glück wendet man sich teilweise von Baukonzepten solcher Art schon wieder ab, weil man festgestellt hat, daß in Schulen mit überwiegend künstlicher Beleuchtung die Krankheitsrate der Schüler erheblich stieg und die Lernfähigkeit, sichtbar an den durchschnittlichen Zensuren, deutlich sank.

In wissenschaftlichen Untersuchungen hat sich gezeigt, daß der menschliche Körper die regelmäßige Aufnahme natürlichen Lichts, das die gesamte Bandbreite der Strahlung enthält, zur Erhaltung der optimalen Gesundheit braucht. Verschiedene Drüsen zum Beispiel werden durch diese im natürlichen Licht enthaltene Strahlung angeregt. Es scheint also, daß es sowohl für Kinder als auch für Erwachsene, die ihre berufliche Tätigkeit hauptsächlich in geschlossenen Gebäuden verrichten, wichtig ist, den Körper so oft wie nur möglich dem Sonnenlicht auszusetzen. Für den gesundheitlichen Effekt ist übrigens nicht unbedingt direktes Sonnenlicht erforderlich; auch bei bedecktem Himmel enthält das natürliche Licht noch genügend dieser so wichtigen Strahlungsenergie.

Noch eine Anmerkung zur allgemeinen Gesundheit ist hier angebracht: Unser Körper durchläuft natürliche Zyklen, die mit der Erdumdrehung und den Tag-/Nacht-Zyklen harmonisch abgestimmt sind. Es ist unserer Gesundheit abträglich, den Kontakt mit diesen natürlichen Zyklen zu verlieren, den Kontakt zu der ständig sich verändernden Stellung des Sonnenlichts, zum Wechsel von Tag und Nacht und dem Wechsel der Jahreszeiten.

Es ist schon merkwürdig, daß viele Menschen nicht einmal mehr wissen, in welche Richtung unser Planet sich dreht. Menschen in sogenannten «primitiven» Kulturen waren und sind sich der Stellung der Sonne zu jeder Zeit sehr bewußt. Sie können zum Beispiel die Zeit sehr genau bestimmen, indem sie den Blick nur kurz auf den Himmel richten; so erhalten sie sich eine enge Beziehung zum Sonnenlicht. Mit der Einführung der künstlichen Beleuchtung durch elektrisches Licht jedoch wurden wir in visueller Hinsicht unabhängig vom Sonnenlicht und haben dadurch viel von unserer Orientierungsfähigkeit, die von der Bestimmung der Sonnenposition abhängig ist, sowohl in bezug auf Raum als auch auf Zeit verloren. Können Sie zum Beispiel in diesem Moment spontan angeben, in welcher Richtung die Erde sich bewegt?

In früheren Zeiten wurde die Sonne von vielen Kulturen verehrt als der Energiespender, der alles Leben auf diesem Planeten möglich macht. Auch in uns sollte das Bewußtsein von der engen Beziehung von Sonne, Leben, Licht und Zeit wach bleiben! Im allgemeinen sollte uns das Licht an einem Arbeitsplatz von hinten schräg über die Schulter fallen, so daß kein direktes Licht die Augen blenden kann. Der schräge Winkel ist wichtig, damit uns keine direkten Widerspiegelungen des Lichts in die Augen fallen.

Oftmals sind Eltern zu besorgt über die Lese- und Beleuchtungsgewohnheiten ihrer Kinder. Wir sollten uns daran erinnern, daß Lichtspiegelungen und zu schwache Beleuchtung zwar zeitweise Augenermüdungserscheinungen hervorrufen können, damit aber noch keinen dauerhaften Schaden anrichten. Ausnahmen sind infrarotes Licht und direktes In-die-Sonne-Blicken. Bei diesen Fällen können Schäden im Zellgewebe auftreten. Ohne Schutz direkt mit offenen Augen in die Sonne zu sehen, ist außerordentlich gesundheitsschädlich, ja kann sogar zu dauerhafter Schädigung der Retina führen.

Es ist schwierig, für Beleuchtung exakte Regeln aufzustellen. Im allgemeinen gilt, daß sie angenehm und ausreichend sein sollte. Sie sollen das, worauf Sie blicken, klar erkennen können, ohne Anstrengung und Muskelverspannung. Psychologen und Beleuchtungsspezialisten versuchen heute, menschliche Arbeitsproduktivität im Verhältnis zur Beleuchtung zu messen. Normalerweise aber sagt uns schon unser gesunder Menschenverstand, wie die Beleuchtung für unser Zuhause oder Büro optimal wäre.

Noch immer umstritten sind die gesundheitlichen Auswirkungen von Leuchtstoffröhren. Früher wurden zum Beispiel in vielen Schulen Glühlampen benutzt, die nicht das volle Spektrum des sichtbaren Lichts abstrahlten, wodurch die in den so beleuchteten Räumen Arbeitenden zu wenig elektromagnetische Stimulation erhielten. Diese Situation ist inzwischen fast überall durch Einsatz von Leuchtkörpern mit vollem Lichtspektrum zum Positiven verändert worden.

Auch über die Auswirkungen des Wechselstrom-Flackerns, das bei Leuchtstoffröhren stärker hervortritt als bei den trägeren Glühbirnen, hat es erhebliche Kontroversen gegeben. Dieses Flackern ist zu schnell, als daß wir es als solches wahrnehmen, aber von unserem Gehirn wird es trotzdem registriert. Bestimmte

Frequenzen eines solchen Flackerns können tatsächlich geistige Schäden hervorrufen und bei einigen extrem anfälligen Menschen epileptische Anfälle und Hyperaktivität auslösen. Aber auch dieser Faktor scheint inzwischen durch die erheblichen Verbesserungen dieser Lampen nicht mehr ernsthaft ins Gewicht zu fallen.

Im allgemeinen kann man sagen: Je wacher wir für Faktoren wie Reflexion und Intensität des Lichtes sind, desto angemessener können wir die Beleuchtung für unsere verschiedenen Aktivitäten und Bedürfnisse einrichten. In jeder Situation gibt es eine optimale Balance zwischen dem Abstand der Lichtquelle und ihrer Intensität. Den jeweils angenehmsten Ausgleich zwischen diesen beiden Faktoren zu finden, gehört zu dem kreativen Spielraum unseres täglichen Lebens. Je bewußter wir gegenüber unseren Beleuchtungsgewohnheiten sind, desto besser werden wir das für unsere jeweilige Situation passende Licht aussuchen und bestimmen können.

Die mit Sicherheit wirkungsvollste Behandlungsart für Augenermüdungen ist das Palmieren, das wir in einer früheren Übung bereits kennengelernt haben. Das Palmieren entspannt die Augenmuskeln und gibt gleichzeitig dem Sehbereich des Gehirns die Möglichkeit, die Verarbeitung visueller Informationen kurzzeitig zu unterbrechen.

Nahezu alle Tätigkeiten, außer vielleicht das Autofahren, erlauben Ihnen, von Zeit zu Zeit kurz zu pausieren und die Augen zu palmieren. Denken Sie daran, daß dabei ein gleichzeitiges bewußtes Atmen die Wirkung der Übung erheblich erhöht, weil Sie dadurch ebenso die Atmungsverspannungen lösen, die eine der Hauptursachen für allgemeine Verspannungen sind.

Eine andere Möglichkeit, etwas gegen Augenermüdungserscheinungen zu tun, ist das einfache Auf-der-Stelle-Springen oder jede andere Bewegung, die die Augen lockert und aus den festgelegten visuellen Gewohnheiten löst; auch das Abrollen des Kopfes über Schultern und Nacken gehört dazu.

Die Akkomodationsübung, bei der Sie einen Finger dicht vor die Augen halten und von diesem aus dann auf einen weiter entfernten Gegenstand blicken, dient ebenfalls zur Entspannung der Augenmuskeln, die zum Nahsehen in starker Anspannung gehalten werden.

Um Augenermüdungserscheinungen vorzubeugen, sollten Sie also bei Ihren Tätigkeiten öfter einmal für einen kurzen Moment in die Ferne sehen. Entlassen Sie die Augen ab und zu aus ihrer speziellen Arbeit und geben Sie ihnen die Freiheit, für ein paar Momente zu blicken wohin sie wollen. In dem Maß, in dem die Augen gezwungen werden, ständig unter Streß zu arbeiten, werden sie Ermüdungserscheinungen zeigen. Soweit sich die Augen aber zwischendurch immer wieder für kurze Zeit frei fühlen können, werden sie unter minimaler Anspannung arbeiten.

Und schließlich können Sie bei allen Tätigkeiten sich Ihrer Atmung bewußt bleiben und so beobachten, wie zum Beispiel die Gewohnheit des Atemanhaltens oder des nicht vollständig Ausatmens Bedingungen schafft, die zu Augenermüdungen führen. Bewußte Wachheit gegenüber der Atmung führt zu spontan besserem Atemverhalten!

8.
Visuelle Schwierigkeiten allgemeiner Art

Fernsehen
Während der letzten fünfzig Jahre brachte die Einführung von Fernsehen und Computerbildschirmgeräten eine drastische Veränderung unserer täglichen visuellen Tätigkeiten mit sich. Welche Wirkung haben Fernsehen und Bildschirmgeräte auf unsere Sehgewohnheiten?

Kinder sehen häufig mehrere Stunden täglich fern. Statt sich außerhalb des Hauses im Freien mit Spielen zu beschäftigen, welche die verschiedensten Sehtätigkeiten einschließen, verbringen sie viele Stunden damit, ihre Augen auf eine relativ kleine, unbewegliche Fläche zu richten. Das bedeutet, daß die extraokularen Augenmuskeln lange Zeit hintereinander eine relativ statische, angespannte Position einnehmen müssen. Je geringer dabei die Entfernung zum Fernsehgerät ist, desto mehr werden diese Muskeln angestrengt. Man kann daher im allgemeinen sagen, daß die Entfernung vom Fernsehgerät mindestens zwei Meter betragen sollte, um die Anstrengung der Augenmuskeln möglichst in Grenzen zu halten.

Noch immer bestehen unterschiedliche Auffassungen über die verschiedenen physiologischen Effekte häufigen und regelmäßigen Fernsehens. Die Kathodenstrahlröhren der Geräte senden jedenfalls mit Sicherheit Strahlen in die Augen, die in dieser Intensität in der Natur nicht auftreten. Inzwischen hat man die Strahlungsemission von Fernsehgeräten zwar erheblich reduzieren können, vorhanden ist sie aber immer noch. Und je geringer der Abstand zum Gerät, desto stärker ist die Strahlung.

Auch die Körper- und vor allem Kopfhaltung während längeren Fernsehens sollten wir beachten. Viele Kinder sitzen dabei über längere Zeit in einer angespannten Streßhaltung – hauptsächlich aus emotionalen Gründen, die mit dem Inhalt des Fernsehprogramms zusammenhängen. Sich dieser gewohnheitsmäßigen Körperhaltungen bewußt zu sein, beziehungsweise sie den Kindern bewußt zu machen, kann in sich selbst bereits einen natürlichen Korrekturvorgang anregen.

Allerdings sollten wir hier auch feststellen, daß bisher noch keine ernsthaften gesundheitlichen Schäden durch abnormale Kopfhaltungen festgestellt werden konnten; und abgesehen von gelegentlichen Augenermüdungserscheinungen gibt es kaum Beschwerden über negative visuelle Auswirkungen des Fernsehens. Offensichtlich ist lediglich, daß negative visuelle Effekte um so stärker auftreten können, je länger die Augen gezwungen werden, die kleine Fernsehbildfläche in unbewegter Naheinstellung zu fixieren. Sie können an sich selbst beobachten, daß die Ziliarmuskeln beim Fernsehen eine ständig gleichbleibende Spannung aufrechterhalten müssen. Wir wissen allgemein, daß Muskeln schneller ermüden, wenn sie in einer Streßposition gehalten werden, als wenn sie in der gleichen Zeit eine größere Anzahl von Bewegungen unterschiedlicher Art ausführen können. Das gleiche trifft auch auf die Augenmuskeln zu.

Wenn also Sie oder Ihre Kinder vor dem Fernseher sitzen, erinnern Sie sich daran, daß die Augen Ihnen dankbar sein werden, wenn Sie ab und zu kurz vom Bildschirm weg auf etwas weiter Entferntes blicken. Geben Sie den Muskeln eine Möglichkeit, sich zwischendurch kurz zu entspannen! Und natürlich ist wiederum ein bewußtes Atmen wichtig, hier besonders, weil die häufig aufregenden und dramatischen Spielhandlungen bewirken, daß die Zwerchfellmuskulatur in Angstreaktion angespannt ist und der Atem angehalten wird.

Computer und die Augen

Das oben Gesagte gilt auch für Video und Computerbildschirmgeräte. Je dichter Sie vor dem Bildschirm sitzen, desto mehr Anspannung erzeugen Sie in den Extraokular- und Ziliarmuskeln. Je mehr Sie die Augen auf diese Fläche fixiert halten, desto stärker werden sie ermüden, und je länger Sie in eine bestimmte Entfernung starren, desto stärker verspannen Sie in der Akkomodation.

Inzwischen hat die Klarheit und Lesbarkeit des Schriftbildes von Sichtgeräten deutlich zugenommen. Bis noch vor kurzem war das Schriftbild oftmals verschwommen, die Leuchtkraft war unzureichend, und das Flimmern des Bildes führte zu rascher visueller und geistiger Ermüdung. Diese Faktoren hat man inzwischen verbessern können; wir sollten uns aber daran erinnern, daß unsere Augen von Natur aus für eine solche Arbeit nicht geschaffen sind. In dem Ausmaß, in dem wir unser visuelles System zu unnatürlicher Arbeit zwingen, sollten wir durch Übungen und Pausen einen Ausgleich schaffen.

Die Atmung ist ein weiterer wesentlicher Faktor. Viele Menschen neigen dazu, den Atem anzuhalten, wenn sie einen Computer bedienen. Dadurch werden geistige und muskulare Funktionsfähigkeit vermindert, was die vielleicht ernsthafteste gesundheitliche Komplikation bei der Arbeit an Bildschirmgeräten bedeutet. Auch hier wieder hilft Bewußtheit gegenüber den Atemgewohnheiten, das Problem zu mindern.

Übungen für die Arbeit am Computer

Die vielleicht wichtigste Übung besteht darin, regelmäßig aufzustehen und den ganzen Körper zu bewegen. Sinnvoll dafür sind Übungen wie das Strecken, Gähnen, Baumeln, das Atmen durch den Mund, das Federn, das lange Schwingen – alles Übungen, die wir bereits kennengelernt haben.

Zudem sollten Sie sich zur Gewohnheit machen, regelmäßig vom Bildschirmgerät auf- und in die Ferne zu sehen, wenn möglich alle zehn Minuten einmal. Auch das Palmieren wird Ihnen sehr nützlich sein. Beobachten Sie Ihre Atmung, während Sie palmieren, um so für kurze Zeit einen meditativen Zustand zu erreichen, der ein guter Ausgleich für das konzentrierte Arbeiten am Bildschirmgerät ist.

Autofahren bei Nacht (Nachtblindheit)

Autofahren ist eine visuell extrem anstrengende Tätigkeit, sogar am Tage. In der Nacht, wenn die Umgebungshelligkeit erheblich reduziert ist und die Augen vom Zapfen- zum Stabsehen überwechseln müssen, ist die Arbeit des Sehens noch erheblich schwieriger und anstrengender. Das Autofahren erfordert ständige schnelle Augenbewegungen, um sich bewegende Fahrzeuge, Fußgänger, rote Ampeln und vieles mehr ausmachen zu können. Eigentlich ist Autofahren eine gute Sehübung, da es die Augen aktiv, flexibel und wach erhält.

Es gibt jedoch zwei hauptsächliche visuelle Probleme, die dabei auftreten können: Erstens kann die Tätigkeit des Autofahrens, wenn sie mehr als eine Stunde dauert, zu Ermüdung und Langeweile führen. Dieser Verlust der geistigen Funktionsfähigkeit wirkt sich direkt auf die Fähigkeit aus, visuelle Eindrücke verarbeiten zu können. Tatsächlich zeigt zum Beispiel eine neuere Untersuchung von Autounfällen, daß bei 44% aller Unfälle eine visuelle Fehleinschätzung mitbeteiligt war. Von diesen 44% der Unfälle wiederum wurden 17% verursacht, weil einer oder mehrere der Beteiligten die Situation «zwar gesehen, aber nicht erkannt, das heißt die visuelle Information nicht verarbeitet» hatten.

Wenn wir etwas «sehen, es aber nicht wahrnehmen», liegt das Problem doch offensichtlich innerhalb der Funktion der geistigen Wachheit und Bewußtheit und nicht einfach beim physischen Versagen der Augen. Geistige Ermüdung kann zum Beispiel hervorgerufen werden durch gleichartige, sich ständig wiederholende visuelle Reize, die zu einer Art Hypnotisierung des Fahrers führen können.

Das zweite visuelle Problem, das beim Autofahren auftreten kann, betrifft die Lichtreflexionen, die beim nächtlichen Sehen, speziell durch die Frontscheibe hindurch, oftmals erheblich stören. Nachtfahren beinhaltet auch deshalb besondere Schwierigkeiten, weil Perioden völliger Dunkelheit unterbrochen werden vom plötzlichen Auftreten blendender Lichtquellen entgegenkommender Fahrzeuge. Die Iris, die beim Sehen in der Dunkelheit vergrößert ist, muß sich beim Auftreten hellen, blendenden

Lichts plötzlich zusammenziehen und sich nach dem Vorbeifahren an der Lichtquelle möglichst schnell wieder ausdehnen – ein Vorgang, der in vollem Ausmaß eigentlich einige Minuten in Anspruch nimmt.

Durch diesen schnellen Wechsel von heller zu dunkler Umgebung, dem sich das Auge von Natur aus nur erheblich langsamer anpassen kann, als es für die Situation des Autofahrens eigentlich erforderlich wäre, tritt eine zusätzliche Unsicherheit und Anspannung ein sowie eine starke Belastung für die Sehfunktion.

Was können wir nun für maximale Sehfähigkeit bei nächtlichem Fahren tun? Zunächst einmal wenden wir uns zur Erhaltung einer allgemeinen Wachheit wieder der Atmung zu. Wenn Sie während des Fahrens ermüden, reduzieren Sie erheblich die Tiefe und Anzahl der Atemzüge. Dadurch nehmen Sie weniger Sauerstoff auf und befinden sich nicht in optimaler geistiger Bewußtheit und Wachheit.

Für diesen Fall gibt es einen äußerst wirkungsvollen «Trick»: Atmen Sie kräftig durch den Mund aus, mit einem volltönenden «Aaahhhh»-Laut, und pressen Sie dabei die Bauchmuskeln zusammen, bis auch der letzte Rest Luft aus den Lungen entwichen ist. In dieser Stellung verharren Sie ein paar Sekunden, bis Ihr instinktiver Einatmungsreflex aktiviert wird und Sie dadurch wacher gegenüber der Gegenwart werden.

Zusätzlich können Sie, sobald Sie in der Ferne blendendes Scheinwerferlicht auf sich zukommen sehen, versuchen, ihre Augen nicht direkt auf die Lichtquelle zu richten und häufiger zu blinzeln, so daß Ihre Augen nicht ununterbrochen dem blendenden Licht ausgesetzt sind.

Die meisten Fälle von totaler Nachtblindheit sind genetisch bedingt; es sind keine oder nicht in ausreichender Anzahl Sehstäbe vorhanden, die dazu befähigen, bei nur sehr geringer Helligkeit zu sehen. Für diesen Fall gibt es keine «Behandlung» oder «Heilung». Wenn in Ihrer Netzhaut keine solchen Sehstäbe vorhanden sind, können Sie sie auch nicht zum Sehen einsetzen. Viele Menschen leiden jedoch unter nur zeitweiliger Nachtblindheit, die dadurch erzeugt wird, daß die Iris sich bei plötzlichem starken Lichteinfall zusammenzieht. In diesen Fällen können die oben beschriebenen Übungen und Verhaltenshinweise von großem Nutzen sein.

Oberflächliche Hornhautverletzungen
Die am häufigsten vorkommenden Augenverletzungen sind leichte Kratzer auf der Oberfläche der Kornea, die etwa dadurch entstehen, daß uns durch Wind etwas ins Auge geblasen wird. Wir alle haben zum Beispiel schon einmal Staub ins Auge bekommen, der normalerweise einfach durch die Tränenflüssigkeit wieder herausgewaschen wird. Die meisten kleinen Irritationen solcher Art brauchen überhaupt nicht behandelt zu werden; man muß nur ein paar Minuten lang dem Tränenfluß erlauben, die Fremdkörper herauszuschwemmen.

Etwas ernster sind die Fälle, in denen unser Auge durch einen harten Gegenstand leicht angekratzt wurde. Die Kornea erneuert sich jedoch bemerkenswert schnell und ohne unser Zutun. Wenn vom äußeren Teil der Oberfläche etwas weggekratzt wurde, beginnt ein sofortiger Heilungsprozeß, in dem die beschädigten oder verlorengegangenen Zellen schnellstens ersetzt und die Oberfläche wieder in ihren ursprünglichen Zustand zurückversetzt wird. Eine kleinere Verletzung dieser Art erfordert daher meistens keine medizinische Behandlung, wenn nicht außerordentlich starke Schmerzen schwerere Komplikationen anzeigen.

Der Heilungsprozeß kann jedoch unterstützt werden, besonders wenn die Schmerzen über längere Zeit andauern, durch die Verabreichung von Antibiotika zur Vorbeugung gegen Infektionen, durch auf die Situation abgestimmte Augentropfen und durch das Tragen einer Augenklappe, mit deren Hilfe das Lid daran gehindert wird, mit jedem Lidschlag, den Sie machen, ständig über den verletzten Teil der Kornea zu reiben. Solche Korneaverletzungen geringen Ausmaßes heilen normalerweise, mit oder ohne medizinische Behandlung, in 24 bis 48 Stunden.

Ernster ist die Situation jedoch, wenn ein Fremdkörper, meist ein Stück Glas, Metall oder Holz, in die Kornea eindringt. Oftmals sind solche Splitter zu klein, als daß wir sie mit bloßem Auge erkennen könnten, und Sie wissen nur deshalb, daß Sie etwas im

Auge haben, weil bei jedem Lidschlag oder jeder Augenbewegung durch den scharfkantigen Splitter ein neuer Kratzer in der Kornea entsteht, den Sie schmerzhaft spüren.

In diesem Fall sollten Sie einen Augenarzt aufsuchen. Er wird Ihnen Tropfen zur lokalen Anästhesie geben, mit einem Mikroskop den Fremdkörper suchen und ihn mit einer winzigen Pinzette entfernen. In Fällen wie diesen ist es noch angebrachter, Antibiotika zur Vermeidung von Infektionen anzuwenden, als in den vorher beschriebenen Fällen minimaler Verletzungen. In den meisten Fällen wird der Arzt Ihnen zusätzlich eine Augenklappe anlegen, die Sie ein paar Tage lang tragen sollten, bis die Heilung vollständig abgeschlossen ist.

Alle anderen Verletzungen, wie größere oder tiefer eindringende Fremdkörper, innere Augenblutungen und schwerere Verletzungen der Augenoberfläche oder des Augenlids, sollten so bald wie nur irgend möglich ärztlich behandelt werden.

Als wichtigen Hinweis an dieser Stelle möchte ich Ihnen unbedingt dazu raten, in Situationen wie zum Beispiel bei gefährlichen handwerklichen Tätigkeiten unbedingt eine Schutzbrille zu tragen. Diese Brillen sind vielleicht ein wenig unbequem, aber sie können Ihr Augenlicht retten! Chemische Stoffe verursachen besondere Verletzungen. In solchen Fällen sollte das Auge *sofort* unter laufendem Wasser ausgespült und der Verletzte dann so schnell wie möglich zur ärztlichen Behandlung in das nächste Krankenhaus gebracht werden.

Sonnenbrille – ja oder nein?

Seit die Imagemacher Hollywoods die Sonnenbrille populär gemacht haben, gibt es über sie kontroverse Meinungen. Manche Optiker raten dazu, sie zu tragen, wann immer man in der Sonne ist, um das lästige Zusammenkneifen der Augen bei starker Helligkeit zu vermeiden. Andere Optiker und Augenärzte warnen vor dem Tragen von Sonnenbrillen außer in extremen Situationen, weil ihrer Meinung nach eine ständige Benutzung die normale, natürliche Reaktionsfähigkeit der Iris reduziert und so die natürlichen Schutzmechanismen gegen blendendes Licht schwächt.

Mir scheint es am sinnvollsten, einen gesunden Mittelweg zwischen diesen beiden Ansichten zu wählen. Es stimmt, daß viele Menschen durch häufiges Tragen von Sonnenbrillen – zumindest eine Zeitlang – von ihnen abhängig werden und schließlich an sonnigen Tagen ohne sie nicht einmal mehr das Haus verlassen können. Andere wiederum lehnen das Tragen einer Sonnenbrille grundsätzlich ab und leiden an Augenermüdung, Kopfschmerzen und brennenden Augen, wenn sie sich in übertriebenem Maß der Helligkeit der Sonnenreflexion auf Schnee oder Sand aussetzen.

Sportarten wie Skilaufen erfordern offensichtlich das Tragen einer Sonnenbrille. Auch beim Ball- oder Tennisspiel im gleißenden Sonnenlicht ist in den meisten Fällen das Tragen einer Schutzbrille angebracht. Und wenn wir beim Autofahren die Sonne direkt vor uns haben, ist es nicht sinnvoll, wenn nicht gar gefährlich, auf eine Sonnenbrille zu verzichten.

Mit Ausnahme von solchen extremen Situationen jedoch sollten sich Ihre Augen besser selbst an das Sonnenlicht anpassen. Die Tradition, statt einer Sonnenbrille gegen Lichteinfall und Hitze einen Hut zu tragen, hat sicherlich viel für sich.

9.
Die Freude am Sehen erhöhen

Im allgemeinen wurden die Augen meist als «ausführende Organe» bezeichnet, das Sehen als eine auszuführende Arbeit angesehen, die dazu dient, visuelle Informationen aufzunehmen und dem Gehirn zuzuleiten.

Sicher ist dies ein Aspekt des Sehens. In diesem Kapitel werden wir uns jedoch mit einem anderen Aspekt der Wahrnehmung beschäftigen – dem einfachen, nicht zweckgebundenen Genuß am Sehen. Unsere Wahrnehmungsgewohnheiten bestimmen von Moment zu Moment, wie wir unsere Augen benutzen. Als Säuglinge und Kleinkinder haben wir alle einen großen Teil unserer Zeit damit verbracht, Dinge einfach aus Spaß am Betrachten anzusehen. Natürlich haben wir dabei gleichzeitig nützliche Informationen aufgenommen, aber wenn Sie einmal ein kleines Kind vielleicht eine Stunde lang beobachten, in der es die Freiheit hat, zu tun, was es möchte, werden Sie feststellen, daß es die meiste Zeit damit verbringt, einfach das Sehen an sich zu genießen.

Die Fähigkeit zu visuellem Genuß scheint eine natürliche menschliche Funktion zu sein. Und so wie es ein geschmacklicher Genuß sein kann, eine Orange zu essen, kann das Anschauen eines Sonnenuntergangs ebenso befriedigend auf optischer und gefühlsmäßiger Ebene sein. Auf diesen Fall bezogen werden mir sicherlich fast alle Leser zustimmen. Die meisten von uns haben jedoch, als sie älter wurden, Wahrnehmungsgewohnheiten entwickelt, die diesen Genuß am Sehen hemmen. Wir sind so damit beschäftigt, unser Organ Auge zu notwendigen Arbeiten einzusetzen, daß wir darüber vergessen, einmal einfach zu pausieren, einen tiefen Atemzug zu nehmen und uns am Genuß des Sehens zu erfreuen.

Wie steht es in dieser Beziehung mit Ihnen? Wie viele Minuten täglich verbringen Sie damit, Ihre Umgebung visuell zu genießen?

Natürlich ist unser Alltagsleben in den meisten Fällen hektisch, und so haben wir nicht viel Zeit, uns einfach optischen Genüssen hinzugeben. Haben wir aber dadurch unsere Fähigkeit verloren, von den überlebensorientierten Wahrnehmungsgewohnheiten zu einem mehr genußorientierten Zustand überzuwechseln? Sind wir tatsächlich derart manisch in unseren visuellen Gewohnheiten?

Teilweise haben wir auch Angst, uns in diesen Wahrnehmungszustand des «Nichtstuns» zu begeben. Besonders in der protestantischen Tradition wird es ja als eine Art Sünde gegen Gott angesehen, unsere Zeit mit Nichtstun zu verbringen. Wir sollen allezeit und immer arbeiten, ohne jemals unsere Hände müßig in den Schoß zu legen. Natürlich müssen die Erfordernisse der Selbsterhaltung an erste Stelle gesetzt werden. Wir müssen unsere Augen dazu einsetzen, Tätigkeiten auszuführen, die zu unserem Lebensunterhalt, zur Sorge für die Familie und so weiter notwendig sind.

Wenn wir andererseits aber niemals pausieren und die Schönheit des Lebens genießen – wozu leben wir dann überhaupt? Und wenn etwas so Einfaches wie eine veränderte Wahrnehmungsweise dazu führt, daß wir uns besser fühlen und mit der Natur in Einklang sind, dann sollten wir von dieser Art des Wahrnehmens mehr Gebrauch machen.

Genuß und Freude sind emotionale Zustände. Sie stehen in direkter Beziehung zu unserer Konditionierung, unseren instinktiven Gefühlsausdrücken und unseren Atemmustern. Genuß kann nur in der Gegenwart erlebt werden. Sind wir zu gehetzt, der Gegenwart immer schon ein Stückchen voraus, dann verlieren wir die Fähigkeit, die Gegenwart zu genießen. Das gleiche geschieht, wenn der Überlebenskampf uns mit Angst und Sorgen belastet. Es ist unmöglich, gleichzeitig Angst und Genuß zu empfinden. Haben wir Angst, so ist unser Bewußtsein eingeschränkt; Freude dagegen bedeutet eine Erweiterung des Bewußtseins. In dem Ausmaß, in dem wir unter Ängsten leiden, können wir also keinen Genuß, visueller oder anderer Art, empfinden. Stehen wir unter Streß und treiben uns schneller voran, als es unserer natürlichen Eigenart entspricht, verstricken wir uns in Gedankenbilder und Zukunftsvorstellungen, dann verlieren wir damit die Fähigkeit, die Freuden des Lebens wahrzunehmen.

Sie können herausfinden, inwieweit ihre Genußfähigkeit entwickelt ist, indem Sie sich Ihrer Atmungs- und Sehgewohnheiten bewußt werden. Genuß zu empfinden erfordert eine entspannte Atmung, durch die die Spannungen gelöst werden und die es erlaubt, daß angenehme Empfindungen durch den Körper fließen. Sitzen Sie vier Atemzüge lang mit geschlossenen Augen und beobachten Sie Ihre Atmung. Atmen Sie flach und hauptsächlich oder fast ausschließlich im oberen Brustbereich, und zwar mit einer Betonung der Einatmung? Oder ist Ihre Atmung tief und die Ausatmung betont, weich und entspannt? Beobachten Sie sich, ohne dabei die Atmung zu verändern. Stellen Sie lediglich fest, *wie* Sie im Moment atmen.

Wollen wir die sensitive Empfindung des Sehens genießen, müssen wir zunächst die beurteilenden, kategorisierenden, konzeptualisierenden Bereiche des Bewußtseins zum Stillstand bringen und zulassen, daß die visuellen Eindrücke als direkte Stimulation aus der Außenwelt ins Gehirn gelangen und aufgenommen werden. Wir sollten fähig sein, das Sehen wie eine körperliche Berührung zu empfinden. So wie eine leicht über Ihre Haut streichende Feder ein außerordentlich angenehmes Empfinden hervorrufen kann, so kann auch der Vorgang, auf diesem Planeten existierende Dinge gewissermaßen mit den Augen zu berühren, als eine direkte, sensorische Stimulation empfunden werden. Wir können einen Sonnenuntergang beobachten oder in einer leichten Brise dahinsegelnde Blätter, oder jemandem in die Augen blicken und darin die reine Natur erkennen, die bloße Wirklichkeit der Dinge, statt im gleichen Moment bereits wieder zu beginnen, ein geistiges Konzept des Gesehenen zu entwickeln.

Dieses einfache, reine Hinsehen, das Schauen, was ist, ohne aus der Wahrnehmung irgend etwas «zu machen», ist die Grundform jeder Meditation. Eine einfache optische Wahrnehmung kann tief berühren, weit über gedankliche Bereiche hinaus. Wir können «bewegt» sein von der Schönheit der Natur oder überwältigt von der Schönheit eines alten persischen Teppichs. Die Großartigkeit eines modernen Bauwerks kann uns direkt berühren, und eine spielende junge Katze kann unser Herz erwärmen – all dies ge-

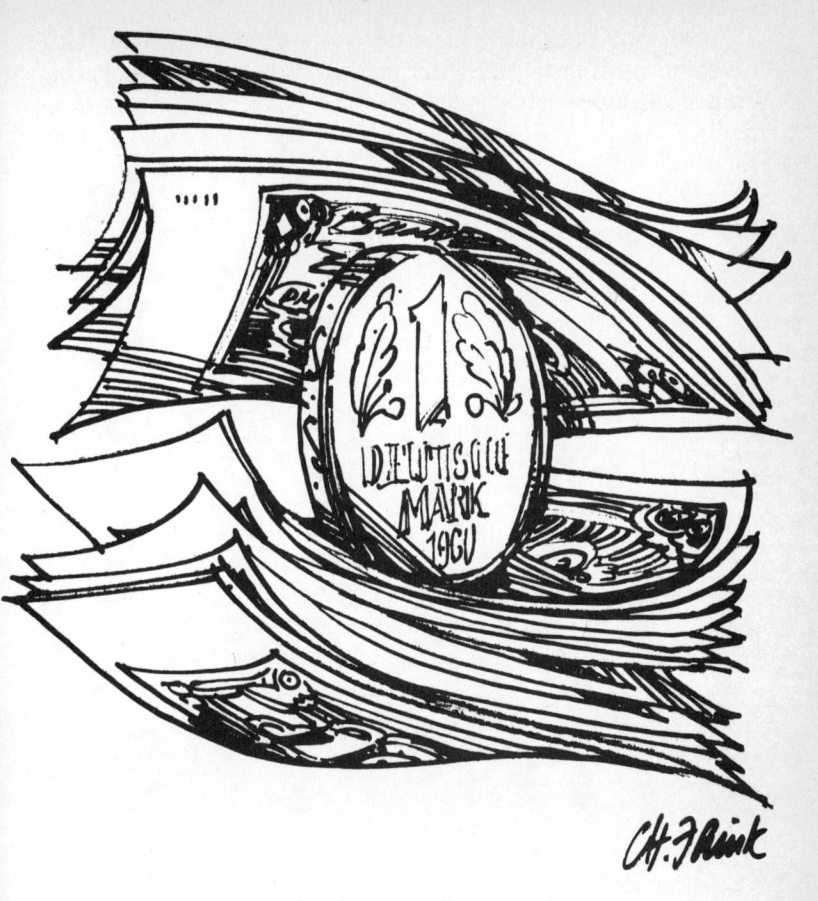

Wer die Augen nicht auftut...

...muß den Beutel auftun, sagt der Volksmund. Aber umgekehrt heißt's auch: Wer seinen Beutel auffüllen will, braucht nur mal die Augen aufzutun.

Pfandbrief und Kommunalobligation

Meistgekaufte deutsche Wertpapiere - hoher Zinsertrag - bei allen Banken und Sparkassen

Verbriefte 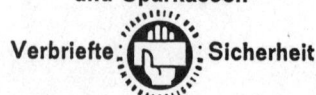 Sicherheit schieht durch einfaches Schauen mit gleichzeitigem bewußten Atmen und einer erhöhten Bewußtheit gegenüber unserem Körper und unseren Gefühlen.

Bei der Erforschung der vier Arten des Sehens in den vorangegangenen Kapiteln haben wir bereits die Grundlagen für das genußvolle Erleben des Sehens gelegt; darauf wollen wir jetzt aufbauen.

Erinnern wir uns: Beim Entdecken von Bewegung finden wir heraus, ob wir in Gefahr sind. Beim Erkennen von Form erforschen und bestimmen wir die Bedeutung des Gesehenen, seine Beziehung zu vergangenen Erfahrungen mit ähnlichen visuellen Eindrücken. Für die Augen ist es ein natürlicher Genuß, die Umrisse von Objekten zu verfolgen und dabei eine Unzahl verschiedener Bilder aufzunehmen. Mit dem visuellen Erleben von Farbe entfernen wir uns schließlich vom konzeptionellen Bereich und werden von der eher emotional erfahrenen farblichen Qualität eines Objektes stimuliert.

Und schließlich kommen wir zum wichtigsten Punkt visuellen Genießens – der Wahrnehmung der Dreidimensionalität, der Tiefe und Weite der physischen Realität dieses Planeten. Wie steht es mit dieser Art der Wahrnehmung bei Ihnen? Können Sie alle Dinge und den Raum in Ihrem Blickfeld gleichzeitig wahrnehmen, oder sind Ihre Augen so daran gewöhnt, bloße Ausschnitte der Umwelt wahrzunehmen, daß es Ihnen unmöglich erscheint, einfach zu entspannen und die Realität in der Gesamtheit ihrer gleichwertigen Aspekte in sich aufzunehmen?

Sehen Sie sich jetzt vier Atemzüge lang im Raum um und finden Sie heraus, auf welche Weise Sie die Welt anschauen, wenn Sie sich nicht bewußt auf eine bestimmte Wahrnehmungsweise konzentrieren.

Wir wollen hier nicht nur aus Spaß an der Sache lernen, den Vorgang des Sehens genußvoll zu erleben, obwohl dagegen natürlich nichts einzuwenden wäre. Diese entspannte, genußvolle Art des Sehens soll uns vielmehr helfen, das visuelle System zu revitalisieren. Sie erfrischt und belebt unser Sehvermögen und verbindet auf direktere Weise den Vorgang des Sehens mit Emotionen. Natürlich ist nicht alles, was wir ansehen, schön. Wir sprechen hier allerdings auch von einem Niveau der Wahrnehmung, das jenseits von ästhetischen Kategorien liegt. Es ist das einfache, urteilslose Ansehen und Akzeptieren der Welt, so, wie sie in ihrer Totalität ist.

Versuchen Sie einmal, vier Atemzüge lang in dieser Weise zu sehen. Sehen Sie sich im Raum um und geben Sie Ihren Augen völlige Freiheit, alles anzuschauen, ohne daß Sie irgendwelche Vorlieben oder Abneigungen ins Spiel bringen. Atmen Sie dabei in alles hinein, was vielleicht an Gefühlen in Ihnen aufsteigen mag, ohne sich vor irgend etwas zu verschließen.

Können Sie Ihre eigene Präsenz in diesem Moment in diesem Raum fühlen, indem Sie sich im Raum umsehen und sich gleichzeitig Ihrer selbst und der äußeren, Sie umgebenden Objekte bewußt sind? Wir neigen dazu, das Bewußtsein unserer eigenen Präsenz zu vergessen, wenn wir uns auf etwas in der äußeren Umgebung konzentrieren. Die Integration des Bewußtseins der eigenen Person mit dem der äußeren Umgebung jedoch ermöglicht es uns, mit unserer inneren Vitalität und Lebenskraft in Berührung zu kommen, wenn wir dies nur zulassen und genießen!

Übersicht über die Übungen aus dem Ersten Teil und Programme zum Sehtraining für die Verbesserung des allgemeinen Sehvermögens

Im folgenden finden Sie eine Liste der Übungen aus dem ersten Teil des Buches, mit deren Hilfe Sie die einzelnen Übungen schnell wiederfinden können, wenn Sie sich mit einzelnen der Übungen noch einmal eingehender beschäftigen wollen. Der Erste Teil enthält 34 Übungen zur Selbsthilfe bei verschiedenen Beeinträchtigungen des Sehvermögens und zur Verbesserung des allgemeinen Sehvermögens.

Danach folgen sieben Übungsprogramme, die nach Übungsdauer und verschiedenen Bedürfnissen zusammengestellt sind, so daß Sie je nach Umständen und Ihren Anforderungen das jeweils angemessene Übungsprogramm aussuchen können. Diese Programme sind:

Das Zwei-Minuten-Energetisierungsprogramm
Das Fünf-Minuten-Programm zur Vitalisierung
Das Zehn-Minuten-Sehübungsprogramm
Das Zehn-Minuten-Entspannungsprogramm
Das fünfzehnminütige ganzheitliche Übungsprogramm
Das halbstündige vollständige Gesundheitsprogramm für die Augen
Ihr ganz persönliches Übungsprogramm

I. Die Übungen

Erstes Kapitel: *Seite:*
1. Kreiswahrnehmung 29, 31, 37
2. Gesunde Lesegewohnheiten   32
3. Die Akkomodations-Übung   34 f

4. Blinzelgewohnheiten 35f
5. Das visuelle Verfolgen von Objekten 37
6. Palmieren 42

Zweites Kapitel: *Seite:*
7. Wahrnehmen von Bewegung 46
8. Formwahrnehmung 47
9. Ästhetische Wahrnehmung – Farbwahrnehmung 47
10. Wahrnehmung von Raum 49
11. Übung zur Wahrnehmungsintegration 54

Drittes Kapitel: *Seite:*
12. Bildvisualisation 55
13. Bewegungsvisualisation (Vogel) 58
14. Farbvisualisation (Himmel) 59
15. Visualisieren von Raum 59
16 Erinnerndes Visualisieren (Kindheits-Zuhause / Eltern) 59
17. Visualisieren des eigenen Gesichts 60

Viertes Kapitel: *Seite:*
18. Strecken / Gähnen 71
19. Nackenrollen / Herunterbaumeln 72f
20. Auf-den-Kopf-Klopfen / Langes Schwingen 73f
21. Fecht-Streckübung / Akkomodation 75
22. Federn / Energieaufladung / Rennen 76
23. Beckenatmung 76f
24. Schulterstand / Meditatives Palmieren 77f

Fünftes Kapitel: *Seite:*
25. Persönliche Kraft ausdrücken / Vokalisieren 83
26. Angst / Selbstbehauptungs-Übung 84
27. Das innere Lächeln 86
28. Der Gefahr ins Auge sehen 87

Sechstes Kapitel: *Seite:*
29. Ganzkörperentspannung 89
30. Anspannung / Entspannungs-Übung 89
31. Augenmassage / Akupressur 90
32. Tiefenentspannung unter Anleitung 91
33. Entspannung des Gesichts 92
34. Das Atmen durch die Augen 93

II. Übungen zur visuellen Gesundheit

Ein systematisches Training zur Verbesserung des Sehvermögens sollten Sie beginnen mit einer erneuten, tiefergehenden Beschäftigung mit den Übungen zur allgemeinen visuellen Gesundheit, wie sie in den vorangegangenen Kapiteln ausgeführt sind, indem Sie sich jedesmal ein Kapitel vornehmen und die darin vorkommenden Übungen ausführen. Jedes Kapitel bezieht sich auf einen bestimmten Bereich der visuellen Gesundheit:

Erstes Kapitel: *Muskelkoordination*
Zweites Kapitel: *Erweiterte Wahrnehmung*
Drittes Kapitel: *Visualisationsfähigkeit*
Viertes Kapitel: *Gesamtkörperliche Vitalität*
Fünftes Kapitel: *Wahrnehmung und Emotionen*
Sechstes Kapitel: *Entspannungstechniken*

Beim entspannten Blicken auf diese Liste werden Ihre Augen sich von bestimmten Titeln besonders angezogen fühlen. Geben Sie diesem natürlichen inneren Interesse nach, und machen Sie die Übungen des entsprechenden Kapitels.

Jede dieser Übungsserien dauert maximal fünfzehn Minuten. Wenn Sie sich täglich nur fünfzehn Minuten mit Ihren Augen beschäftigen, werden Sie also innerhalb einer Woche sämtliche Übungen praktisch erprobt haben!

Nach zwei Wochen, nachdem Sie diesen Prozeß zweimal durchlaufen haben, können Sie sich den Übungsprogrammen der folgenden Seiten zuwenden. Und wenn Sie an einem speziellen Sehproblem leiden, können Sie sich im zweiten Teil die speziell darauf abgestimmte Übung vornehmen.

Das Zwei-Minuten-Energetisierungsprogramm

Um ein sofortiges Anwachsen der Vitalität in Körper und Augen zu erreichen, stellen Sie sich in irgendeinen Raum mit etwas freier Fläche und machen Sie folgende Übungen:

Übungen:	Seite:
1. Strecken / Gähnen	71
2. Nackenrollen / Herunterbaumeln	72f
3. Federn / Energieaufladung	76

Konzentrieren Sie sich während dieser Bewegungen bewußt auf Atmung und Augen, um den Prozeß der Energetisierung zu unterstützen und zu verstärken.

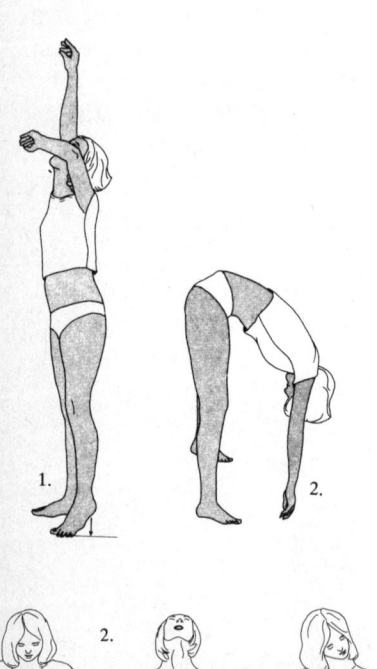

Das Fünf-Minuten-Programm zur Vitalisierung

Die folgenden Übungen kombinieren physische Vitalität mit dem Ausdrücken von Emotionen und persönlicher Kraft innerhalb des gesamten Körpers und der Augen:

Übungen: *Seite:*
1. Strecken / Gähnen 71
2. Auf-den-Kopf-Klopfen / Langes Schwingen 73 f
3. Fecht-Streckübung 75
4. Angst / Selbstbehauptungs-Übung 84 f

Empfinden Sie während dieser Übungen, wie ein erhöhter Energiefluß durch Ihre Augen strömt und lassen Sie die Atmung sich weiten.

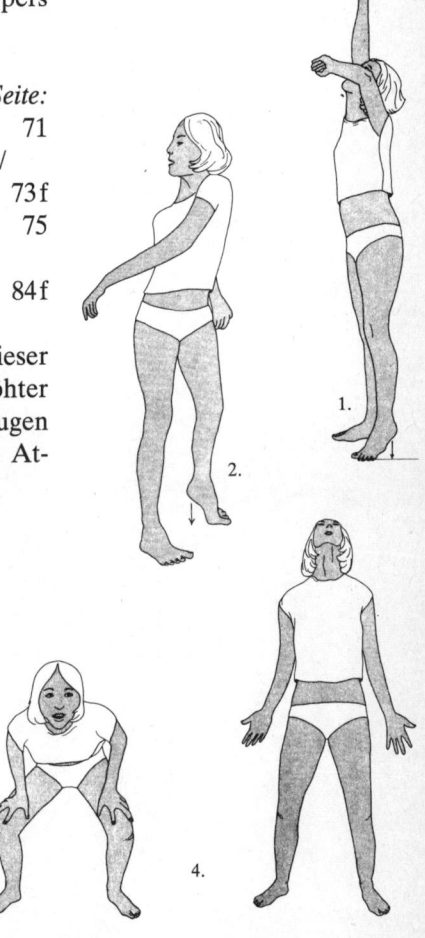
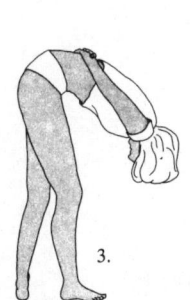

Das Zehn-Minuten-Sehübungsprogramm

Diese Übungsserie sollten Sie mindestens einmal wöchentlich machen, um sicherzustellen, daß Ihre Sehfähigkeit sich wirklich verbessert und auch Ihre Sehgewohnheiten sich positiv entwickeln:

Übungen:	Seite:
1. Augenmassage/ Entspannung	90
2. Akkomodationsübung	33f
3. Wahrnehmungs-integration	53f
4. Bildvisualisation	55
5. Palmieren	42

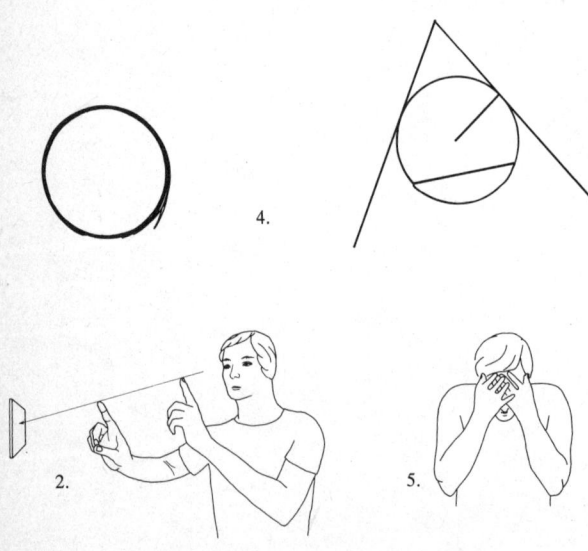

Das Zehn-Minuten-Entspannungsprogramm

Eigentlich sollten Sie Ihrem Körper, dem Geist und den Augen täglich eine Pause gönnen, indem Sie Muskeln und Augen für kurze Zeit vollständig entspannen bei gleichzeitiger Beruhigung des Geistes:

Übungen:	Seite:
1. Strecken / Gähnen	71
2. Nackenrollen / Herunterbaumeln	72 f
3. Persönliche Kraft ausdrücken / Vokalisieren	82 f
4. Beckenatmung	76
5. Ganzkörperentspannung	89
6. Entspannung des Gesichts / Palmieren	92, 42

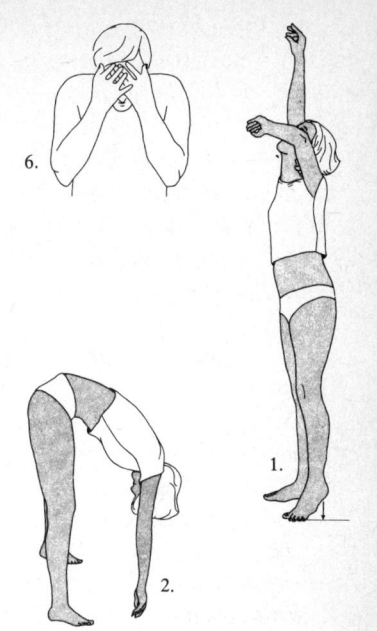
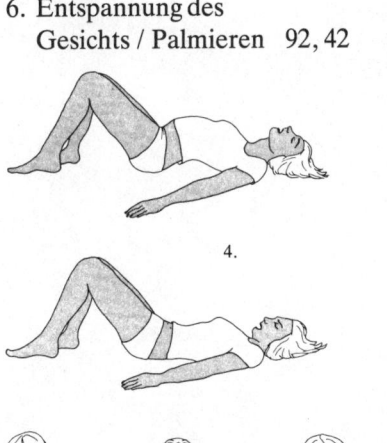
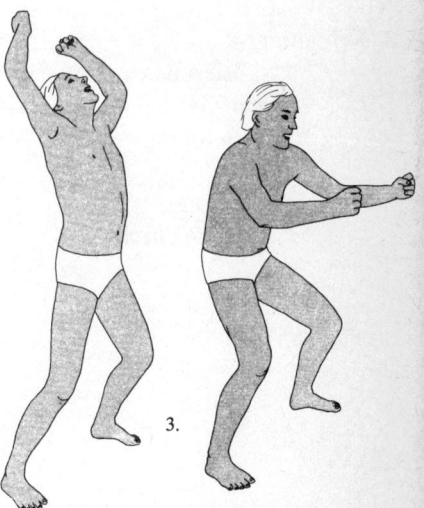

Das fünfzehnminütige ganzheitliche Übungsprogramm

Diese Serie von Übungen faßt alle Aspekte der visuellen Gesundheit in einer Sitzung zusammen und lenkt unser Bewußtsein auf jeden der verschiedenen Bereiche visueller Vitalität und Funktionsfähigkeit:

Übungen: *Seite:*
1. Strecken / Gähnen 71
2. Auf-den-Kopf-Klopfen / Langes Schwingen 73f
3. Angst / Selbstbehauptungs-Übung 84
4. Form- und Bewegungswahrnehmung 47
5. Wahrnehmungsintegration 54
6. Visualisieren des eigenen Gesichts 60
7. Beckenatmung 76f
8. Ganzkörperentspannung 89
9. Das Atmen durch die Augen 93

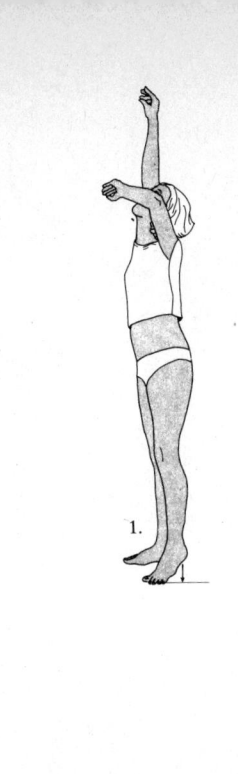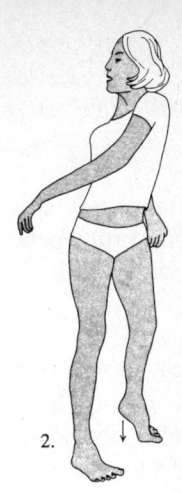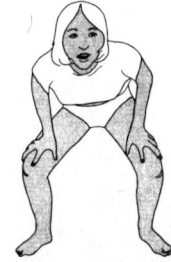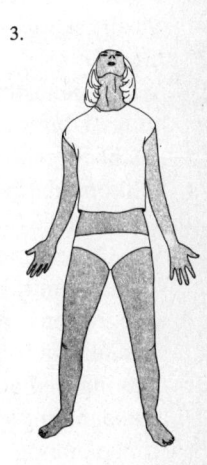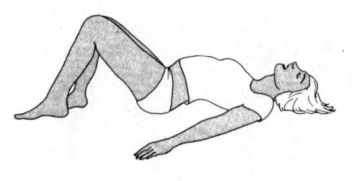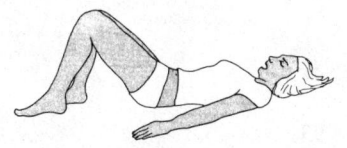

121

Das halbstündige vollständige Gesundheitsprogramm für die Augen

Nehmen Sie sich zumindest einmal pro Woche eine halbe Stunde Zeit für diese Übungsserie.

Übungen: *Seite:*
1. Strecken / Gähnen   71
2. Nackenrollen / Herunterbaumeln   72 f
3. Federn / Energieaufladung / Rennen   76
4. Beckenatmung   76 f
5. Schulterstand / Palmieren   77 f
6. Auf-den-Kopf-Klopfen / Langes Schwingen   73 f
7. Persönliche Kraft ausdrücken / Vokalisieren   83
8. Angst / Selbstbehauptungs-Übung   84
9. Fecht-Streckübung / Akkomodation   75
10. Das visuelle Verfolgen von Objekten   37
11. Wahrnehmungsintegration   54
12. Visualisationsübung   55
13. Das innere Lächeln   86
14. Anspannung / Entspannungs-Übung   89
15. Das Atmen durch die Augen   93

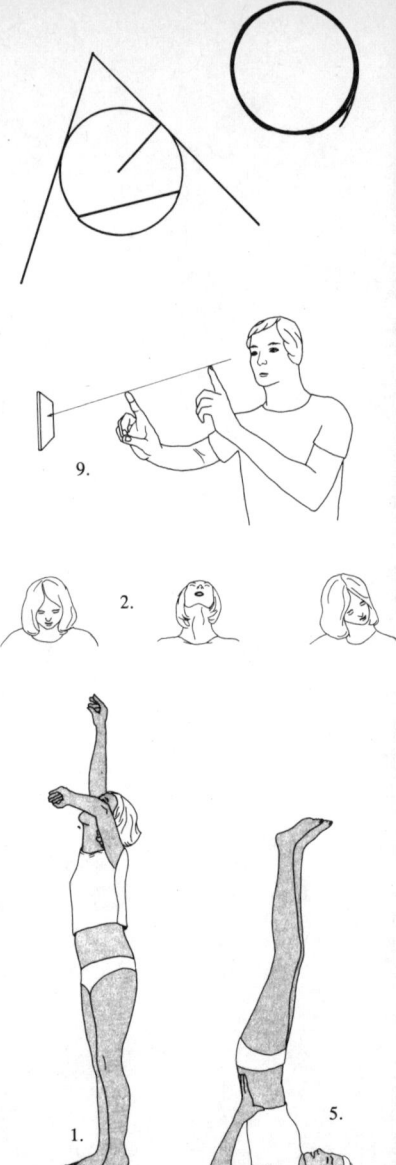

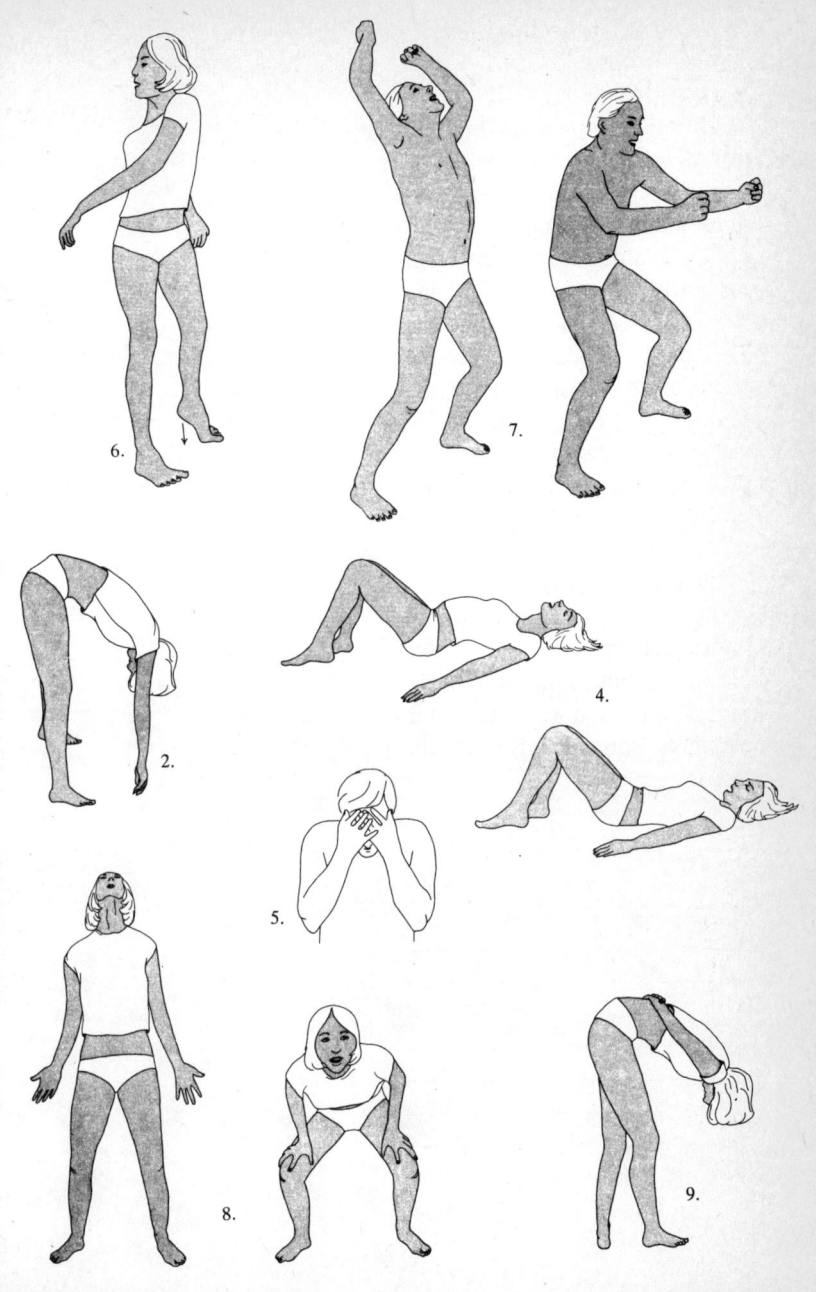

Ihr ganz persönliches Übungsprogramm

Nachdem Sie nun alle Übungen mit ihren verschiedenen Wirkungsbereichen kennen, können Sie auch Übungen nach eigener Wahl zusammenstellen und Reihenfolge und Länge der Übungsserie individuell festlegen. Jede dieser Übungen hat ihren ganz eigenen Effekt, und die Übungen, zu denen Sie sich am stärksten hingezogen fühlen, sind gleichzeitig jene, die für Ihr spezielles Sehproblem zur Zeit am wichtigsten und wirkungsvollsten sind.

Stellen Sie also etwa einmal im Monat Ihre eigene Liste der Übungen zusammen, auf die Sie sich in den nächsten vier Wochen konzentrieren möchten.

1. _____
2. _____
3. _____
4. _____
5. _____
6. _____
6. _____
7. _____
8. _____
9. _____

Selbsthilfe und Selbstheilung bei Sehstörungen und Augenkrankheiten

Vorbemerkung:
Wenn Probleme auftreten

Die sieben Arten möglicher Komplikationen, die wir in diesem Teil des Buches behandeln werden, sind die am meisten verbreiteten Augenprobleme unserer Zeit. Über 60 % der Bevölkerung in den westlichen Industrienationen leidet an dem einen oder anderen der hier aufgeführten Probleme. Einige der Sehprobleme, wie Schielen oder Augenallergien, treten oft bereits sehr früh in unserem Leben auf, und auch die Kurzsichtigkeit entwickelt sich oft im Kindesalter. Andere Probleme, wie etwa Weitsichtigkeit und grauer Star (Katarakt), treten meist erst im Alter von über 50 Jahren auf.

Ich hoffe, daß Sie, unabhängig von Ihrer eigenen Sehfähigkeit oder Ihrem eigenen Sehproblem, die Kapitel über sämtliche hier besprochenen Sehprobleme durchlesen werden. Sie werden interessante Ähnlichkeiten der einzelnen Komplikationen untereinander feststellen und ein tieferes allgemeines Verständnis davon gewinnen, auf welche Weise unsere Augen, unser Geist, unsere Gefühle, unsere genetische Erbmasse und unsere physische Gesundheit in Verbindung miteinander bestimmte Komplikationen des visuellen Systems hervorrufen.

Es gibt keine Wunderkuren für Sehprobleme, aber es gibt praktische Wege medizinischer und nicht-medizinischer Art, die Sie beschreiten können, um sich selbst zu helfen. Ich wünsche Ihnen Erfolg mit den Übungen und eine erfolgreiche Sehverbesserung und Heilung!

10.
Kurzsichtigkeit (Myopie)

Kurzsichtigkeit ist eine der am meisten verbreiteten Beeinträchtigungen des Sehvermögens in unserer Gesellschaft; mindestens jeder fünfte von uns wird kurzsichtig, bevor er das 21. Lebensjahr erreicht. Weil sich das Auftreten von Kurzsichtigkeit heutzutage mit jedem Jahrzehnt, das vorbeigeht, erhöht, sollten wir uns ernsthaft mit den Gründen für diese visuelle Fehlfunktion beschäftigen.

In der orthodoxen Augenheilkunde hat man Kurzsichtigkeit bisher als eine genetisch bedingte Augenschwäche behandelt, als unvermeidbare, angeborene Entwicklung innerhalb des Wachstums des Kindes. Man nahm an, daß der Augenball von Kurzsichtigen eine genetisch schwache Außenhülle besäße und daß die zu weite Dehnung des Augapfels nach hinten ein bei einem bestimmten Prozentsatz der Bevölkerung natürlicher Vorgang sei.

Es scheint zuzutreffen, daß Kurzsichtigkeit mit einer Veränderung der Form des Augapfels einhergeht. Messungen der Entfernung von der Oberfläche der Kornea zur Oberfläche der Netzhaut zeigen, daß kurzsichtige Augen tatsächlich länger sind als normale, und daß daher der Brennpunkt des visuellen Bildes irgendwo vor der Retina liegt statt direkt auf ihr.

Die Annahme, daß diese veränderte Form des Augapfels eine rein genetisch bedingte Entwicklung ist, hat sich jedoch inzwischen als unrichtig erwiesen; es scheint eine Anzahl anderer Faktoren zu geben, die ebenso an der Entstehung der Myopie beteiligt sind. Wir werden die Diskussion über die Methoden zur Korrektur des Zustandes der Myopie mit einem Blick auf diese Faktoren beginnen. Eine allgemeine Bewußtwerdung dieser Faktoren könnte dazu beitragen, daß die nächste Generation diesen Zustand weniger oder vielleicht gar nicht mehr entwickelt.

Zahlreiche Studien verschiedener Bevölkerungsschichten überall auf der Welt zeigen, daß Kurzsichtigkeit in verschiedenen kulturellen und Umweltsituationen in unterschiedlicher Häufigkeit auftritt. Zum Beispiel brauchen weniger als 5 Prozent der auf dem Land lebenden Menschen eine Brille. Bei den in Städten aufwachsenden Menschen, deren Erziehung von klein auf auf die hochentwickelte Zivilisation unserer Tage und deren Komplexität in den Städten ausgerichtet ist, zeigt sich ein bedeutendes Anwachsen der Kurzsichtigkeitsrate. Eine kürzlich aufgestellte Statistik über Abiturienten zeigt eine Kurzsichtigkeitsrate von über 50 Prozent.

Genetische Faktoren allein können für ein so unterschiedlich häufiges Auftreten von Myopie nicht verantwortlich gemacht werden. Darüber hinaus ist die allgemein ansteigende Kurzsichtigkeitsrate in der Bevölkerung innerhalb von weniger als drei Generationen nicht durch eine genetische Verursachung zu erklären.

Erst kürzlich haben Wissenschaftler die Umweltfaktoren bei der Entstehung von Myopie erforscht. Mit Bestimmtheit kann man sagen, daß im Gebrauch unserer Augen in den letzten hundert Jahren schwerwiegende Veränderungen eingetreten sind. In der Vergangenheit hielten sich die Menschen die meiste Zeit außerhalb des Hauses auf, blickten regelmäßig in die Ferne und führten nicht allzu viele Tätigkeiten aus, bei denen die Augen im Nahbereich fokussieren mußten. Dies hat sich jedoch in der nahen Vergangenheit völlig geändert. Die meisten von uns verbringen ihre Zeit hauptsächlich innerhalb des Hauses, fast ausschließlich mit Tätigkeiten im Nahbereich beschäftigt.

Man hat die Theorie aufgestellt, daß dieses ständige Nahsehen im Auge einen unnormalen Innendruck erzeugt, der den hinteren Teil des Augapfels in eine längliche Form drückt. Um diese Theorie zu beweisen, wurden die merkwürdigsten Experimente durchgeführt. Man band mehrere Schimpansen an Stühlen fest und zwang sie, tage- und sogar wochenlang ohne Unterbrechung auf nahe vor ihren Augen befindliche Objekte zu blicken. In dieser Art auf grausame Weise gefangengehalten, entwickelten die Tiere tatsächlich Kurzsichtigkeit.

Unter diesen Bedingungen war allerdings der gefühlsmäßige Leidensdruck ein Faktor, der ebenso zu dieser Fehlsichtigkeit geführt haben konnte, so daß dieses Experiment keine genauen Aufschlüsse über den Zusammenhang von Sehfähigkeit und Sehgewohnheiten geben konnte. Auch die Nahrung wurde als möglicher Verursacher untersucht. In zahlreichen Versuchsreihen versuchte man, einen Zusammenhang zwischen schlechter, beziehungsweise einseitiger Ernährung und Sehfähigkeit herzustellen – ohne Erfolg. Man fand heraus, daß Kurzsichtige zu niedrigem Kalziumgehalt im Blut neigen; aber durch eine daraufhin veränderte Ernährung wurde die Sehfähigkeit nicht beeinflußt.

Der letzte der in diesem Zusammenhang zu berücksichtigenden Faktoren ist nun der von emotionalem Streß in Verbindung mit physischen Komplikationen. Wir wissen, daß Streß eine Anzahl von Krankheiten wie Herzanfälle, hohen Blutdruck, Magengeschwüre, Kopf- und Rückenschmerzen, allergische Reaktionen und chronische Muskelverspannung erzeugen kann. In welchem Ausmaß könnten nun negative Gemütszustände zu einer Verminderung der Sehfähigkeit führen? Dies scheint die wichtigste Frage für die nächste Phase der Myopie-Forschung zu sein.

Es liegen uns heute schon einige Untersuchungen vor, die auf den psychologischen Faktor bei der Entstehung von Kurzsichtigkeit hinweisen. Kurzsichtige zeigen zum Beispiel auffallend ähnliche Persönlichkeitsmerkmale. Im allgemeinen sind sie introvertierter, können ihrer Wut nicht richtig Luft machen, bewegen sich weniger und sind weniger kontaktfreudig als nicht-kurzsichtige Personen; auch haben sie im allgemeinen mehr Hemmungen, ihre Gefühle auszudrücken, als andere Menschen.

Kurzsichtige Menschen neigen zu unflexiblen Verhaltensweisen, zeigen verminderte gefühlsmäßige Spontaneität und sind ich-bezogener als Nichtkurzsichtige. Häufig dominieren sie im sozialen Leben, sind intellektbetont und interessieren sich überverhältnismäßig für Gegenstände, die im Nahbereich gebraucht werden.

Natürlich geben solche Persönlichkeitstests nur allgemeine Anhaltspunkte, aber sie offenbaren eine Beziehung zwischen bestimmten Hemmungen im emotionalen Bereich und einer Neigung zur Myopie. Es bleibt die Frage: Führte der Verlust der normalen Sehfähigkeit zu diesem Persönlichkeitsbild, oder führten die bestehenden emotionalen Hemmungen zu einer Veränderung der Sehfähigkeit? Auf Fragen wie diese haben wir bis jetzt noch keine Antwort. Die Erforschung der Kurzsichtigkeit ist äußerst schwierig, weil es häufig unmöglich ist, die verschiedenen möglichen Faktoren zu isolieren und nur einen einzelnen zu untersuchen. Tatsächlich ist die Beziehung zwischen visueller Funktion und mentalen und emotionalen Zuständen bisher noch kaum erforscht und bleibt eine der wichtigen in der Zukunft zu klärenden Fragen.

Trotzdem können wir schon heute bestimmte Schlüsse ziehen, die uns zu praktischen Behandlungsmethoden für Kurzsichtigkeit führen und sogar auf die Möglichkeit einer vollständigen Wiederherstellung der Sehkraft hoffen lassen. Zunächst einmal müssen wir offensichtlich den fruchtlosen Versuch aufgeben, die verursachenden Faktoren zu isolieren, und akzeptieren, daß es gleichzeitig mehrere Faktoren sind, die miteinander vereint zu Kurzsichtigkeit führen. Natürlich haben die genetischen Voraussetzungen einen niemals auszuschließenden Einfluß auf jede körperliche Funktion. Gleichzeitig aber beeinflußt umweltbedingter Streß mit Sicherheit das visuelle System, und innerer, emotionaler Streß erzeugt gewissermaßen physische Veränderungen innerhalb des gesamten Körpers.

Betrachten wir die Unterschiede zwischen einem kurzsichtigen und einem normalsichtigen Auge, so sehen wir drei Faktoren, die eine verschwommene Sicht verursachen: Ein Faktor ist die veränderte Form des Augapfels; der zweite bezieht sich auf die Funktion der Linse, das einfallende Licht auf die Retina zu bündeln; drittens ist es unmöglich, auf Fernsicht zu fokussieren, wenn die Ziliarmuskeln chronisch angespannt sind, weil in diesem Fall die Linse durch mangelhaftes Fokussieren nicht genügend abgeflacht und das zum Fern-Sehen erforderliche Krümmungsverhältnis nicht erreicht werden kann.

Könnte das Problem vielleicht einfach nur darin bestehen, daß kurzsichtige Menschen übermäßig angespannte Ziliarmuskeln haben, die ein Fern-Sehen unmöglich machen? Diese Hypothese wurde aufgestellt, konnte jedoch durch die Forschung widerlegt werden. Man verabreichte kurzsichtigen Versuchspersonen über einen Zeitraum hinweg die Ziliarmuskeln entspannende Augentropfen und prüfte nach, ob die Sehfähigkeit sich dadurch verbes-

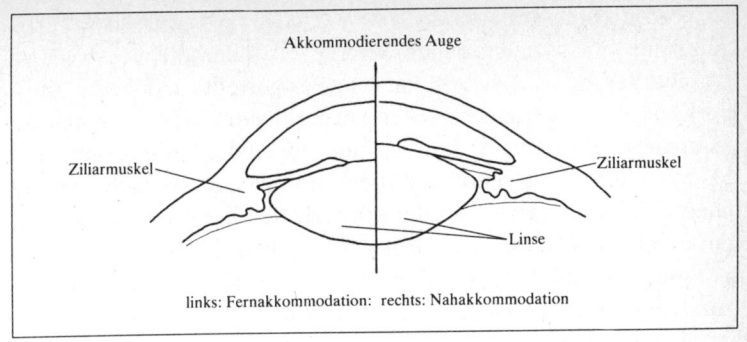

links: Fernakkommodation; rechts: Nahakkommodation

serte. Dabei stellte sich heraus, daß sogar wenn die Ziliarmuskeln entspannt waren und die Linse das für die Fernsicht erforderliche Krümmungsverhältnis aufwies, die Versuchspersonen kurzsichtig blieben.

Tatsächlich kann die Verspannung in den Ziliarmuskeln eine Art «Pseudo-Kurzsichtigkeit» hervorrufen. Diese ziliare Muskelverspannung ist allerdings nur in wenigen Fällen die Ursache für das verschwommene Sehen im Fernbereich. In den meisten Fällen wird die Kurzsichtigkeit durch die Form des Augapfels verursacht.

Es gibt aber noch einen anderen Kurzsichtigkeit verursachenden Faktor: das Krümmungsverhältnis der Kornea, das zu über 70 % zum Fokussieren des einfallenden Lichts beiträgt. Wir wissen, auf welche Weise Kontaktlinsen das Krümmungsverhältnis im Bereich der Kornea verändern. Besonders bei den neuen, weichen Kontaktlinsen bewirkt eine nur äußerst subtile Änderung der gesamten Krümmungskurve eine vollständige Korrektur der Kurzsichtigkeit. Das bedeutet, daß jede kleinste Veränderung des natürlichen Krümmungsverhältnisses sich bereits stark auf die Fokussierungsfähigkeit des Auges auswirkt.

Bis noch vor kurzem sah man das Krümmungsverhältnis der Kornea als nicht veränderlich an. Man ging davon aus, daß die Kollagenfasern in der Kornea unelastisch seien und daher das Krümmungsverhältnis der Augenoberfläche konstant sein müsse. Neueste Forschungsergebnisse haben jedoch gezeigt, daß diese

Fasern durchaus elastisch sind und ihre Länge und Ausdehnung aufgrund von biochemischen Vorgängen innerhalb der Kornea laufend verändern. Zudem hat man festgestellt, daß die Kornea ihr Krümmungsverhältnis laufend in geringem Umfang verändert. Man nimmt deshalb an, daß Veränderungen der Kornea über längere Zeit und in Verbindung mit emotionalem Streß, welcher biochemische Veränderungen der körperlichen Funktionen erzeugt, ein möglicher Faktor in der Entwicklung von Kurzsichtigkeit sein könnte, und daß daher auf dem gleichen Wege auch eine Umkehrung dieses Zustandes möglich sein müßte.*

Obwohl viele Wissenschaftler es ungern zugeben, muß man wahrheitsgemäß sagen, daß man die verursachenden Faktoren der Kurzsichtigkeit einfach nicht genau bestimmen kann. Je tiefer wir in das Problem einsteigen, desto komplexer wird es. Es gibt zahlreiche Hypothesen, keine aber konnte als vertretbare Theorie bestätigt werden. Unsere Vorstellungen darüber, wie wir funktionieren, sind nicht ausgereift genug, um der Realität, die wir verstehen möchten, zu entsprechen. In dieser Situation befinden sich tatsächlich die meisten wissenschaftlichen Fachbereiche zur Zeit. Je mehr wir wissen, desto mehr erkennen wir, was alles wir (noch) nicht wissen.

Zum Beispiel besagt das derzeitige Erklärungsmodell von Kurzsichtigkeit, daß die Form des Augapfels nicht veränderbar ist. Dies würde bedeuten, daß, wenn der Augapfel sich einmal in der Länge gezogen hat, es keine Möglichkeit gibt, auf diesen Zustand verändernd einzuwirken und die normale Form des Auges wiederherzustellen.

Zahlreiche Menschen jedoch, ich selbst eingeschlossen, die stark kurzsichtig waren, sind wieder vollständig normalsichtig geworden und haben damit bewiesen, daß das Auge auf irgendeine Weise seine Form verändern kann. Wie das genau geschieht, weiß man zwar noch nicht, das Vorhandensein der Möglichkeit aber ist dadurch bewiesen. Auch erleben viele Kurzsichtige ab und zu Momente völliger Klarsichtigkeit, wenn sie eine Zeitlang ohne Seh-

---

* Siehe dazu den in der Bibliographie erwähnten Forschungsbericht von Dr. Manfred Hentschel, Berlin.

hilfe leben. Dies zeigt, daß die Augen tatsächlich die Fähigkeit haben, den kurzsichtigen Zustand zu korrigieren, daß aber, sobald diese Korrektur eintritt, ein gewohnheitsmäßiger Reflex sie in ihren alten Zustand zurückversetzt.

Es gibt eine Hypothese, die besagt, daß die extraokularen Muskeln, welche die Augen umgeben, auf die Form des Augapfels einwirken könnten – bei dauerhafter Anspannung dieser Muskeln würde sich die Form des Auges verändern. Diese Annahme konnte bisher nicht bewiesen werden, aber die Möglichkeit einer solchen Veränderung durch Muskelverspannung besteht. Natürlich steht diese Muskelverspannung in direktem Zusammenhang mit dem emotionalen Zustand der Person; alle Muskeln, auch die der Augen, werden von chronischen Angst- oder Streßzuständen beeinflußt.

Viele Wissenschaftler lösen sich heute bereits von dem ausschließlich medizinischen Ansatz und öffnen sich gegenüber neuen Perspektiven, nach denen es möglich wäre, daß Veränderungen in Funktion und Form der Augen stattfinden, einfach weil unser Gehirn aus einem emotionalen Grund heraus die Entscheidung getroffen hat, daß diese Veränderungen in den Augen vorteilhaft für das Überleben des Gesamtorganismus sind. Dies könnte bedeuten, daß Kinder unbewußt ihre Sehfähigkeit vermindern, wenn ihnen das ein erfolgreicheres Überleben verspricht. Statt Kurzsichtigkeit als eine Krankheit anzusehen, die unschuldige Opfer befällt, wird in diesem Denkmodell angenommen, daß der Körper die besagten Änderungen aus guten Gründen vornimmt.

Warum aber sollte es für ein Kind von Vorteil sein, die Fähigkeit, seine Außenwelt zu erkennen, zu vermindern?

Unser aller Kindheit ist voller Traumata, Ängste, Furcht und Streß. Wie gut Eltern ihre Kinder auch immer umsorgen, es gibt stets Konflikte, Bestrafungen irgendwelcher Art, Hemmungen instinktiver Gefühlsausbrüche und imaginäre Ängste. Angst erzeugt einen Streß- und Erregungszustand im Körper. Kann die betreffende Person diese Energieaufladung durch Angriff oder Flucht vor der Gefahr abreagieren, so wird dadurch die Spannungsenergie entladen. Die Angst verschwindet, und alles ist wieder in Ordnung.

Was aber geschieht, wenn ein Kind in einer Situation ist, die Angst, Spannung, Furcht erzeugt, die Situation aber nicht durch Aktion und Entladung entspannt werden kann? Was passiert, wenn der Angstzustand anhält und so zu einem dauernden körperlichen Streßzustand wird? Die Streßforschung zeigt, daß jeder langanhaltende Streßzustand gesundheitsgefährdend, in extremen Fällen sogar lebensgefährlich ist. Deshalb versuchen wir von Natur aus, Streß zu reduzieren, wann immer wir können, damit dieser Zustand nicht über längere Zeit anhält.

Wie wir alle selbst erfahren haben, leben kleine Kinder in dem Glauben, daß ein Objekt nicht existiert, wenn sie es nicht sehen können. Kurzsichtigkeit ist möglicherweise eine Regression auf dieses Erfahrungsniveau. Kann das Kind die Gefahr nicht beseitigen oder ihr davonlaufen, mag ihm nur die Möglichkeit bleiben, die Sehfunktion so zu verändern, daß die Gefahr sozusagen visuell ausgeblendet wird, «aus dem Blickfeld verschwindet».

Man darf also annehmen, daß die Verformung des Augapfels für das Kind ein positiver, möglicherweise äußerst wichtiger Vorgang sein könnte, mit dem es sich das Leben erleichtert. Indem die Außenwelt verschwimmt, ist auch die Gefahr nicht mehr zu sehen – existiert sie dadurch nicht mehr. Kurzsichtigkeit ist so eine Möglichkeit, der Gefahr zu entkommen. Tatsächlich haben Kollegen und ich in jahrelanger Therapiearbeit mit Kurzsichtigen diese Hypothese immer wieder bestätigt gefunden. Erwachsene Menschen, die schon seit ihrer Kindheit kurzsichtig sind, zeigen tatsächlich die Neigung, immer dann wegzuschauen, wenn etwas sie aufregt oder erschreckt. Sie neigen dazu, einer wie immer gearteten Gefahr auf keinen Fall entgegensehen zu wollen.

Sehen wir Kurzsichtigkeit als eine Entscheidung des Unbewußten an, die Sehfähigkeit zu mindern, können wir damit die verschiedenen Hypothesen zu einem einzigen Denkmodell zusammenfassen, nach dem Kurzsichtigkeit folgendermaßen zustande kommen könnte:

Wächst ein Kind in einer angsterzeugenden Umgebung auf, so besteht die Möglichkeit, daß es jedesmal, wenn es die Umwelt wahrnimmt, etwas Erschreckendes erblickt. Allein schon die Vorstellung, es könnte so sein, erzeugt Angstgefühle, und der Streß dieses ständigen Erregungszustandes bedeutet eine Gefahr für die körperliche Gesundheit des Kindes. Das Gehirn analysiert das Problem und stellt fest, daß nichts getan werden kann in Hinsicht auf physische Aktion, um der Gefahr zu entkommen oder sie zu beseitigen. Aber es gibt eine dritte mögliche Alternative. Mit dem Verschwimmen der Sicht würde die Gefahr verschwinden und somit der Streßzustand gelöst werden können.

Auf welche Weise könnte nun das Gehirn auf diese Entscheidung hin die Sehfunktion so weit stören, daß eine verschwommene Sehweise erzeugt wird?

Eine Anspannung der Ziliarmuskeln würde die Fernsicht für eine gewisse Zeit verschwimmen lassen. Sobald aber diese Muskeln sich wieder entspannen, wäre die volle Sehfähigkeit wieder da und die Gefahr würde wieder klar erkannt werden. Dies wäre also keine dauerhafte Lösung. Auf lange Sicht wäre eine Veränderung der Form des Augapfels und des Krümmungsverhältnisses der Kornea viel wirkungsvoller, um die Außenwelt dauerhaft verschwimmen zu lassen.

Auf welche Weise genau das Gehirn auf zellularer Ebene auf den Körper und dessen Funktionen einzuwirken vermag, ist noch nicht vollständig erforscht, es wird wohl noch einige Jahrzehnte dauern, bis wir ein befriedigendes Verständnis dieser Funktionsabläufe haben. Die Tatsache, *daß* solche Veränderungen stattfinden, bleibt davon jedoch unberührt.

Wir haben damit immerhin ein praktisches und einsichtiges Arbeitsmodell hinsichtlich der Entwicklung von Kurzsichtigkeit. Dieses Denkmodell schließt alle bestehenden Hypothesen ein und integriert psychologische mit medizinischen Faktoren. Die nächste wichtige Frage, die gestellt werden muß, ist jetzt: Wenn das Gehirn diese Veränderungen innerhalb der Augen erzeugt hat, ist es ihm dann auch möglich, die Entwicklung umzukehren?

All die neu entwickelten Techniken zur Selbstheilung von Sehschwächen gehen davon aus, daß diese Frage positiv zu beantworten ist. Da es Menschen gibt, die nach Jahren der Kurzsichtigkeit tatsächlich ihre volle Sehkraft wiedererlangt haben, können wir diese Frage wohl mit Bestimmtheit mit «Ja» beantworten. Zur Frage, auf welche Weise die Umkehrung dieser Entwicklung erreicht wird, gehen die Auffassungen jedoch noch immer auseinander. Bei den meisten Menschen, die ihre Normalsichtigkeit wiedererlangen, geschieht dies, während sie einen psychotherapeutischen Prozeß durchlaufen oder plötzlich und völlig spontan, nicht jedoch, während sie in einer Testsituation unter optometrischer Beobachtung stehen. Exakte Angaben über den Entwicklungsprozeß zu erhalten, ist aus diesen Gründen leider schwierig, beziehungsweise fast immer unmöglich.

Mit Sicherheit aber können wir das Folgende annehmen: Der erste Schritt zur Wiedererlangung der Sehfähigkeit liegt in der Heilung emotionaler Zustände von Hemmungen, Verspannungen und Ängsten, welche im allgemeinen die Ursache für die Entwicklung der Kurzsichtigkeit waren. So kann man sagen, daß die Wiederherstellung der Sehkraft ein Teil einer umfassenden, allgemeinen emotionalen Heilung ist, einem Heilungsprozeß, der auch beinhaltet, daß Sie Ihre Ängste und lang verdrängten kindlichen Reaktionen gegenüber Ihrer Umwelt überwinden und sich von ihnen lösen. Nur wenn Sie sich bewußt dazu entscheiden, wieder klar sehen zu wollen und die unbewußten Gewohnheiten, welche die emotionalen Hemmungen und physischen Dysfunktionen aufrechterhalten, durchbrechen, kann eine Heilung stattfinden.

Bevor ich Ihnen ein solches Selbstheilungsprogramm vorstelle, sollten wir uns mit den bestehenden medizinischen und optometrischen Behandlungsmethoden von Kurzsichtigkeit beschäftigen, damit Sie selbst für sich herausfinden können, welche der aufgeführten Behandlungsmethoden Ihnen für Ihren speziellen Fall als die geeignetste erscheint.

Behandlung von Kurzsichtigkeit mit Hilfe der Optometrie

Bemerken wir, daß ein Kind oder Heranwachsender entferntere Objekte nicht gut erkennen kann, gehen wir mit ihm normalerweise erst einmal zum Augenarzt, um die Sehschärfe prüfen zu lassen und, falls nötig, eine Brille verschreiben zu lassen. Wir sollten auf keinen Fall den Wert dieser Art der Behandlung von Kurzsichtigkeit unterschätzen. Es ist eine großartige Sache, daß wir mit Hilfe von geschliffenen Gläsern klar sehen können, wenn unsere

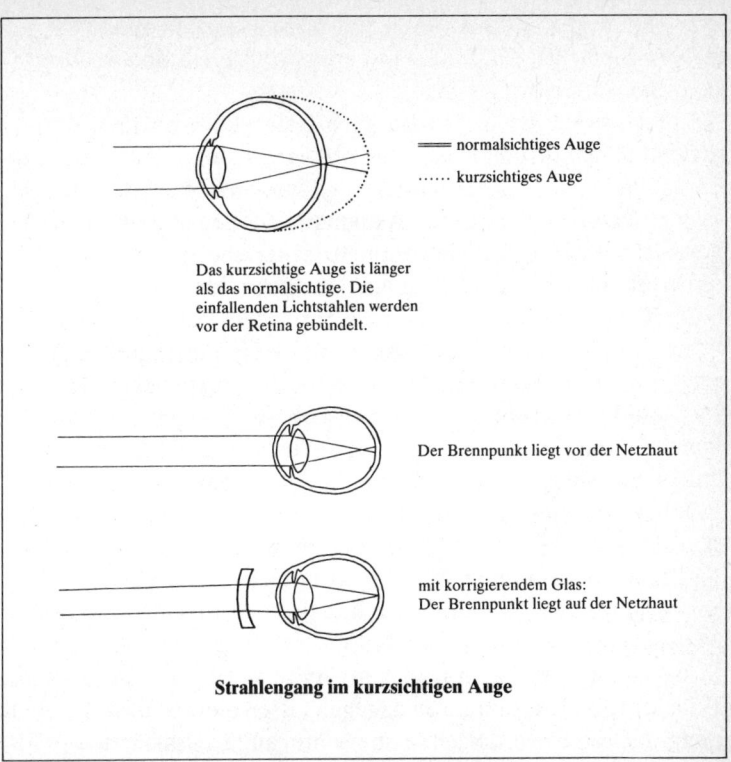

Strahlengang im kurzsichtigen Auge

eigene Sehkraft dazu nicht ausreicht. Eine optische Korrektur dieser Art heilt zwar in keiner Weise den Zustand selbst und behandelt nicht die Ursache, aber sie beseitigt immerhin die Symptome und befähigt kurzsichtige Menschen dazu, im Leben normal funktionieren zu können.

Ich möchte Ihnen kurz erläutern, was im einzelnen vor sich geht, wenn Sie Art und Umfang Ihrer visuellen Dysfunktion feststellen und sich korrektive Gläser verschreiben lassen. Die heutigen technischen Geräte hierzu sind in ihrer Komplexität schwierig in wenigen Worten zu erklären, aber ihre Grundfunktionen sind natürlich die gleichen geblieben. Durch die optischen Tests wird bestimmt, welches Krümmungsverhältnis die Linse haben muß, damit die einfallenden Lichtstrahlen wieder direkt auf der Retina gebündelt werden, statt bereits vor der Retina, wie es bisher ohne Korrektur geschah.

Mit Hilfe dieser Tests wird auch festgestellt, ob Ihre Kornea gleichmäßig gekrümmt ist oder ob Verzerrungen auftreten, die ebenfalls durch die Korrekturgläser ausgeglichen werden müssen. Diese Verzerrungen werden Astigmatismus genannt und sind verantwortlich dafür, daß Sie «doppelt» sehen, beziehungsweise Objekte für Sie doppelte Ränder und Überschneidungen zeigen. Dieser Effekt tritt zum Beispiel dann besonders stark auf, wenn Sie nachts in die Sterne oder in gebündelte Lichtquellen wie Autoscheinwerfer blicken und dabei jeweils dicht nebeneinander zwei Lichtpunkte statt einem sehen. Diese Auswirkungen des Astigmatismus können außer in besonders extremen Fällen durch einen entsprechenden Schliff der Brillengläser korrigiert werden.

Nachdem Ihre Augen auf diese Weise ausgemessen worden sind, brauchen Sie nur noch zu wählen, welches Brillengestell Sie haben möchten oder ob Sie Kontaktlinsen tragen wollen. Die Gläser vor Ihren Augen korrigieren Ihre Sicht, verursachen aber auch Verzerrungen, wenn Sie den Kopf drehen oder zur Seite zu den Rändern der Gläser hin blicken, und sie engen allgemein das Blickfeld ein. Kontaktlinsen dagegen lassen diese Schwierigkeiten nicht auftreten, verursachen aber dafür unter Umständen Irritationen im Auge selbst.

Probleme der optometrischen Behandlung

Sieht man das Sehgeschehen als einen rein physischen Vorgang an, der nicht durch Emotionen beeinflußt wird, so ist der Gang zum Augenarzt eine simple Angelegenheit. Die Einwirkungen von Emotionen auf den Sehvorgang sind jedoch beträchtlich und offensichtlich nicht unwichtig, und sie beeinflussen jede Messung der Sehfähigkeit.

Erinnern wir uns zum Beispiel daran, daß Angst die Sehfähigkeit einschränkt und komplexe Reaktionen innerhalb des gesamten Wahrnehmungsapparates hervorruft. Die optischen Messungen variieren abhängig vom emotionalen Zustand des Patienten.

Wenn Sie während eines Sehtests also ängstlich sind, wird Ihre Sehkraft daher schlechter erscheinen, als sie normalerweise ist, und Sie werden Korrekturgläser verschrieben bekommen, die zu stark für Sie sind.

Ein anderer Faktor, den wir beachten sollten, ist folgender: Haben Sie sich vorgenommen, Ihre Sehfähigkeit zu verbessern, so wird das Tragen von zu starken Augengläsern, die die Symptome völlig aufheben, es Ihnen unmöglich machen, Ihr Vorhaben durchzuführen. Nur wenn die Verschwommenheit der Ferne gesehen wird, nimmt Ihr Gehirn wahr, daß ein visuelles Problem existiert, und nur unter dieser Voraussetzung können Veränderungen in Ihren Augen stattfinden.

Daher ist es angeraten, sich Augengläser verschreiben zu lassen, die um eine Dioptrie weniger stark sind als das, was die Messungen des Optikers für eine Korrektur auf normale Sehfähigkeit ergeben haben. Mit derart reduzierten Gläsern können Sie immer noch sicher Autofahren, die Fernsicht wird lediglich ein wenig verschwommen sein und dadurch Raum für Verbesserungen lassen.

Sie werden auch bemerken, daß – wenn Ihre Sehkraft sich verbessert, während Sie eine Zeitlang keine Brille tragen – die Augen sich, sobald Sie Ihre Sehhilfe wieder aufsetzen, der jetzt zu starken Korrektur der Brille wieder anpassen müssen. Auf diese Weise würden Sie alle Anstrengungen und eingetretenen Verbesserungen wieder zunichte machen, wenn Sie eine zu starke Brille tragen.

Mit Kontaktlinsen verwirren Sie das Gehirn in seiner Interpretation des visuellen Zustandes sogar noch mehr, weil es in diesem Fall überhaupt nicht bemerken mag, daß sich eine korrektive Sehhilfe vor den Augen befindet. Auch Kontaktlinsen können Sie um eine Dioptrie vermindert anfertigen lassen; gleichzeitig sollten Sie ab und zu zur Brille überwechseln, um sich des Zustandes Ihrer Sehkraft bewußter zu bleiben.

Ist eine Verbesserung der Sehkraft für Sie nicht wichtig, sind Brille und Kontaktlinsen selbstverständlich eine durchaus adäquate Lösung im Umgang mit den Symptomen der Kurzsichtigkeit. Nur wenn Sie Ihre Sehfähigkeit verbessern wollen, sind Sehhilfen mit reduzierter Dioptrie angeraten. Falls Ihr Augenarzt Ihnen eine solche reduzierte Sehhilfe nicht verschreiben möchte, gehen Sie einfach zu verschiedenen Ärzten oder klären Sie die Frage jeweils telefonisch ab, bis Sie einen finden, der Ihren Wünschen und Grundsätzen entspricht und Ihnen gerne die von Ihnen gewünschten Augengläser anfertigt.

Während Ihre Sehfähigkeit sich verbessert, werden Sie natürlich von Zeit zu Zeit weitere, immer stärker reduzierte Sehhilfen brauchen. Die damit verbundenen Ausgaben sind in den meisten Fällen leider unvermeidlich, es sei denn, daß Ihre Sehkraft sich ungewöhnlich schnell bessert.

Operative Behandlungsweisen zur Korrektur von Kurzsichtigkeit
In manchen Ländern wurde bereits mit chirurgischen Eingriffen zur Korrektur von Kurzsichtigkeit experimentiert, die beachtlichsten Fortschritte in dieser Hinsicht wurden in der Sowjetunion und in den Vereinigten Staaten erzielt. Obwohl zur Zeit noch keine zufriedenstellend erfolgreichen chirurgischen Techniken existieren, scheint es von einem rein physiologischen Standpunkt aus gesehen doch möglich, in der Zukunft zu Erfolgen zu gelangen.

Die Techniken selbst sind jeweils verschieden, das Grundprinzip aber liegt immer darin, die Krümmung der Kornea zu verändern, genauer gesagt, leicht abzuflachen, so daß das Licht an der richtigen Stelle auf der Retina gebündelt werden kann. Es gibt dabei jedoch viele Komplikationen, und Hunderte von Menschen leben daher zur Zeit mit einer extrem unnatürlich verformten Kornea aufgrund von chirurgischen Eingriffen. Eine dieser Techniken besteht darin, die Kornea ringsherum zur Mitte hin wie einen Kuchen einzuschneiden, wobei der Mittelpunkt unberührt erhalten bleibt, um auf diese Weise eine Abflachung der Augenoberfläche zu erhalten.

Die Ergebnisse dieser Technik erlauben uns einen allgemeinen Einblick in die Schwierigkeiten, aufgrund solcher Eingriffe eine Korrektur von Kurzsichtigkeit zu erhalten. In der Sowjetunion hat man mit Hilfe dieser Operationstechnik bei den meisten Patienten zeitweise die Kurzsichtigkeit zumindest teilweise korrigieren können. Innerhalb der folgenden Wochen oder Monate jedoch bildete

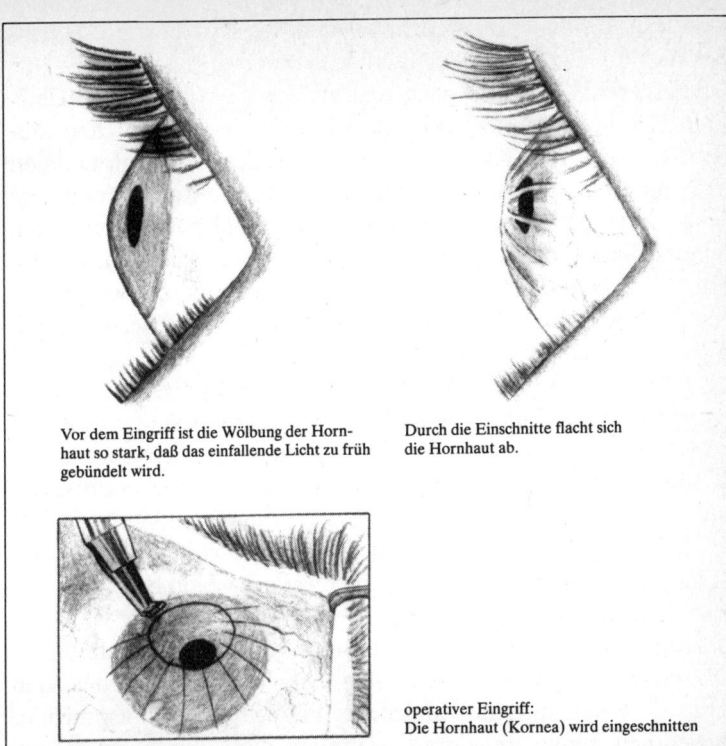

Vor dem Eingriff ist die Wölbung der Hornhaut so stark, daß das einfallende Licht zu früh gebündelt wird.

Durch die Einschnitte flacht sich die Hornhaut ab.

operativer Eingriff:
Die Hornhaut (Kornea) wird eingeschnitten

sich der ursprüngliche Zustand der verschwommenen Sicht im gleichen Ausmaß wie vor der Operation wieder zurück.

Interessanterweise fand dieser Prozeß bei etwa zwanzig Prozent der Patienten nicht statt. Man fand heraus, daß bei diesen Patienten, die zumindest über längere Zeit hinweg normalsichtig blieben, ausnahmslos ein bestimmter Persönlichkeitstyp erkennbar war. Diese Menschen waren relativ frei von emotionalen Hemmungen der Art, wie wir sie in den vorangegangenen Kapiteln besprochen haben, und deshalb von ihrer Persönlichkeitsstruktur her für eine Wiedererlangung ihrer Sehkraft emotional bereit. Die anderen Patienten jedoch konnten tief im Inneren die Eliminierung ihres visuellen Problems nicht akzeptieren, und es fand eine Umkehrung des auf chirurgischem Wege erreichten Zustandes statt, bis sie wieder genauso kurzsichtig waren wie vorher.

Hier erhebt sich ein wichtiges ethisches Problem, das Chirurgen bedenken sollten. Was passiert mit einem Menschen, der den Zustand der Kurzsichtigkeit als Schutz vor emotionalen Traumata entwickelt hat, wenn dieser Zustand auf operativem Wege behoben wird? Die Person ist plötzlich ihres visuellen Schutzes beraubt und wird sich bisher nicht erforschten psychischen Schwierigkeiten ausgesetzt fühlen, die man nach erfolgreich verlaufender Operation verfolgen und mit denen man sich auseinandersetzen sollte.

Haben wir uns als Kind unbewußt dazu entschlossen, die Außenwelt verschwimmen zu lassen, so werden operative Eingriffe zur Korrektur dieses Zustandes kompliziert durch die emotionale Reaktion, die eintreten kann, weil die ursprüngliche Entscheidung des Organismus übergangen und er durch äußeren Eingriff «vergewaltigt» worden ist. Dies trifft in besonderem Maße auf stark kurzsichtige Personen zu, die diesen Zustand bereits in früher Kindheit entwickelt haben.

Tragen wir eine Brille, können wir uns damit immerhin hinter den Gläsern verstecken. Psychologische Tests haben gezeigt, daß Menschen auf optische Eindrücke, die das Gefühl ansprechen, wesentlich anders reagieren, wenn sie diese durch eine Glasscheibe hindurch beobachten, als wenn sie die gleiche Situation erleben, ohne von ihr durch eine gläserne Wand getrennt zu sein. Brillen korrigieren die Sehfähigkeit, aber sie isolieren den Träger auch von der Außenwelt und reduzieren den gefühlsmäßigen Kontakt zur visuellen Umwelt. Durch eine Operation wird nun diese Isolation beseitigt, und wenn der Patient gefühlsmäßig nicht darauf vorbereitet ist, tritt ein emotionaler Schock ein und damit gewöhnlich die Entwicklung noch stärkerer Kurzsichtigkeit.

Eine andere operative Technik besteht darin, einen Teil der Kornea vorübergehend zu entfernen und so abzuschleifen, daß die Oberfläche flacher wird. Diese Technik muß mit äußerster Präzision ausgeführt werden und hat sich daher bisher nicht als erfolgreich erwiesen, auch dann, wenn der entfernte Teil der Kornea nach der Operation wieder anwächst. Man hat auch versucht,

Keile in die Kornea zu implantieren, um die Krümmung abzuflachen; auch dies mit wenig Erfolg.

Aus physiologischer Sicht ist anzunehmen, daß man irgendwann einen Weg finden wird, solche Operationen erfolgreich durchzuführen. Die entscheidende Frage aber bleibt, ob der Patient emotional fähig ist, sich schnell genug der erfolgten Korrektur anzupassen. Es bleibt deshalb zu hoffen, daß die psychologischen und medizinischen Behandlungsweisen eines Tages vereint werden können, so daß durch die Kombination beider eine ganzheitliche Behandlung möglich sein wird.

Orthokeratologie
Dieses lange Wort bezeichnet eine weitere experimentelle Technik zur Reduzierung von Kurzsichtigkeit durch Abflachen der Krümmung der Kornea. In der Orthokeratologie werden hierzu spezielle Kontaktlinsen benutzt. Die Abflachung der Kornea-Krümmung wird durch das Tragen von Kontaktlinsen erzeugt, deren Krümmung flacher als die der Kornea ist. Nach einigen Monaten, manchmal sogar mehreren Jahren, kann eine vollständige Korrektur der Kurzsichtigkeit erreicht werden – gewöhnlich nachdem nacheinander verschiedene Paare sehr teurer Kontaktlinsen getragen worden sind.

Unglücklicherweise jedoch beginnt die Kornea in fast allen Fällen, zu ihrer ursprünglichen Krümmung zurückzukehren, sobald der Patient aufhört, diese speziellen Kontaktlinsen zu tragen. Dies könnte ein einfacher physiologischer Effekt sein; möglicherweise aber ist es auch der von uns bereits erörterte emotionale Faktor, welcher eine Rückkehr zum ursprünglichen Zustand verschwommener Sicht verursacht.

Eine künftige Forschung, die Orthokeratologie mit emotionaler Therapie verbindet, könnte zu einer erfolgreichen Behandlung von Myopie führen. Würde mit Hilfe von psychotherapeutischen Methoden auf die tieferen Bereiche der Problematik eingegangen, dann könnte die mechanische Reduzierung der Kornea-Krümmung durch korrektive Kontaktlinsen durchaus zu einem erfolgreichen Heilungsprozeß führen.

Es gibt jedoch noch andere Faktoren, die zu einer Zurückhaltung der Wissenschaft gegenüber der Orthokeratologie führen: Zunächst erzeugt das Tragen dieser besonderen Kontatklinsen physische Veränderungen in der Kornea, Veränderungen der Form, Homogenität, des Glanzes, des Lichtbrechungsvermögens und der Lichtempfindlichkeit, ebenso Veränderungen im Epithel, der obersten Zellschicht, und der Dicke der Kornea. Auch besteht die Möglichkeit krankhafter Veränderungen durch Infektionen, Verminderung der Lichtdurchlässigkeit und Gefäßschädigungen. Mögliche Komplikationen dieser Art sind noch nicht voll erforscht, weil Langzeitstudien der Orthokeratologie noch nicht existieren.

Zusammenfassend kann man sagen, daß die Orthokeratologie mehrere Jahre braucht, um zu Ergebnissen zu führen, und der Patient normalerweise zu seinem früheren Zustand zurückkehrt, wenn die Linsen nicht ständig getragen werden. Auch hier könnte eine Kombination der korrektiven Techniken mit psychologischen Methoden zur emotionalen Vorbereitung auf den Zustand der Normalsichtigkeit der Schlüssel zum Erfolg dieser Behandlungsmethode sein.

Techniken zur Sehverbesserung

Die hier zuerst vorgestellten Übungen zur Sehverbesserung sind im Unterschied zu dem später vorgestellten Übungsprogramm zur völligen Wiedererlangung der Sehfähigkeit traditionelle therapeutische Sehübungen, die aus verschiedenen optometrischen und psychologischen Erkenntnissen heraus entwickelt worden sind. Mit Hilfe dieser Übungen können Sie Ihre Sehfähigkeit um etwa 10 bis 20% verbessern, wobei die Möglichkeit stärkerer Verbesserungen in Ausnahmefällen besteht. Die hier vorgestellten Übungen, von denen Sie die meisten bereits aus dem ersten Teil des Buches kennen, bilden die Grundlage, auf dem das vollständige Selbstheilungsprogramm aufbaut; es ist also durchaus sinnvoll, sich zunächst dieser Übungsserie zuzuwenden, bevor Sie den nächsten Schritt zu einer vollständigen Selbstheilung unternehmen.

Ich möchte hier nicht verschweigen, daß diese Selbstheilungsprogramme grundsätzlich experimenteller Art sind und über die Tatsache hinaus, daß sie bereits vielen Menschen geholfen und damit ihre Wirksamkeit unter Beweis gestellt haben, eine vollständige Selbstheilung nicht *garantieren* können. Obwohl dieses Programm auf einem konkreten medizinischen Denkmodell aufbaut, befindet es sich zur Zeit noch immer im Stadium der visuellen Forschung.

Es besteht jedoch nicht die Gefahr, daß Komplikationen auftauchen, wenn Sie dieses Selbstheilungsprogramm an sich erproben. Für diejenigen, die auf die Übungen und Heilungssitzungen gut ansprechen, besteht durchaus die Möglichkeit einer vollständigen Heilung. Aber auch für diejenigen, die nur einen teilweisen Heilerfolg erzielen können, wird das Programm auf jeden Fall insofern von Nutzen sein, als es ihre visuellen Wahrnehmungsfähigkeiten und -funktionen erweitert sowie die Fähigkeit, die visuellen Funktionen besser in die Gesamtpersönlichkeit zu integrieren und den Vorgang des Sehens mehr zu genießen, ausbildet.

Vorbereitende Übungen:

Um den später beschriebenen Übungen zur vollständigen Behebung der Kurzsichtigkeit zu vollem Erfolg verhelfen zu können, sollten Sie die folgende Übungsserie einmal täglich durchführen, bevor Sie mit den speziellen Sehübungen beginnen:

Übungen:	*Seite:*
a. Strecken / Gähnen	71
b. Nackenrollen / Herunterbaumeln	72 f
c. Auf-den-Kopf-Klopfen / Langes Schwingen	73 f
d. Federn / Rennen	76

Nach den Sehübungen dann:
e. meditatives Palmieren	42
f. Übung zur Wahrnehmungsintegration	54
g. Ganzkörperentspannung	89

Bleiben Sie sich während dieser Übungen Ihrer Augen und Ihrer Atmung bewußt.

Wie bereits erwähnt, neigen kurzsichtige Personen dazu, im täglichen Leben Bewegung zu reduzieren, was sowohl Ganzkörper- als auch Augenbewegungen einschließt. Diese Übungen helfen, wenn sie regelmäßig ausgeführt werden, Gewohnheiten gehemmter Atmung und Bewegung aufzubrechen und umzukehren, während gleichzeitig die Interaktion zwischen Gehirn und Auge, die für eine Verbesserung der Sehfähigkeit so wesentlich ist, angeregt wird.

Nach dieser kurzen Übungsserie können Sie zu jedem Teil des Selbstheilungsprogrammes, mit dem Sie sich gerade beschäftigen wollen, überwechseln.

Selbsthilfe bei Kurzsichtigkeit – Phase Eins:

Kurzsichtigkeit bedeutet, daß man nur Gegenstände in der näheren Umgebung klar erkennen kann. Weiter entfernte Objekte werden verschwommen wahrgenommen.

Indem Sie nun den Wechsel von einem nahen zu einem entfernten, verschwommenen Objekt bewußt vollziehen, bringen Sie Ihr Gehirn in direkten Kontakt mit dem Kern Ihres Problems und lassen damit den Vorgang der visuellen Korrektur beginnen.

Übung: **Akkomodation**

Diese Übung haben wir in Teil Eins bereits kennengelernt und werden sie jetzt erweitern.

Nehmen Sie für alle jetzt folgenden Übungen Ihre Brille oder Kontaktlinsen ab, und beginnen Sie zu erfühlen, daß Sie in einer Art Blase leben, innerhalb der Sie alles klar erkennen können. Sich dies bewußt zu machen, ist der erste Schritt auf dem Weg zur Sehverbesserung.

Statt nun plötzlich zu versuchen, auch in der Entfernung klar zu sehen, sollten Sie damit beginnen, diese Blase Schritt für Schritt nur ein wenig zu vergrößern. Wollten Sie sofort versuchen, weit entfernte Objekte klar zu erkennen, würden Sie sich damit nur selbst entmutigen; Sie könnten außerdem unbewußt Angst davor haben, plötzlich einer totalen Heilung gegenüberzustehen.

Sie beginnen also damit, einen Finger dicht vor die Augen zu halten, so daß Sie ihn völlig klar sehen können. Seien Sie dankbar, daß Sie zumindest so weit klar sehen können. Das Akzeptieren Ihrer gegenwärtigen Fähigkeit ist ein wesentlicher Bestandteil des Prozesses, denn Sie müssen, um realistische Fortschritte machen zu können, von ihrem gegenwärtigen Zustand ausgehen.

Während Sie nun auf Ihren Finger sehen, lenken Sie Ihre Aufmerksamkeit auf die Atmung und stellen fest, ob Sie flach und verspannt atmen, also ängstlich und unter Streß sind, oder ob Sie entspannt und gleichmäßig atmen, also bereit sind für einen Entwicklungs- und Heilungsprozeß. Ich habe in meiner gesamten Praxis nie jemanden beobachtet, der seine Sehkraft verbessert hätte, ohne daß parallel dazu eine Verbesserung der Atemmuster vor sich gegangen wäre. Dies verdeutlicht den engen Zusammenhang zwischen dem emotionalen Bereich und dem Vorgang des Sehens. Jede dieser Übungen ist darauf abgestellt, sowohl Ihre Sehfähigkeit als auch gleichzeitig Ihre Atemgewohnheiten zu verbessern.

Nun, da Sie sich sowohl Ihres Fingers als auch Ihrer Atmung bewußt sind, heben Sie den Zeigefinger der anderen Hand und plazieren Sie ihn in einigem Abstand in direkter Linie hinter den ersten Finger. Lassen Sie nun, während Sie weich ausatmen, den Blick zum zweiten Finger wandern, der in den meisten Fällen etwa an der äußeren Grenze Ihres klaren Wahrnehmungsbereiches sein wird. Atmen Sie nun ein, während Sie den Blick wieder zurück auf den ersten Finger richten. Wiederholen Sie diesen Blickwechsel beim Ein- und Ausatmen ein paarmal.

Jetzt wechseln Sie, nachdem Sie auf den entfernteren Finger geblickt haben, zu einem Objekt, das gerade ein wenig außerhalb Ihres klaren Sehbereiches liegt. Atmen Sie dabei tief und vollständig aus. Dies ist wichtig, weil dadurch Ihre innere Stärke und Ihr Selbstvertrauen gehoben werden. Nachdem Sie einen vollen Atemzyklus lang auf diesen entfernten Gegenstand geblickt haben, gehen Sie mit der nächsten Einatmung wieder auf den zweiten Finger zurück, und dann, wiederum bei der Einatmung, auf den ersten Finger nahe vor den Augen.

Sie werden spüren, daß dieses Wechseln von nah auf fern und zurück mehr ist als eine einfache, automatisch auszuführende Übung. Es ist ebenso eine Form der Meditation. Es ist keine Meditation, die eine Verbindung zu irgendeiner Religion hat, sondern eine einfache Sammlung des Geistes auf einen bestimmten Bereich des Gehirns, in welchem die visuellen Funktionen gelenkt und kontrolliert werden.

Um die Wirkung zu optimieren, sollte diese Übung in einem Zustand entspannter Freude angegangen werden. Statt sich zu «bemühen», Ihre Sehfähigkeit zu verbessern, sollten Sie lediglich die Aufmerksamkeit auf den gegenwärtigen Zustand richten; durch den regelmäßigen Wechsel zwischen klarer und verschwommener Sicht wird dann die natürliche Fähigkeit des Gehirns zur Korrektur aktiviert. Öffnen Sie sich dabei für neue Erfahrungen und Einsichten, statt eine bestimmte Geisteshaltung zu erzwingen, während Sie diese Übung machen. Durch die meditative Qualität dieser Akkomodationsübung werden tiefe Bereiche des Bewußtseins stimuliert.

Übung: **Visuelle Entspannung**
Nach einer anstrengenden Sehübung wie der des Akkomodierens ist es wichtig, die Augen vollkommen zu entspannen. Das Palmieren, das wir bereits kennengelernt haben, ist hierfür die Grundübung.

Bleiben Sie sich, während Sie die Augen mit den Händen bedecken, unbedingt sowohl Ihrer Augen als auch der Atmung gleichzeitig bewußt. Die dadurch erfolgende Erweiterung Ihres Bewußtseins ist ein wichtiger Bestandteil dieses Programms.

Sobald Sie die Stellung des Palmierens einnehmen, sollten Sie verstärkt Gefühle von Freude und Zufriedenheit spüren. Ihre Hände berühren die Augen nicht, dunkeln sie jedoch ab, so daß diese sich entspannen können in der Gewißheit, jetzt nicht «arbeiten» zu müssen und gleichzeitig vor äußeren Gefahren, die die Entspannung stören könnten, geschützt zu sein.

Übung: **Visualisieren der Akkomodationsübung**
Sie palmieren Ihre Augen weiterhin, und nach sechs Atemzügen

beginnen Sie, Ihre Visualisations-Fähigkeit zu trainieren, indem Sie sich vorstellen, Sie würden die Akkomodationsübung machen und jede Phase dieser Übung wirklich bildlich vor sich sehen. Atmen Sie dabei genauso, wie Sie es während der Akkomodationsübung mit offenen Augen getan haben.

Diese drei Übungen machen die erste Phase des Sehübungsprogramms aus. Sie sollten diesen ersten Übungsteil etwa zehnmal durchgeführt haben, bevor Sie mit dem nächsten Teil beginnen. Sie können diese Übungen fast überall machen, und sie nehmen nur wenige Minuten in Anspruch. In wenigen Tagen werden Sie diesen Teil genügend geübt haben und tiefere Einsichten bezüglich Ihres Sehvermögens, Ihrer Atmung und der Beziehung zwischen Augen und Gehirn erlangen.

Übungen der Phase Eins:	*Seite:*
a. Akkomodation	146
b. Visuelle Entspannung	148
c. Visualisieren	148f

Selbsthilfe bei Kurzsichtigkeit – Phase Zwei
Wir kommen nun zu der Kombination von Atembewußtsein, Akkomodation und Körperbewegungen. Das Zusammenwirken dieser drei Faktoren regt den Prozeß der Sehverbesserung und möglichen Heilung auf höchst effektive Weise an.

Übung: **Fecht-Streckübung / Akkomodation**
Die erste Übung ist die Fecht-Streck-Akkomodationsübung, die wir bereits im Ersten Teil kennengelernt haben. Beachten Sie die besondere Atemweise bei dieser Übung; sie ist hier genau umgekehrt wie bei der Atem-/Akkomodationsübung in Phase Eins. Sie atmen hier mit der Abwärtsbewegung aus und mit der Aufwärtsbewegung ein. Während Sie sich beim Ausatmen nach vorn beugen, fühlen Sie die Anspannung im gesamten Körper und gleichermaßen in den Ziliarmuskeln der Augen. Dann, während Sie sich einatmend aufrichten, entspannt sich der Körper, wobei

auch die Ziliarmuskeln in den Augen zur Entspannung angeregt werden.

Blicken Sie während dieser Übung mindestens drei Atemzyklen lang ununterbrochen auf ihren großen Zeh oder die Schuhspitze. Pausieren Sie danach mit geschlossenen Augen, palmieren Sie, beobachten Sie die Atmung und stellen Sie fest, wie Ihre Augen sich fühlen. Danach visualisieren Sie die ganze Übung, indem Sie sich erinnern, was Sie sahen, während Sie die Bewegungen ausführten und dabei auf Ihren Fuß blickten.

Machen Sie nun die ganze Übung noch einmal seitenverkehrt und visualisieren Sie auch diese Übung.

Übung: **Abstützen an der Wand**
Stehen Sie mit leicht gespreizten Beinen etwa einen Schritt vor einer leeren Wandfläche. Blicken Sie ununterbrochen auf die Wand, während Sie sich zunächst vorwärts fallen lassen und sich mit den Händen an der Wand auffangen. Dann stoßen Sie sich mit den Händen von der Wand ab, bis Sie wieder gerade zu stehen kommen.

Atmen Sie durch den Mund aus, während Sie auf die Wand zufallen, und dann atmen Sie entspannt ein, während Sie sich wieder von ihr wegbewegen. Machen Sie diese Bewegungen langsam, rhythmisch und kraftvoll.

Beim Ausatmen und auf die Wand zufallen spannen Sie die Bauchmuskeln kräftig an, um alle Luft vollständig herauszupressen. Dadurch wird das Zwerchfell dazu gebracht, sich zu entspannen. Da eine angespannte Zwerchfellmuskulatur mit Kurzsichtigkeit in Zusammenhang steht, ist die so erzeugte Entspannung durch das kräftige Ausatmen äußerst wichtig.

Machen Sie diese Übung etwa zehnmal, dann bleiben Sie aufrecht stehen, schließen die Augen, palmieren und richten ihr Bewußtsein auf die Atmung und die Augen. Nach etwa fünf Atemzügen beginnen Sie zu visualisieren, was Sie gerade erlebt haben, während Sie die Wand unausgesetzt aus sich ständig verändernder Entfernung im Blick behielten. Stellen Sie Ihre Atmung auf die vorgestellten Bewegungen ab.

Sollten Sie es zuerst nicht schaffen, diese Übung zu visualisieren, dann versuchen Sie bitte nicht, sich dazu zu zwingen. Akzeptieren Sie, daß Sie die Visualisationsübung regelmäßig wiederholen müssen, und bleiben Sie im übrigen passiv. Dann werden Sie nach und nach erleben, wie Ihre Fähigkeit zu visualisieren sich bessert, ohne daß Sie eine bewußte Anstrengung dazu unternehmen. Diese Fähigkeit zu visualisieren muß in den meisten von uns erst wieder geweckt und ermuntert werden, da sie oftmals seit der Kindheit durch verschiedene Hemmungsmuster blockiert ist.

Übung: **Handakkomodation**
Halten Sie eine Hand vor das Gesicht, und blicken Sie auf die den Augen zugekehrte Innenfläche.

Beim Ausatmen bewegen Sie die Hand graziös vom Gesicht weg nach unten, als würden Sie die Augen einladen wollen, nun frei über die Hand hinaus auf das zu blicken, was hinter ihr liegt. Sie können sich dabei so stellen, daß Sie, wenn Sie die Hand wegnehmen, auf Ihr Lieblingsbild blicken oder sonst einen angenehmen Anblick haben.

Bei der nächsten Einatmung bringen Sie die Hand langsam wieder vor die Augen, diesmal noch näher, so daß Sie die Handinnenfläche sehr gut in allen Einzelheiten erkennen können.

Achten Sie besonders auf das wundervolle Gefühl, sich von etwas zu lösen, das Sie erleben, wenn die Hand sich senkt und Ihnen die Möglichkeit gibt, einen neuen visuellen Eindruck aufzunehmen.

Zunächst sollte Ihre Fernansicht gerade noch innerhalb des verschwommenen Sehbereichs sein. Wählen Sie dazu etwas, das Sie wirklich gern ansehen. Atmen Sie völlig aus, bevor Sie den Blick zur Handfläche zurückkehren lassen.

Dann schließen Sie die Augen, palmieren, atmen bewußt und beobachten, wie Ihre Augen sich fühlen. Zum Schluß visualisieren Sie, was Sie während dieser Übung sahen.

Übungen der Phase zwei *Seite:*
a. Fecht-Streckübung / Akkomodation 149
b. Wandübung 150
c. Handakkomodation 151

Wie bei der Phase Eins sollten Sie auch die Übungen der Phase Zwei ein paar Tage lang etwa zehnmal täglich machen, um ihre Wirkung voll auszuschöpfen.

Selbsthilfe bei Kurzsichtigkeit – Phase Drei:

In dieser dritten und letzten Phase unserer Übungen zur Sehverbesserung befassen wir uns mit den Techniken des berühmten Augenarztes William Bates, der ein Pionier auf dem Gebiet des Sehtrainings war und auf dessen Techniken noch heute viele Sehschulen aufbauen. Bestimmte Aspekte seiner Theorie der Kurzsichtigkeit sind durch neuere Forschungen fragwürdig geworden, viele seiner Methoden aber sind noch immer ein fester Bestandteil der Selbsthilfe-Techniken zur Sehverbesserung oder sogar Heilung von Sehschwächen.

Dr. Bates' vielleicht umstrittenste Annahme war, daß Kurzsichtigkeit zumindest teilweise durch chronische Verspannung der äußeren Augenmuskeln hervorgerufen wird. Er glaubte, daß allein die Muskeln Form und Ausdehnung des Augapfels durch verschiedene Spannungs- und Entspannungsmuster verändern könnten.

Obgleich das Problem der Kurzsichtigkeit zu vereinfacht gesehen wird, wenn man nur die extraokulare Muskelverspannung als verursachenden Faktor annimmt, scheint es jedoch, daß durchaus ein Zusammenhang zwischen dem ordnungsgemäßen Funktionieren der äußeren Augenmuskeln und der Sehfähigkeit besteht. Chronische Verspannung dieser Muskeln führt mit Sicherheit zu verschiedenen Sehproblemen.

Die folgenden Übungen haben deshalb das Ziel, die extraokulare Muskelspannung zu vermindern. Diese Übungen sind Variationen der Batesschen Grundübungen.

Übung: **Das lange Schwingen**

Auch diese Übung kennen Sie bereits aus dem Ersten Teil. Ihre Augen werden bei dieser Übung zunächst versuchen, an den verschiedenen Objekten, die an Ihnen vorbeiziehen, während Sie den Körper schwingen lassen, «hängenzubleiben». Irgendwann jedoch, vielleicht schon beim erstenmal, vielleicht aber auch erst nach fünfzehn oder mehr Übungssitzungen, werden Sie erleben, daß die Augen plötzlich entspannen und aufhören zu versuchen, die an Ihnen vorbeiziehenden Dinge «festzuhalten». Sie werden statt dessen anstrengungslos aufnehmen, was immer ihnen an visueller Information angeboten wird.

Das Besondere an dieser Übung sind die gleichzeitigen Ganzkörperbewegungen. Das Drehen des Kopfes und Nackens lockert Spannungen in diesem Bereich, die in Verbindung zu einer für Kurzsichtigkeit typischen Körperstruktur stehen. Durch das Schwingen werden außerdem auch Rücken, Steißbein und die Beckenregion gelockert, was zu weiterer körperlicher Entspannung führt. Man kann natürlich annehmen, daß gleichzeitig mit dieser allgemeinen Entspannung auch die Augenmuskeln entspannen – und genau dies geschieht beim Langen Schwingen. Dadurch, daß Sie sich dabei der Atmung bewußt bleiben, kommen Sie zu einem erweiterten Bewußtsein, das entspannt und doch wach ist, ruhig und doch nicht auf einen bestimmten Punkt konzentriert.

Machen Sie also zehn bis fünfundzwanzig lange Schwünge; die Atmung ist dabei tief und entspannt, und die Freude an den Bewegungen ist der Schlüssel zum Erfolg dieser Übung.

Übung: **Atmen durch die Augen**
Ein direktes Richten der Aufmerksamkeit auf Entspannung der extraokularen Muskeln kann ebenfalls zu Sehverbesserungen führen. Im sechsten Kapitel haben Sie die Grundübung für diese Art der Entspannung kennengelernt. Diese Übung hier ist eine Erweiterung der Bates-Übung und erzeugt eine erstaunliche, fast schon dramatisch zu nennende Verminderung visueller Verspannungen. Es wird Ihnen bestimmt guttun, jeden Tag mindestens zwölf Atemzüge lang dieses «Atmen durch die Augen» zu praktizieren, gemeinsam mit den anderen im sechsten Kapitel beschriebenen Übungen.

Lassen Sie während dieser Übung auch die Gesichtsmuskeln sich entspannen. Lösen Sie sich von einem möglicherweise auf Ihrem Gesicht «eingefrorenen» künstlichen Lächeln, das die Gesichtsmuskeln in gezwungener Anspannung hält, und lassen Sie das «Innere Lächeln» sich entspannend über Ihr Gesicht ausbreiten. Während Sie ausatmen, sagen Sie langsam und sich selbst ermutigend «Entspannen», während Sie Ihr Gewahrsein auf die Spannungen in den Augen lenken. Dieses verbale Verbinden von Atmung und Entspannung ist von erstaunlicher Wirksamkeit.

Nachdem Sie etwa zwölf- bis vierundzwanzigmal mit geschlossenen Augen «durch die Augen geatmet» haben, machen Sie die Übung mit geöffneten Augen weiter. Beim Einatmen nehmen Sie die Umwelt in sich auf, beim Ausatmen senden Sie Ihre Innere Stärke und Präsenz in die Welt hinaus. Stellen Sie fest, ob Sie sich selbstbewußt und bereit fühlen, in die Welt hinauszusehen, oder ob das Öffnen der Augen Angst und Spannungen erzeugt.

Übung: **Visualisieren von Klarheit**

Die Angst, etwas Negatives oder Erschreckendes zu erblicken, steht in enger Beziehung zu visuellen Verspannungen und Fehlfunktionen. Der Wunsch, den emotionalen Schock eines negativen visuellen Inputs zu vermeiden, verursacht mit Sicherheit sowohl physische Verspannungen als auch emotionale Vermeidungsverhaltens-Muster. Wir müssen uns daher auch mit der gewohnheitsmäßigen Erwartungshaltung, die Außenwelt würde innere Verspannungen hervorrufen, auseinandersetzen.

Dr. Bates führte eine Technik ein, mit der er bei seinen Patienten erstaunliche Erfolge verzeichnen konnte und die auch heute noch eine wertvolle Technik zur Verbesserung des visuellen Vermögens ist. Es ist die Technik der geleiteten Visualisation. Wie auch bei verschiedenen anderen Übungen wird die Wirkung erhöht, wenn man mit einer besprochenen Toncassette arbeitet; Sie können die Übung natürlich auch ohne äußere Hilfe machen, indem Sie sich an die Reihenfolge der einzelnen Schritte erinnern.

Für diese und andere folgende Übungen, bei denen Sie durch eine Sitzung geführt werden, gebe ich Ihnen jeweils so ausführlich wie möglich den Inhalt des entsprechenden Textes an, damit Sie, wenn Sie wollen, diese Übungen auch ohne äußere Anleitung vollziehen können.

Übungstext:
Liegen oder sitzen Sie bequem an einem ruhigen Ort und schließen Sie die Augen.

Lassen Sie die Atmung ruhig, tief und gleichmäßig werden, und fühlen Sie die Luft anstrengungslos in die Lungen ein- und ausströmen.

Lassen Sie den Körper sich Schritt für Schritt entspannen; wo Sie Spannungen bemerken, lassen Sie diese sich lösen, entspannen Sie sich ausgehend von den Füßen über Becken, Rücken, Brust, Arme, Nacken und schließlich den Kopf.

Nun fühlen Sie sich wohl, entspannt und ruhig. Stellen Sie sich vor, Sie würden an einem ruhigen Strand im warmen Sand liegen. Das Sonnenlicht streichelt sanft Ihre Haut, und Sie atmen frei, tief und anstrengungslos. Sie haben die Augen geschlossen und fühlen die warme Strahlung des Sonnenlichts auf den geschlossenen Lidern, fühlen, wie die Energie der Sonne direkt in tiefe Bereiche Ihres Gehirns einströmt, den gesamten Körper mit lebensspendender, heilender Energie versorgt.

Ihre Augenmuskeln entspannen sich nach und nach, je mehr das Sonnenlicht durch die Verspannungen hindurchdringt und sie auflöst.

Ohne die Augen zu öffnen, stellen Sie sich die Umgebung des Strandes und den Blick über das Meer vor, so wie Sie die Umgebung von Ihrem Platz aus gesehen haben, bevor Sie die Augen schlossen.

Sie erinnern sich an das Blau des Himmels, die weißen Wolken am Himmel, den glitzernden Strand und das einladende Wasser mit seinen auf dem weichen Sand sanft auslaufenden Wellen. In Ihrer Erinnerung sehen Sie alles vollkommen klar, auch in der Ferne, und Sie genießen die Vorstellung der einladenden, friedvollen, sicheren Landschaft.

Nun haben Sie den Wunsch, sich aufzusetzen und noch einmal die Schönheit und den Frieden, die Sie umgeben, in sich aufzunehmen. Sie stellen sich also vor, Sie würden aufrecht sitzen und den Augen erlauben, sich zu öffnen, wann sie wollen, ohne daß sie die Augenlider willentlich heben müssen.

Sie bemerken, daß Sie ohne Ihre Brille völlig klar sehen können, während die Augen entspannt sind und Ihre Brust und Atmung von einem angenehmen, ruhigen Gefühl erfüllt sind.

Mit jedem Einatmen nehmen Sie die Schönheit, die Sie umgibt, in sich auf, während Sie den Kopf drehen und sich nach allen Seiten umsehen. Mit jedem Ausatmen fühlen Sie, wie Ihre Vitalität und Präsenz aus den Augen herausströmt und die Welt um Sie herum wissen läßt, daß es Sie gibt.

Jetzt stehen Sie in Ihrer Vorstellung auf, von einer neuen Energie erfüllt, die Sie dazu antreibt, den Strand entlangzurennen. Ihre Füße genießen die Kühle des nassen Sandes am Saum des Wassers. Ihre Atmung ist kraftvoll und dennoch entspannt.

Sie sehen sich um, während Sie so am Strand entlanglaufen, und können noch immer alle entfernten Dinge mit völliger Klarheit erkennen. Sie spüren, daß diese neue Klarheit in Beziehung steht mit dem Gefühl von Frieden, Selbstvertrauen und innerer Kraft, das mit jedem Atemzug in Sie einströmt.

Sie drehen sich um und gehen zurück zu Ihrem Handtuch, das Sie in weiter Entfernung liegen sehen. Sie können das Buch auf dem Handtuch erkennen, die Uhr und die anderen Dinge, die in weiter Entfernung dort liegen.

Nun sehen Sie jemanden auf sich zukommen. Vielleicht fühlen Sie sich im ersten Moment unsicher, und Sie werden merken, daß Ihre Sicht sofort verschwommener wird.

Doch Sie atmen in dieses gewohnheitsmäßige Gefühl der Anspannung und Unsicherheit hinein und lassen die Augen sich auf Fernsicht einstellen und die Person klar erkennen.

Die Person hat ein angenehmes Äußeres, ist freundlich und freut sich, den ruhigen, friedvollen Platz mit Ihnen teilen zu dürfen.

Machen Sie weiter damit, sich vorzustellen, was als nächstes geschehen könnte, bis Sie sich bereit fühlen, den Phantasiestrand zu verlassen und zum Normalbewußtsein zurückzukehren.

Öffnen Sie nach dieser Visualisationsübung nun die Augen, ohne sofortige spektakuläre Veränderungen Ihrer Sehfähigkeit zu erwarten, aber mit dem Wissen, daß dies irgendwann geschehen kann. Akzeptieren Sie den gegenwärtigen Zustand, und genießen Sie das Gefühl der neuen Vitalität und des neuen Selbstvertrauens, das Sie durch diese Visualisation erhalten haben. Machen Sie diese etwa fünfzehnminütige Sitzung möglichst einen Monat lang dreimal wöchentlich, um Ihre Selbstheilungsfähigkeiten in vollem Umfang auszuloten und anzuregen.

Übungen der Phase Drei: *Seite:*
a. Langes Schwingen 152
b. Das «Atmen durch die Augen» 153
c. Visualisieren von Klarheit (Strand) 154

Damit kommen wir zum Ende des vorbereitenden Übungsprogramms zur Sehverbesserung. Der Effekt dieser Übungen und damit der Grad der Sehverbesserung ist bei jedem Übenden verschieden. Sowohl emotionale als auch physiologische Faktoren Ihrer persönlichen Konstitution wirken auf die Effektivität der Übungssitzungen ein.

Manche gehen durch den gesamten Übungsprozeß und verspüren dabei nur sehr wenig Erfolg; erst nachdem sie die Übungsserie zwei- oder dreimal wiederholt haben, kommt es vielleicht zu der tiefen Öffnung, welche die Entwicklung hin zu einer Verbesserung des Sehvermögens anregt. Seien Sie also geduldig mit sich und geben Sie sich Zeit, sich zu entwickeln.

Techniken zur Wiederherstellung der Sehkraft bei Kurzsichtigkeit

In Hinsicht auf die folgenden Übungen stehen wir nun einer Frage gegenüber, die für uns Menschen im allgemeinen von größter Wichtigkeit ist: Können durch bewußte Lenkung der Aufmerksamkeit Korrekturen in der physiologischen Struktur bestimmter körperlicher Bereiche hervorgerufen werden?

In vielen Versuchen wurde bereits demonstriert, daß hypnotische wie auch Yogatechniken tatsächlich körperliche Funktionen verändern können. In diesen Techniken geübte Personen können die Körpertemperatur in beliebigen Teilen ihres Körpers reduzieren oder erhöhen. Erfahrene Yogis haben unter Laborbedingungen ihre Herzschlagrate in einem Ausmaß reduziert, das ein

Überleben normalerweise unmöglich erscheinen läßt, haben willentlich das Bluten von für Testzwecke beigebrachten äußeren Wunden gestoppt und übernormale Kräfte und Muskelleistungen demonstriert.

Wenden wir uns bereits bestehenden körperlichen Krankheitszuständen zu, dann wird die Erforschung unter Testbedingungen wesentlich schwieriger. Wir alle wissen jedoch von Menschen, die sich von medizinisch gesehen «unheilbaren» Krankheiten auf unbegreifliche, scheinbar wunderbare Weise erholt haben. Mediziner wissen seit langem, daß ein kleiner Prozentsatz ihrer Patienten ein Heilungsverhalten zeigt, das durch medizinische Denkmodelle nicht erklärt werden kann. Das Wiedererlangen der Sehkraft ist in dieser Hinsicht keine Ausnahme. Obwohl es keine medizinische Behandlungsweise zur Heilung von Kurzsichtigkeit gibt, gibt es Menschen, die nach jahrzehntelanger Kurzsichtigkeit plötzlich ihre volle Sehfähigkeit wiedererlangen. Ich selbst gehöre zu denjenigen, bei denen das geschehen ist, und das hier vorliegende Programm stellt Techniken der Selbsthilfe vor, die eine völlige Selbstheilung möglich machen, wenn auch nicht garantieren können.

Auch dieses Programm ist wiederum in drei Phasen aufgeteilt, und ich möchte Sie dazu ermutigen, sich für jede einzelne genug Zeit zu nehmen, bevor Sie zur nächsten Phase übergehen. Die erste Phase zielt auf Ihr Verständnis der Prinzipien des hier zugrunde liegenden Heilungsmodells. Die zweite setzt sich mit der psychologisch-emotionalen Entwicklung auseinander, die für eine solche Heilung erforderlich ist. In der dritten werden Sie zu einer direkten Restrukturierung der Kornea, die den Kern der visuellen Heilung ausmacht, angeleitet.

Selbstheilung bei Kurzsichtigkeit – Phase Eins:

Die medizinischen und optometrischen Behandlungsweisen zur Restrukturierung der Kornea haben wir bereits kennengelernt. Nun werden wir uns damit beschäftigen, auf welche Weise eine solche Restrukturierung durch eine Lenkung von innen her erreicht werden kann.

Die Kornea besteht hauptsächlich aus Kollagenfasern, die in einzelnen Lagen übereinander im rechten Winkel angeordnet sind. Zwischen diesen Faserlagen befinden sich hauchdünne Kanäle, durch die das Innere der Hornhaut mit Nahrungsflüssigkeit versorgt wird. Die Abbildung auf Seite 46 läßt erkennen, daß diese Kollagenfasern, wenn sie elastisch wären, durch Entspannen oder Zusammenziehen das Krümmungsverhältnis der Hornhaut verändern könnten. Eine Erhöhung oder Verminderung der Flüssigkeitsmenge, die in das Innere der Kornea gelangt, würde die Krümmungskurve ebenfalls verändern.

Neueste Forschungen haben nun gezeigt, daß die Kollagenfasern der Hornhaut tatsächlich elastisch sind, was für die Hypothese spricht, daß der Körper auf diesem Niveau tatsächlich einen Zustand der Kurzsichtigkeit erzeugen und diesen Zustand ebenso wieder rückgängig machen kann. Das gleiche gilt für die innerhalb der Kornea befindliche Flüssigkeit. Die Durchlässigkeit der Membrane, durch die der Flüssigkeitsaustausch mit dem Inneren der Kornea stattfindet, ist von biochemischen Gesetzen abhängig, die die Wissenschaft eben erst zu verstehen beginnt. Wir können sie aber mit Sicherheit als eine Variable bezeichnen, die auf den Flüssigkeitsinnendruck und damit entsprechend der durchgelassenen Flüssigkeitsmenge auf die Kornea selbst verändernd einwirken kann.

Die Frage ist also: Kann das Gehirn Anweisungen zur Veränderung der in die Hornhautmembrane durchzulassenden Flüssigkeitsmenge senden? Es ist durchaus möglich, daß derartige Anweisungen des Gehirns verantwortlich sind für die Entwicklung von Kurzsichtigkeit. Das Gefühl der Angst ist eine starke psychosomatische Kraft, die als chronischer Zustand durchaus solche Veränderungen hervorbringen könnte.

Will man den einmal erreichten Zustand wieder umkehren, ist eine gleichstarke, in ihrer Wirkung entgegengesetzte emotionale Energieaufladung vonnöten, damit der Körper dazu gebracht wird, das Krümmungsverhältnis der Kornea und möglicherweise sogar die Form des Augapfels in ihren ursprünglichen Zustand zurückzuversetzen. Aus diesem Grund werden wir ebenso auf emotionalem wie auf kognitiv-vegetativem Gebiet an uns arbeiten müssen, um das visuelle System in seinen normalen Zustand zurückzuversetzen. Dies ist das Ziel der ersten Phase des folgenden Selbstheilungsprogramms.

Übung: **Visualisieren der Kornea**
Um eine Restrukturierung der Kornea zu erreichen, müssen wir uns zuerst ein klares Bild davon machen, was geschehen muß, damit es tatsächlich zu solchen Veränderungen kommt. Wenn im Gehirn keine klare Vorstellung darüber existiert, werden die folgenden Sitzungen nicht erfolgreich sein können.

Sammeln Sie sich also mit geschlossenen Augen auf die folgende Visualisation, indem Sie sich entweder an die einzelnen Schritte erinnern, sich selbst eine Tonbandaufzeichnung machen oder sich von einem Therapeuten auf der fertig angebotenen Toncassette durch die Übung führen lassen.

Übungstext:
Beginnen Sie damit, sich immer stärker Ihrer Atmung bewußt zu werden, und erweitern Sie dann diese Bewußtheit auf die Augen. Lassen Sie die Luft ohne bewußte Anstrengung in die Lungen ein- und ausströmen. Beobachten Sie passiv die Atmung, und erspüren Sie den Punkt, an dem nach dem Ausatmen die nächste Einatmung beginnt.

Fühlen Sie, wie die Luft durch die Nase ein- und ausströmt. Lassen Sie diese Bewußtheit sich erweitern, bis sie den gesamten Raum innerhalb Ihres Schädels einschließt. Sie können sich direkt Ihres Gehirns bewußt werden, indem Sie Ihre Aufmerksamkeit auf den Raum innerhalb des Schädels sammeln.

Seien Sie sich, ohne sich dabei anzustrengen, Ihres gesamten Körpers bewußt. Mit jedem Einatmen nehmen Sie Leben und Energie auf, mit jeder Ausatmung atmen Sie Spannung und Streß aus sich heraus. Lassen Sie vibrierende Energie sich in ihrem Körper ausbreiten.

Nun richten Sie Ihre Aufmerksamkeit auf die Augen. Seien Sie sich der physischen Präsenz der Augen hinter den Augenlidern bewußt. Stellen Sie sich vor, daß Sie wie durch die Nase gleichzeitig auch durch die Augen ein- und ausatmen.

Waren Sie früher einmal normalsichtig, so hatten Ihre Augäpfel zu der Zeit eine runde Form. Wenn Sie jetzt kurzsichtig sind, sind Ihre Augäpfel sehr wahrscheinlich länglich nach hinten ausgewachsen und haben sich in das weiche Fettgewebe hinein verlängert.

Stellen Sie sich Ihre Augen in dieser Form vor, und «fühlen» Sie wirklich deren Präsenz innerhalb des Kopfes.

Nun werden Sie sich der Krümmung der Hornhaut bewußt. Die Oberfläche Ihrer Augen ist wunderbar gebogen wie eine gläserne Kuppel, durch die hindurch Sie die Außenwelt sehen. Versuchen Sie, ob Sie die gekrümmte Oberfläche unter Ihren Augenlidern erfühlen können. Wenn Sie möchten, können Sie mit den Fingerspitzen leicht über die geschlossenen Augenlider fahren, um die Krümmung des Augapfels darunter zu erfühlen.

Bleiben Sie währenddessen immer weiter Ihrer Atmung gewahr, stellen Sie fest, ob Sie regelmäßig, tief und entspannt atmen, oder ob die direkte Sammlung auf die Augen die Atmung verspannt werden läßt. Seien Sie liebevoll zu sich selbst, akzeptieren Sie sich so, wie Sie im Moment sind, so daß ein Prozeß natürlicher Entwicklung und Heilung beginnen kann.

Nun stellen Sie sich vor, welche Vorgänge innerhalb der Kornea ablaufen. Millionen von Zellen und Kollagenfasern arbeiten zusammen, um die Form und Funktion der Hornhaut zu erhalten. Ein ständiger Flüssigkeitsaustausch bringt Nahrung in die Kornea und trägt die Abfallprodukte aus ihr heraus.

Stellen Sie sich dieses aktive, vibrierende Leben innerhalb der Hornhaut vor. Atmen Sie bewußt weiter, während Sie die dynamische Aktivität vieler Millionen lebender Zellen fühlen, die ununterbrochen arbeiten, um die Struktur und die Gesundheit der Kornea zu erhalten.

Fühlen Sie, wie die Kornea auf die Aktivitäten des übrigen Körpers reagiert. Fühlen Sie besonders, wie der Fluß emotionaler Erregungen durch die Kornea hindurch nach außen strömt, wenn Ihre Gefühle sich verändern.

Atmen Sie in das Gefühl, mit Ihrer Kornea in innigem Kontakt zu sein, hinein, und fühlen Sie die ständigen Veränderungen innerhalb der gekrümmten Oberfläche der Augen. Fühlen Sie die Möglichkeit zu leichten Veränderungen innerhalb der Kornea, die deren Krümmungsverhältnis reduzieren und Sie besser sehen lassen.

Während Sie weiterhin auf Ihre Atmung achten, fühlen Sie, daß Sie in diesem Moment bereit sind für eine Veränderung. Seien Sie sich einfach Ihres gegenwärtigen Zustands gefühlsmäßiger Motivation zu einer positiven Veränderung bewußt.

Zum Abschluß der Übung entspannen Sie sich nun völlig. Genießen Sie, entspannt zu atmen, und geben Sie den Augen die Freiheit, sich zu öffnen, wann immer sie dazu bereit sind.

Selbstheilung bei Kurzsichtigkeit – Phase Zwei

Gehen wir davon aus, daß das hier zugrunde liegende neue Denkmodell über die Heilung von Sehschwächen richtig ist, dann ist Ihre eigene Haltung gegenüber der Wahrnehmung der Außenwelt wichtig für Ihre Fähigkeit, sich selbst zu heilen.

Möchten Sie wirklich wieder klar sehen können? Möchten Sie all den tatsächlichen und eingebildeten Gefahren, die Sie als Kind aus Ihrem Wahrnehmungsbereich ausgeblendet haben, ins Auge sehen? Sind Sie wirklich bereit, Ihre volle Sehkraft wiederzuerhalten und damit sich allen der Kurzsichtigkeit zugrunde liegenden psychischen Traumata zu stellen?

Der psychische Entwicklungszustand jedes Menschen ist verschieden und völlig individuell; nur Sie allein können also wissen und für sich entscheiden, inwieweit Sie bereit sind, Ihr Sehvermögen in vollem Umfang wiederzuerlangen. Die Wiedererlangung der Sehfähigkeit tritt als letzte Phase einer emotionalen Heilung und Persönlichkeitsentwicklung auf. Die Weisheit Ihres Körpers wird mit Sicherheit eine Wiederherstellung der Sehkraft blockieren, bis die Entwicklung Ihrer Persönlichkeit so weit fortgeschritten ist, daß Sie zu diesem Schritt auch psychisch bereit sind.

Nach Jahren verschwommener Sicht die Fähigkeit zu klarem Sehen wiederzuerlangen, ist eine tiefgreifende Entwicklung; diese «neue Klarheit» wirkt sich auf die gesamte Psyche aus. Stellen Sie sich einmal einen Moment lang vor, was passieren würde, wenn Sie die hier beschriebenen Techniken ernsthaft anwenden und plötzlich merken, daß Sie sich tatsächlich von Ihrer Kurzsichtigkeit geheilt haben. Wie würden Ihre Freunde reagieren? Wie würden Sie sich fühlen, wenn Sie die erste Person wären, von der Sie definitiv wüßten, daß sie tatsächlich fähig war, eine solche Heilung an sich selbst zu vollbringen? Sind Sie bereit zu allen Konsequenzen, die eine solche Selbstheilung mit sich bringen würde?

Die folgende Übungsphase soll Ihnen helfen, Ihre psychischen Hemmungen und Gewohnheiten zu erforschen, so daß Sie sich von alten Ängsten lösen können, die Sie als Kind dazu gebracht haben, die Außenwelt «auszublenden» und nur noch verschwommen wahrzunehmen. In gewisser Weise kann man nämlich sagen, daß Kurzsichtigkeit an sich eine «Gewohnheit» ist, ein Gewohnheitsmuster, das das Gehirn als ständige Abwehr von äußeren Gefahren beibehält. Dieses Gewohnheitsmuster zu ändern, ist unser Ziel in diesem Abschnitt.

Übungstext:
Setzen oder legen Sie sich an einem ruhigen Ort nieder, und entspannen Sie sich für die nächsten fünfzehn Minuten, während wir uns mit Ihrer Sehfähigkeit und Ihren Gefühlen beschäftigen.

Richten Sie Ihre Aufmerksamkeit auf die Atmung, so daß Sie an deren Veränderungen Ihre innere Reaktion auf die verschiedenen vorgestellten Situationen ablesen können.

Fühlen Sie, wie die Luft durch Ihre Nase einströmt und dann wieder hinausgeblasen wird. Atmen Sie anstrengungslos und stellen Sie ehrlich fest, wie Sie sich in diesem Moment fühlen.

Sehen Sie, welche Worte in Ihnen aufsteigen, wenn Sie sich, ohne sich vorzuprogrammieren, die Frage stellen: «Möchte ich wieder klar sehen können?»

Beobachten Sie Ihre Atmung und akzeptieren Sie sowohl eine positive als auch eine negative Antwort auf Ihre Frage. Sie werden diese Übung noch einige Male ausführen und dabei sehen, wie sich Ihre Gefühle bezüglich dieser Frage ändern.

Lassen Sie nun Erinnerungen in sich aufsteigen, indem Sie in Ihre Kindheit zurückblicken, um zu sehen, welche damaligen Erfahrungen und Erlebnisse die Entwicklung der Kurzsichtigkeit ausgelöst haben könnten. Atmen Sie bewußt weiter, und sehen Sie einfach, welche Erinnerung zuerst in Ihnen aufsteigt; lassen Sie diese Erinnerung dann ihren Lauf nehmen, wohin sie auch immer führen mag.

Bleiben Sie Ihrer Atmung gewahr, und atmen Sie in alle Erinnerungen, die jetzt in Ihnen aufsteigen, hinein.

Welche Gesichter wollten Sie aus Ihrem Blickkreis ausblenden? Welche schreckeinflößenden Fantasiegestalten fürchteten Sie plötzlich irgendwo auftauchen zu sehen? Atmen Sie bewußt weiter, während die Erinnerungen anstrengungslos in Ihnen aufsteigen.

Nun fühlen Sie noch einmal die Ängste, die Sie als Kind oder Heranwachsender hatten. Seien Sie mutig und stellen Sie sich jetzt endlich den Gefahren, vor denen Sie davongelaufen sind, indem Sie sie vor Ihren Augen verschwimmen ließen. Drehen Sie sich um und sehen Sie der Gefahr ins Auge. Atmen Sie dabei aus und fühlen Sie Ihre gegenwärtige innere Stärke.

Sind diese Menschen, diese Gefahren, diese Ängste und Schreckgespenster noch immer erschreckend für Sie?

Atmen Sie und fühlen Sie Ihre Stärke. Stoßen Sie beim Ausatmen alle Ängste aus sich heraus. Dann atmen Sie ein neues Gefühl gegenüber der Außenwelt in sich ein. Fühlen Sie dabei Ihr inneres Selbstvertrauen, eine neue Stärke, mit deren Hilfe Sie sich allem Geschehen in der Außenwelt ohne Angst stellen können.

Seien Sie sich Ihrer Augen bewußt, und stellen Sie sich vor, Sie würden durch sie hindurch ausatmen und dabei Ihre persönliche Kraft in die Welt hinaussenden. Und mit jedem Einatmen bringen Sie mehr Kraft und Selbstvertrauen in Ihren Körper hinein.

Entscheiden Sie sich bewußt dazu, sich von alten Gewohnheiten, die die Ängste in Ihnen halten, zu lösen. Lassen Sie diese alten Ängste sterben. Lassen Sie sie gehen.

Achten Sie auf Ihren Atem. Öffnen Sie sich gegenüber Einsichten oder Erinnerungen, die in Ihnen aufzusteigen beginnen. Atmen Sie in alles hinein, lassen Sie die Gefühle hochkommen und dann aus Ihnen herausfließen, so daß die alten emotionalen Wunden heilen können.

Falls Sie Tränen aufsteigen fühlen, lassen Sie sie fließen. Falls Wut in ihnen aufsteigt, schlagen Sie mit den flachen Händen auf den Boden, um dieses Gefühl auszudrücken und es aus sich herauszulassen; drücken sie Ihre Wut auch stimmlich aus. Schließlich befreien Sie sich von dem Druck dieser Gefühle.

Achten Sie auf Ihre Atmung. Stellen Sie sich allem, was Ihnen Angst einflößt. Blicken Sie der Gefahr direkt ins Auge. Stellen Sie sich der Gefahr und sehen Sie, ob sie wirklich noch existiert. Atmen Sie dabei durch den Mund aus und fühlen Sie Ihre Stärke.

Lassen Sie die Weisheit Ihres Unbewußten Sie zu den Erinnerungen führen, die der Heilung bedürfen. Achten Sie darauf, daß Ihre Atmung entspannt und in engem Kontakt mit Ihren Gefühlen ist.

Akzeptieren Sie alles, was auf Sie zukommt. Wehren Sie sich nicht gegen das Gefühl der Angst – geben Sie sich ganz in diese Angst hinein, seien Sie *nur* Angst und atmen Sie dabei bewußt.

Spüren Sie nun, wie das Akzeptieren der Angst dazu führt, daß diese sich langsam auflöst und verschwindet.

Und nun kommen Sie langsam zum Ende dieser Sitzung, strecken Sie sich langsam, erlauben Sie den Augen, sich zu öffnen, wann sie wollen, und reflektieren Sie für eine kurze Weile über das, was Sie gerade über sich und Ihr Sehen erfahren haben.

Selbstheilung bei Kurzsichtigkeit – Phase Drei

Wollen Sie die normale Sehfähigkeit wiedererlangen, müssen leichte Veränderungen in der physischen Struktur Ihrer Augen stattfinden. Das Ausmaß der erforderlichen physischen Veränderung ist sehr gering, aber sie ist unbedingt notwendig, wenn Sie Ihre Kurzsichtigkeit tatsächlich heilen wollen.

Niemand wird Ihnen genau sagen können, wann Sie für eine solche Veränderung bereit sind. Sie können jedoch herausfinden, ob es soweit ist, indem Sie sich selbst in eine Situation bringen, die eine solche Veränderung anregt, und sehen, was passiert. Wie bereits erwähnt, weiß man bisher nicht, wie die Kommunikation zwischen Gehirn und Augen vonstatten geht; da aber zahlreiche Menschen eine solche Restrukturierung ihrer Augen erfahren haben, existiert offensichtlich irgendeine Art innerer Mechanismus, der dies bewerkstelligt.

In der folgenden Übungsphase werden Sie dazu angeleitet, eine Situation herzustellen, die eine solche Restrukturierung ermöglicht. Sie können diese Sitzung einmal wöchentlich oder bis zu zweimal täglich machen, je nach Motivation und verfügbarer Zeit. Achten Sie aber darauf, auch die Übungen der vorausgegangenen beiden Phasen ebensooft durchzuführen, denn alle drei sind von gleicher Wichtigkeit.

Übungstext:
Legen Sie sich bequem an einem Ort nieder, an dem Sie für die nächsten zwanzig Minuten nicht gestört werden. Achten Sie darauf, daß es dort warm genug ist und Sie lockere Kleidung tragen.

Fühlen Sie den Boden oder die Unterlage unter Ihrem Rücken, und lassen Sie die Atmung sich entspannen, während Sie sich in den angenehmen Sog der Schwerkraft sinken lassen.

Geben Sie, während Sie tief atmen, sich dieser vollkommenen Entspannung hin. Sie können sich ein paarmal strecken und gähnen, wenn Sie wollen, um weitere Spannungen aus sich herauszulassen.

Fühlen Sie die Luft durch die Nase ein- und ausströmen. Atmen Sie ohne Anstrengung und beobachten Sie, wie Ihre Atmung sich anfühlt.

Lassen Sie Ihre Bewußtheit sich ausweiten, bis Sie sich der Atmung durch die Nase und gleichzeitig des gesamten Kopfes bewußt sind.

Mit jedem Einatmen saugen Sie Energie und Licht in Ihren Körper hinein, und mit jeder Ausatmung blasen Sie die noch verbliebenen Spannungen aus sich heraus und geben Ihrer persönlichen Stärke gegenüber der Außenwelt Ausdruck.

Lassen Sie nun wieder Ihre Bewußtheit sich ausweiten, bis sie anstrengungslos Ihren ganzen Körper gleichzeitig umfängt. Erleben Sie sich bewußt, wie Sie dort liegen und atmen. Mit jedem Atemzug lassen Sie diese Bewußtheit sich ausweiten.

Nach dem nächsten Ausatmen halten Sie nun, ganz entleert, den Atem an und verweilen hellwach in dieser Stille. Warten Sie ab, bis Sie ein starkes Bedürfnis nach Luft empfinden. Sie werden bald die Stelle tief im unteren Bauchbereich erspüren, von der aus dann automatisch und ohne Ihr bewußtes Zutun die nächste Einatmung beginnt.

Atmen Sie weiter, entspannt und anstrengungslos.

Nun, da Sie sich ihres Atems und Ihres gesamten Körpers bewußt sind, lenken Sie die Aufmerksamkeit behutsam und ohne Anstrengung auf die Präsenz Ihrer Augen in den Augenhöhlen. Seien Sie sich Ihrer Augen als lebender Organe bewußt, die in direktem Kontakt mit dem Gehirn stehen. Atmen Sie entspannt, während diese Bewußtheit zunimmt, so daß Sie fast erfühlen können, wie die Informationen zwischen Augen und Gehirn hin und her fließen.

Erfühlen Sie jene Bereiche Ihres Gehirns, die für die Kontrolle über die Augen zuständig sind. Machen Sie aber keine bewußte *Anstrengung,* dies zu erfühlen, sondern erlauben Sie einfach nur Ihrer Bewußtheit, sich auf diese normalerweise unbewußten Bereiche des Gehirns auszudehnen.

Nun lassen Sie den Wunsch, Ihre Sehkraft zu verbessern, als ein körperliches Gefühl in sich wachsen. Zwingen Sie sich nicht dazu; atmen sie einfach entspannt und sehen Sie, ob in Ihnen in diesem Moment die Energie vorhanden ist, die nötig ist, damit es zu physischen Veränderungen in Ihren Augen kommen kann.

Fühlen Sie diesen sehnsüchtigen Wunsch, klar zu sehen, als eine Energie, die Ihre Wirbelsäule aufwärts steigt bis in das Gehirn hinein. Lassen Sie diese Energie dann in die Augen und durch diese hindurch aus sich hinausfließen, wobei diese Energie die vom Gehirn gegebene Anordnung mit sich trägt, physische Veränderungen zum Besseren einzuleiten.

Mit jedem Atemzug lassen Sie diesen Fluß von heilender Energie aufsteigen, vom Gehirn zu Ihren Augen und durch diese hinausfließen.

Lassen Sie zu dem Ausmaß, in dem Sie in diesem Moment für eine Heilung emotional bereit sind, die physische Form Ihrer Augen sich in Richtung einer klareren Sehfähigkeit verändern.

Lassen Sie die Krümmung der Kornea sich entsprechend verändern. Lassen Sie den Heilungsprozeß *jetzt* stattfinden. Atmen Sie in diesen Prozeß, den Sie jetzt anregen, hinein.

Fühlen Sie den engen Kontakt zwischen dem Gehirn und den

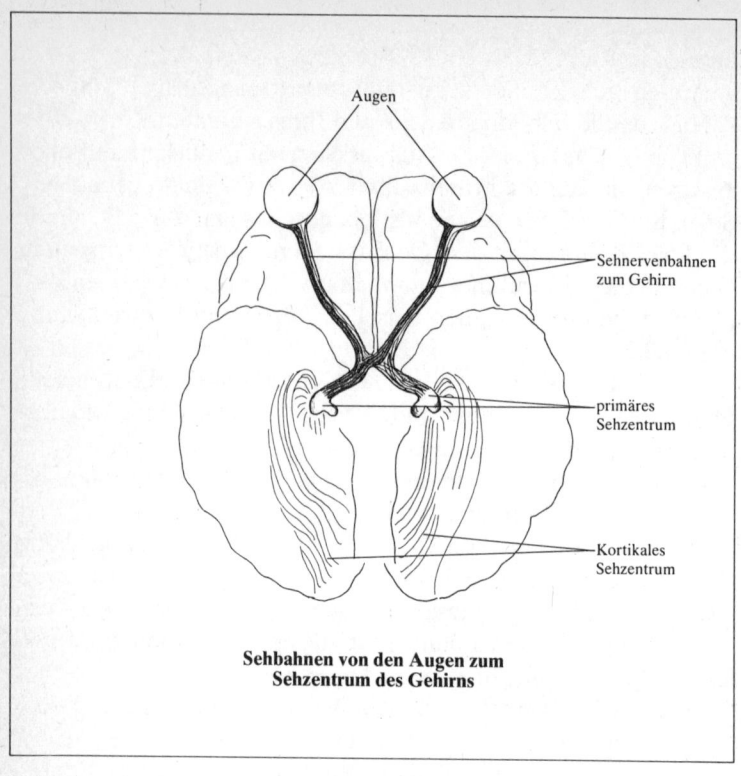

Sehbahnen von den Augen zum Sehzentrum des Gehirns

Augen. Erlauben Sie Ihrem Verlangen, klar zu sehen, sich in Form einer physischen Restrukturierung der Augen zu manifestieren.

Beim Einatmen fühlen Sie das Anwachsen der Energie in den Augen, und beim Ausatmen fühlen Sie die Heilung geschehen. Atmen Sie eine Weile auf diese Art weiter.

Nun entspannen Sie sich noch tiefer, lösen sich von der Heilungsübung und werden sich der Atmung noch stärker bewußt. Werden Sie eins mit der Atmung, ohne die geringsten bewußten Anstrengungen zum Atmen zu unternehmen.

Lassen Sie Gefühle, Erinnerungen oder Einsichten aufsteigen und vorüberziehen, ohne daß Sie ihnen nachhängen und sich darein verstricken. Lassen Sie Ihre Atmung ganz natürlich fließen, und seien Sie in völlig entspannter Aufmerksamkeit nur der Atmung gewahr. In diesem Zustand vollzieht sich tief in Ihnen ein Heilungsprozeß, ohne daß Sie noch bewußt an die Sehstörung und deren Heilung denken.

Wenn Sie sich bereit fühlen, können Sie nun langsam die Übung abschließen, indem Sie sich strecken und vielleicht ein paarmal kräftig und ausgiebig gähnen. Erlauben Sie den Augen, sich von selbst zu öffnen, wann sie es wollen. Erwarten Sie keine sofortige Veränderung, geben Sie sich nur einfach dem Erleben hin, die Augen zu öffnen und die Außenwelt in einer neuen, erfrischenden Art in sich aufzunehmen.

Nun können Sie wieder Ihren täglichen Tätigkeiten nachgehen, während Sie sich dabei aber Ihrer Atmung, Ihrer Augen und dem Verlangen, klar sehen zu können, bewußt bleiben.

Mit dem hier vorgelegten Selbstheilungsprogramm können Sie arbeiten, soviel und wann immer Sie wollen. Wir wissen zur Zeit zwar noch nicht genau, *wie* dieser Heilungsprozeß im einzelnen abläuft, aber wir wissen, *daß* eine Heilung möglich ist, daß es Menschen gibt, die Ihre volle Sehfähigkeit wiedererlangt haben. Beharrliches Üben, Geduld mit sich selbst und ein fester Glaube an Ihre Selbstheilungskräfte können auch bei Ihnen zu der gewünschten Wiederherstellung der Sehkraft führen – ich wünsche Ihnen «gute Besserung».

Sie haben gesehen, daß die verschiedenen Ansätze zur Behandlung von Kurzsichtigkeit recht verschiedenartige Erfahrungen vermitteln, so daß Sie je nach Ihrer persönlichen Veranlagung den Ansatz wählen können, der Ihnen am meisten zusagt.

Zuerst lernten wir die einfache optische Korrektur durch Brillen und Kontaktlinsen kennen. Dies ist die übliche Art, Kurzsichtigkeit zu behandeln, indem man die Symptome korrigiert, ohne sich mit den Ursachen zu beschäftigen.

Dann haben wir die verschiedenen operativen Techniken angesprochen, mit deren Hilfe die Krümmung der Hornhaut verändert wird, sowie die korrektiven Linsen, die dem gleichen Ziel dienen; alle diese Behandlungsansätze haben sich jedoch bisher als nicht erfolgreich erwiesen.

Schließlich haben wir das neue Behandlungsmodell für Kurzsichtigkeit kennengelernt, welches emotionale Gründe als verursachende Faktoren annimmt und Techniken zur Selbstkorrektur und -heilung anbietet.

Obwohl wir Kurzsichtigkeit als ein spezielles Problem angesprochen haben, das spezielle Techniken zur Korrektur und Heilung erfordert, sollten wir uns an dieser Stelle daran erinnern, daß die Grundwahrnehmungs- und Bewegungsübungen aus dem Ersten Teil auch für Kurzsichtige von großer Wichtigkeit sind. In den meisten Fällen ist die Korrektur der Wahrnehmungsgewohnheiten der erste Schritt auf dem Weg zu einer dauerhaften Heilung.

Das Sehen ist eine Tätigkeit, die die Gesamtheit von Körper, Geist und Seele umfaßt. Nur wenn wir alle Dimensionen einschließen, kann eine Verbesserung stattfinden. Von großer Wichtigkeit hierbei ist die Intensivierung der Kommunikation zwischen dem Gehirn und den Augen – und Sie werden an sich selbst erleben, daß die Übungen des Ersten Teils in dieser Beziehung äußerst wirkungsvoll sind.

Astigmatismus

Astigmatismus wird durch eine unregelmäßige Krümmung der Kornea verursacht und tritt oft gleichzeitig mit Kurzsichtigkeit auf. In den meisten Fällen ist die normalerweise gleichmäßig kuppelartig geformte Oberfläche der Hornhaut zu weit in die Länge oder in die Breite gezogen, wodurch die einfallenden Lichtstrahlen so auf der Retina auftreffen, daß doppelte Bilder, beziehungsweise Bilder mit doppelten, leicht verschobenen Umrissen erzeugt werden.

In manchen Fällen ist der Krümmungsradius nicht nur insgesamt einseitig verzogen, sondern es gibt auch Unregelmäßigkeiten wie Eindellungen und Ausstülpungen der Oberfläche, die dazu führen, daß das Licht in unregelmäßigen Winkeln einfällt und dadurch auf der Netzhaut ein verzerrtes Abbild erzeugt. Ob man unter Astigmatismus leidet, kann man am leichtesten nachts feststellen, indem man zum Beispiel in Straßenlampen oder den Mond blickt. Wenn man optisch den Eindruck hat, als würden sich

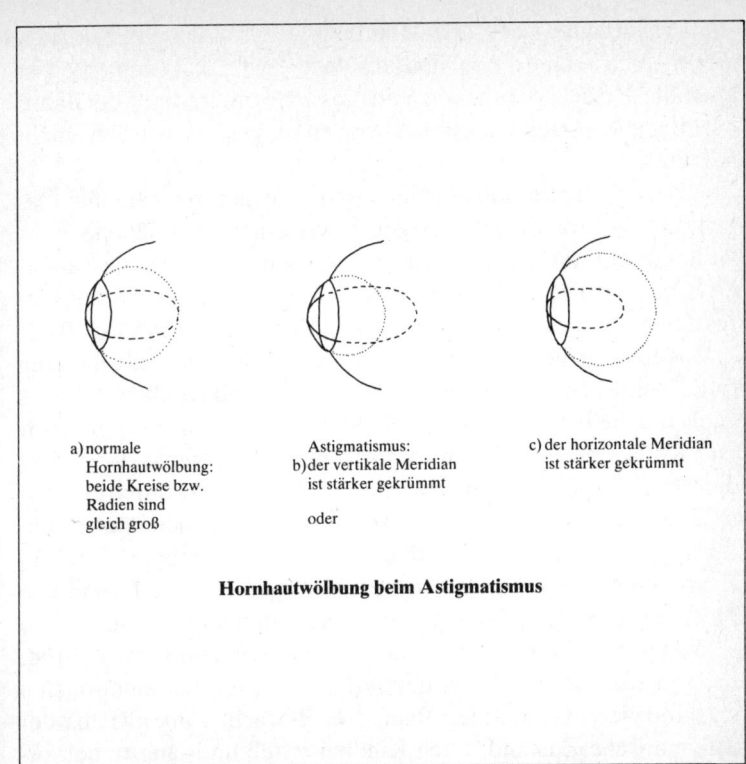

a) normale Hornhautwölbung: beide Kreise bzw. Radien sind gleich groß

Astigmatismus:
b) der vertikale Meridian ist stärker gekrümmt

oder

c) der horizontale Meridian ist stärker gekrümmt

Hornhautwölbung beim Astigmatismus

zwei Monde überlappen, oder wenn die natürlicherweise runde oder teilrunde Form unnatürliche Verzerrungen aufweist, kann man Astigmatismus annehmen.

Oftmals wird in diesen Fällen die Brille entsprechend eingeschliffen, wenn es um eine Längs- oder Breitenverzerrung geht. Handelt es sich jedoch um eine allgemein unregelmäßige Oberfläche, werden oft Kontaktlinsen, die diese Unregelmäßigkeiten zumindest teilweise ausgleichen, zur Korrektur herangezogen. Möglicherweise wird hier die operative Behandlungsweise, die wir in Zusammenhang mit der Kurzsichtigkeit bereits kennengelernt haben, künftig einen korrektiven Ausweg weisen. Wie bei Kurzsichtigkeit existiert jedoch auch hier keine vorbeugende medizinische

Behandlung und, abgesehen von Korrekturgläsern und Kontaktlinsen, auch keine Heilbehandlung. Wie bei der Kurzsichtigkeit ist auch die Ursache von Astigmatismus, obwohl im Lauf der Jahre darüber die verschiedensten Theorien aufgestellt wurden, nicht bekannt.

In bezug auf alternative Heilungsansätze dagegen kann man sagen, daß vollständige Heilungen in verschiedenen Fällen, unter anderem bei mir selbst, bewiesenermaßen stattgefunden haben. So kann man also davon ausgehen, daß eine Rückentwicklung dieses Zustandes, zumindest in manchen Fällen, möglich ist.

Das hier vorliegende Programm für eine solche Selbstheilung folgt grundsätzlich dem gleichen medizinischen Denkmodell, das auch der Selbstbehandlung von Kurzsichtigkeit zugrunde liegt: Die Kollagenfasern haben in horizontaler und vertikaler Achse ein Elastizitätsvermögen von etwa zehn Prozent, wodurch eine natürliche Korrektur bis zu 3,5 astigmatische Dioptrien ohne strukturelle Veränderungen innerhalb der Hornhaut möglich ist, und zwar einfach dadurch, daß sich die Kollagenfasern aufgrund von biochemischen Einflüssen zusammenziehen oder dehnen.

Wollen wir die entsprechenden Veränderungen herbeiführen, müssen wir wie bei der Kurzsichtigkeit zuerst den emotionalen Zustand der betreffenden Person in Betracht ziehen. Falls der astigmatische Zustand durch Kindheitsstreß und -ängste hervorgerufen wurde, müssen erst die dadurch entstandenen tief verwurzelten Gewohnheiten beseitigt werden. Dann müssen die bewußten geistigen Kräfte durch regelmäßige Heilungssitzungen auf die Kornea gerichtet werden, so daß das bewußte Verlangen, klar zu sehen, die zur Änderung der Krümmungskurve der Kornea erforderlichen komplexen biochemischen Veränderungen in Gang bringen kann.

Die hierfür anzuwendende Heilungssitzung entspricht der bei Kurzsichtigkeit (s. S. 166f), mit dem Unterschied, daß die Visualisation darauf ausgerichtet wird, die Kornea zu einer gleichmäßigen, kuppelförmigen Krümmung zurückzuformen. Wenn wir Psyche und Soma des Menschen als eine unteilbare Ganzheit begreifen, wird uns klar, daß solche Veränderungen durchaus möglich sind. Es wird vielleicht noch Jahrzehnte dauern, bis die Wissenschaft die Geheimnisse der Interaktion von Bewußtsein und Körper zu entschlüsseln vermag, wenn sich dieses Geheimnis überhaupt jemals «wissenschaftlich» begreifen läßt.

Zum gegenwärtigen Zeitpunkt ist jede Hypothese darüber, wie Heilung wirklich stattfindet, nichts als Spekulation. Das heißt aber keineswegs, daß wir dieses Geheimnis nicht zu unserem Vorteil nützen können. Indem wir der Stelle des Körpers (in diesem Fall der Kornea), die einer Heilung bedarf, unsere liebende Aufmerksamkeit zuwenden, senden wir ein Höchstmaß an bewußter heilender Energie dorthin. In diesem meditativen Zustand kann, wie die Erfahrung zeigt, eine bewußte Selbstheilung geschehen.

Natürlich ist das hier vorgestellte ein experimentelles Programm, das Ihnen keine Sofortheilung garantiert. Aber ich möchte Sie trotzdem ermutigen, im Vertrauen auf Ihre eigenen Heilungskräfte an diese Sitzungen heranzugehen und die tieferen Bereiche Ihres Selbst zu erforschen, die eine Heilung ermöglichen können. Erforschen Sie zunächst, welche emotionale Beziehung Sie zu Ihrer visuellen Fehlfunktion haben, wie wir es bereits in bezug auf Kurzsichtigkeit getan haben, und folgen Sie dann den entsprechenden Übungen und Heilungssitzungen. Vergessen Sie auch nicht, sich mit den Grundübungen aus dem Ersten Teil zu beschäftigen, die auch hierbei auf die spezifischen Heilungssitzungen vorbereiten.

Ein wichtiger Faktor für die Wirksamkeit der Heilungssitzungen ist die ständige Wiederholung. Falls Astigmatismus tatsächlich eine tiefsitzende «Gewohnheit» auf biochemischer Funktionsebene ist, werden Sie, um diese Gewohnheit verändern zu können, über einen längeren Zeitraum mit häufigen Wiederholungen an ihr arbeiten müssen. Sie maximieren Ihre Heilungschancen, wenn Sie sich regelmäßig in die Gegenwart begeben und Ihre bewußte Aufmerksamkeit auf die Kornea lenken, wo die Veränderungen stattfinden sollen.

11.
Weitsichtigkeit
(Hyperopie und Presbyopie)

Die Weitsichtigkeit ist das Gegenteil der Kurzsichtigkeit. Ein Weitsichtiger kann normalerweise weit Entferntes gut erkennen, hat jedoch Schwierigkeiten, nahe vor dem Auge befindliche Objekte klar zu sehen.

Es gibt zwei verschiedene Arten von Weitsichtigkeit. Die eine, Hyperopie genannt, tritt normalerweise in der Kindheit auf als Folge einer Verformung des Augapfels, die es unmöglich macht, im Nahbereich zu fokussieren. Wie bei der kindlichen Kurzsichtigkeit schrieb man ihre Verursachung bisher genetischen Faktoren zu: Weitsichtige seien einfach mit einer Erbmasse auf die Welt gekommen, die zu einer Verformung des Augapfels führen muß, welche ein scharfes Fokussieren unmöglich macht. Die Entfernung von Kornea zur Retina ist hierbei zu kurz, wodurch der Brennpunkt irgendwo hinter der Retina liegt statt direkt auf ihr.

Durch stärkere Beanspruchung der Ziliarmuskeln kann die Krümmung der Linse so weit verändert werden, daß entfernte Objekte dennoch auf der Retina fokussiert werden können. Die Akkomodationskraft der Linse ist jedoch nicht stark genug, damit auch nahe Gegenstände klar erkennbar werden. Auf diese Weise kommt die verschwommene Sehweise und Leseunfähigkeit vieler weitsichtiger Kinder zustande.

Die übliche Behandlungsart für Weitsichtigkeit besteht im Verschreiben von Lesebrillen, und in vielen Fällen werden sogar Brillen für Nah- und Fernsicht empfohlen, um visuelle Überanstrengung und daraus resultierende Kopfschmerzen zu vermeiden. Interessanterweise sind die meisten Säuglinge bei ihrer Geburt weitsichtig und während der ersten Wochen und Monate nicht fähig, nahe Objekte klar zu erkennen. Bei der Geburt sind die Augen noch nicht voll entwickelt; sie verändern in den folgenden Monaten ihre Größe und Form, bis schließlich eine normale Sehfähigkeit erreicht wird.

Aus diesem Grund können wir Hyperopie sowohl vom genetischen als auch vom psychologischen Standpunkt betrachten. Die Forschung ist hier noch nicht zu endgültigen Schlüssen gelangt, aber auch in diesem Fall müssen wir uns fragen: Ist es möglich, daß Kindheitstraumata die Entwicklung der visuellen Funktion und die korrekte Ausformung des Augapfels von Weitsichtigen gehemmt haben? Besteht eine Beziehung zwischen negativen Umwelteinflüssen in der Kindheit und einer Neigung zu Hyperopie? Und wie bei der Kurzsichtigkeit führt uns das logischerweise zu der Frage: Wenn psychologische Faktoren in der Kindheit diese Entwicklung angeregt oder verursacht haben, ist es uns dann als Erwachsenen oder Heranwachsenden möglich, diese Entwicklung umzukehren?

Die konkrete Veränderung, die stattfinden muß, ist, daß das weitsichtige Auge in seiner Form ein wenig gestreckt werden muß; zudem muß die Kornea ein wenig stärker gekrümmt sein, um das Licht auf der richtigen Stelle genau auf der Retina gebündelt auftreffen zu lassen. Die einem möglichen Heilungsprozeß zugrunde liegende Logik ist die gleiche wie bei der Korrektur von Kurzsichtigkeit. Zuerst müssen wir einmal die emotionalen Hemmungen untersuchen, die zu dem visuellen Zustand geführt haben. Dann müssen wir unsere geistigen Kräfte darauf richten, die erforderlichen physischen Veränderungen innerhalb der Augen zu erzeugen.

Falls Sie regelmäßig Korrekturgläser oder Kontaktlinsen tragen, sollten Sie sich irgendwann in der nächsten Zeit neue, um etwa eine Dioptrie verminderte verschreiben lassen, um Ihren Augen die Möglichkeit zu geben, sich zu verbessern, ohne von einer zu starken Korrekturhilfe zurückgehalten zu werden. Nimmt Ihre Brille den Augen die meiste oder alle Arbeit des Fokussierens ab, werden sich Ihre Augen daran gewöhnen und natürlicherweise «faul» werden und ineffektiv arbeiten. Auch sollten Sie regelmäßig und so oft wie möglich ein paar Stunden ohne Brille oder Kontaktlinsen auskommen, so daß Sie mit dem natür-

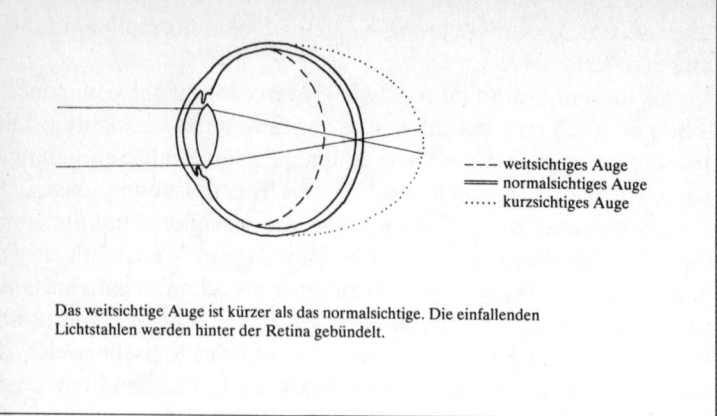

Das weitsichtige Auge ist kürzer als das normalsichtige. Die einfallenden Lichtstahlen werden hinter der Retina gebündelt.

lichen Zustand Ihrer Sehfähigkeit in Berührung bleiben und sich nicht völlig von Ihrer Sehhilfe abhängig fühlen.

Weitsichtige Kinder neigen zu Atemmustern, die ganz allgemein den Ausdruck von Gefühlen hemmen, und meistens auch im Erwachsenenalter beibehalten werden. Die Atmung ist meist flach, oft wird fast nur im oberen Brustbereich geatmet, und der Atem wird unnormal oft angehalten. Diese Atemmuster reflektieren Gefühle von Unsicherheit und Angst. Auch wenn Sie nicht daran glauben, Ihre Sehfähigkeit durch solche Übungen verbessern zu können, sollten Sie, wenn Sie feststellen, daß Sie Atemhemmungen haben, die sich negativ auf Ihre emotionalen und geistigen Funktionsfähigkeiten auswirken, Schritte unternehmen, diese Atemgewohnheiten zum Positiven zu verändern.

Besonders effektiv hierfür sind jene Übungen aus dem Ersten Teil, welche visuelle Übungen mit gleichmäßig rhythmischer Atmung verbinden. Sobald Sie beginnen, Ihrer Atmung Beachtung zu schenken, werden Sie bemerken, wo sie blockiert ist und in welchen Situationen Sie den Atem anhalten statt gleichmäßig durch einen Atemzyklus zu gehen. Allein schon dadurch, daß Sie sich Ihrer Atmung bewußt werden, können positive Veränderungen eintreten. Bewußtes und richtiges Atmen ist ein wesentlicher

Faktor zur Gesundung und Gesunderhaltung im allgemeinen, ein Thema, das ich in meinem Buch *Natürlich Atmen* ausführlicher abgehandelt habe, als es an dieser Stelle möglich ist.

Zur Zeit gibt es keine operative Behandlungsmöglichkeit für Weitsichtige. Sie haben also die Wahl, mit dem Tragen von korrektiven Gläsern oder Kontaktlinsen zufrieden zu sein, oder zusätzlich Ihre Selbstheilungsfähigkeiten zu erforschen und einzusetzen. Es spricht sicher nichts dagegen, sich auf das Tragen einer Brille zu beschränken; Sie werden jedoch erstaunt sein über die Fähigkeiten, die Sie in sich selbst entdecken werden, wenn Sie die Möglichkeiten einer Selbstheilung an sich erforschen. Ihr Augenarzt wird vielleicht über Ihr Interesse, sich selbst zu heilen, lachen, da er aus seiner Erfahrung und Ausbildung heraus der Ansicht ist, daß die meisten Menschen keine Besserung ihrer Weitsichtigkeit erfahren. Aber es gibt keinen Grund, warum Sie nicht die Ausnahme von der Regel sein sollten!

Altersweitsichtigkeit

Diese Form von Weitsichtigkeit ist die am meisten verbreitete Art der Sehschwäche. Sie wird «Altersweitsichtigkeit» genannt, weil sie mit dem natürlichen Alterungsprozeß des Körpers zusammenhängt und meistens erst im Alter ab 40 Jahren auftritt. Ebenso wie Hyperopie beinhaltet auch Presbyopie oder Altersweitsichtigkeit die Unfähigkeit, nahe vor den Augen befindliche Objekte klar zu erkennen.

Obwohl die Auswirkungen sich sehr ähneln, ist der physische Zustand bei diesen beiden Arten von Weitsichtigkeit unterschiedlich. Bei Presbyopie sind die Augen normal geformt, bei Hyperopie hingegen zeigen sie eine Abweichung von der normalen Form. Bei Presbyopie besteht die Schwierigkeit darin, daß die innere Linse («innere» im Gegensatz zur Kornea, die ebenfalls wie eine Linse wirkt) und der Ziliarmuskel ein klares Fokussieren unmöglich machen.

Die innere Linse wird vom Ziliarmuskel umgeben. Dieser ringförmige Muskel vergrößert in entspanntem Zustand seinen Innendurchmesser und verringert ihn, wenn er sich zusammenzieht. Der

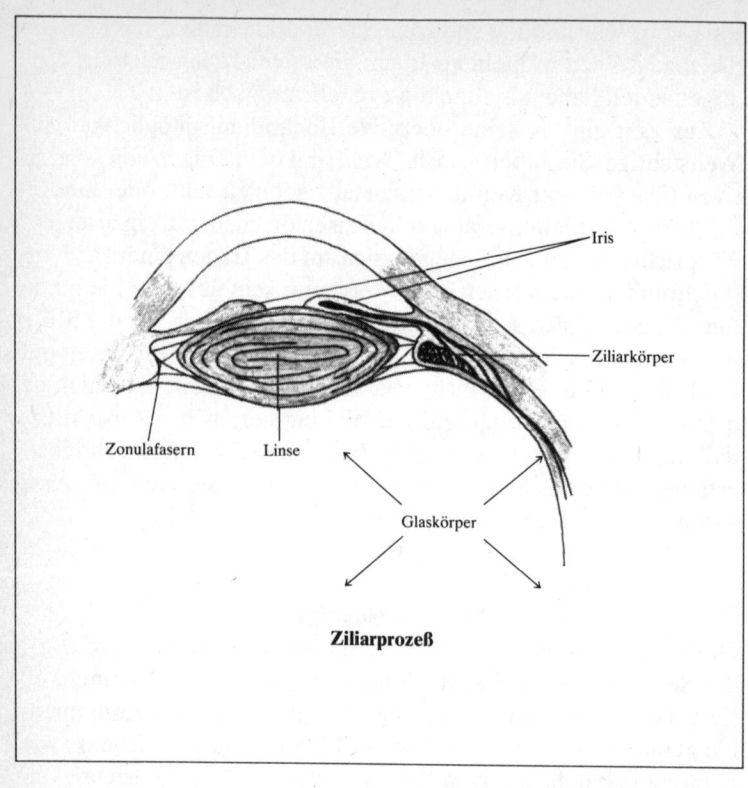

Ziliarprozeß

Ziliarmuskel ist mit dem äußeren Rand der inneren Linse durch die Zonulafasern verbunden, die als Aufhängebänder dienen, mit deren Hilfe die Linse in ihrer Stellung gehalten wird. Wenn sich der Ziliarmuskel durch Entspannung nach außen hin dehnt, zieht er damit an den Zonulafasern, wodurch die Linse abgeflacht wird. Zieht der Ziliarmuskel sich zusammen, läßt der Zug auf die Linse nach und sie kehrt aufgrund ihrer Elastizität wieder in ihre natürliche gekrümmte Form zurück.

Das Problem der Presbyopie entsteht, sobald die Linse ihre Elastizität verliert und sich nicht mehr genügend abflacht, wenn der Ziliarmuskel sich zum Fokussieren zusammenzieht. Wir müssen uns also fragen: Warum verliert die Linse ihre natürliche Elastizi-

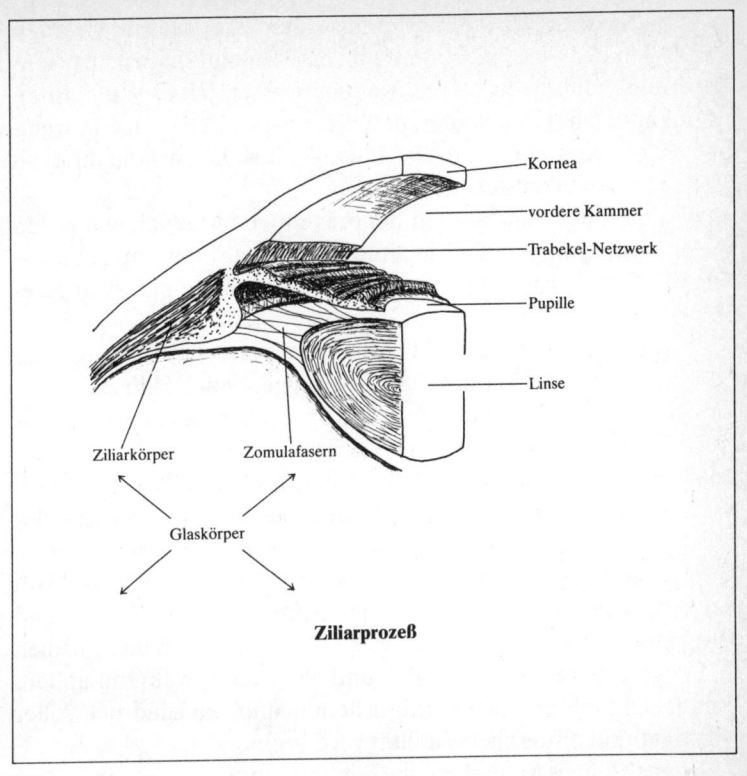

Ziliarprozeß

tät und damit nach und nach die Fähigkeit, auf nahe Objekte zu fokussieren?

Diese Linse besteht aus transparenten (ohne Pigmente und Blutzufuhr) elastischen Fasern. Die Zellen dieser Fasern unterscheiden sich im Aufbau von fast allen übrigen Körperzellen; sie werden nämlich nicht wie andere Zellen regelmäßig ersetzt und müssen so eine ganze Lebensspanne lang ihre Funktion erfüllen. Unglücklicherweise sterben, während wir älter werden, diese Zellen innerhalb der Linse nach und nach ab und vermindern dadurch die Elastizität der Linse.

Die Gründe des fortschreitenden Absterbens der Zellen innerhalb der Linse sind noch nicht vollständig erforscht; einige Faktoren aber können wir bereits herausstellen: Zum Beispiel werden die Zellen der Linse nicht durch direkte Blutzufuhr ernährt, sondern nur indirekt durch das Kammerwasser *(Humor aquosus)*. Man kann daher annehmen, daß die inneren Zellen, die in weniger engem Kontakt mit dieser Flüssigkeit stehen als die äußeren Zellen, früher abzusterben beginnen.

Aus diesem Grund sollten bei präventiven Maßnahmen gegen Altersweitsichtigkeit Kreislauf und Ernährung als wichtige Faktoren für die Gesunderhaltung der Zellen der inneren Linse angesehen werden.

Ein anderer wichtiger Faktor, der oft vergessen wird, ist die Gesundheit und Vitalität des die Linse umgebenden Ziliarmuskels. Wie alle anderen Muskeln unseres Körpers kann auch dieser Muskel in guter oder schlechter Verfassung sein. Und ebenso wie der restliche Körper können auch die Ziliarmuskeln relativ früh altern oder bis ins hohe Alter vital und kräftig bleiben. Natürlich ist jeder Alterungsprozeß, teilweise wenigstens, genetisch bedingt; aber wir wissen auch aus unserer täglichen Erfahrung, daß es viel von unserer grundsätzlichen Lebenseinstellung abhängt, wie vital und jung und kraftvoll wir sind. Es gibt Menschen, die in ihren frühen Vierzigern bereits unbeweglich und alt wirken, während andere mit achtzig Jahren noch kräftig scheinen und den Eindruck voller geistiger und physischer Vitalität vermitteln.

Ebenso gibt es Menschen, die mit fünfunddreißig Jahren bereits eine Lesebrille brauchen, und andere, die im Alter von siebzig noch immer ohne Brille die Tageszeitung lesen können. Wenn ein Augenarzt sagt, daß Sie ab vierzig eine Lesebrille brauchen, so geht er davon aus, daß Sie die durchschnittliche Gesundheit des heutigen Menschen unserer Zivilisation repräsentieren. Vielleicht trifft dies ja auf Sie zu. Vielleicht können Sie aber auch zu der Minorität gehören, die ihre Fähigkeit zum Nahsehen weit über dieses Alter hinaus behält.

Viele von uns versuchen, ihren Körper durch gesunde Ernährung und ausreichende Bewegung gesund zu erhalten. Warum tun wir dies nicht auch für unsere Augen? Unglücklicherweise werden Augenärzte während ihrer Ausbildung gelehrt, daß es das beste sei, ihre Patienten auf die mögliche Entwicklung von Altersweitsichtigkeit vorzubereiten. So wird uns also gesagt, daß es natürlich sei, im Alter ab vierzig Jahren die Fähigkeit zum Nahsehen zu verlieren, und daß wir uns damit abfinden sollten. Wir werden dazu erzogen zu glauben, daß wir unsere Sehfähigkeit verlieren werden. Betrachten wir Körper und Geist als eine Einheit, so wird klar, was diese Einstellung für negative Folgen haben kann.

In meiner Arbeit mit weitsichtigen Patienten habe ich immer wieder erlebt, daß viele Weitsichtige Perioden völliger Klarsichtigkeit erleben, wenn sie entspannt und ohne Streß und seelische Belastung sind. Presbyobie ist ein extrem veränderlicher Zustand. Empfindet der Patient sich selbst gewohnheitsmäßig als müde, unter Zeitdruck stehend und energielos, so tritt Weitsichtigkeit auf. Ändert sich das Selbstbild dahingehend, daß er sich vital, frei von emotionalen Problemen und voller Lebensfreude erlebt, kehrt die Sehfähigkeit früherer Jahre zurück.

Wir müssen uns also bewußt sein, daß wir es bei der Weitsichtigkeit nicht mit einem einfachen, rein physischen Zustand zu tun haben, der dauerhaft und nicht reversibel ist, sondern vielmehr mit einer allgemeinen Geisteshaltung, die sich im Physischen manifestiert. Die meisten Ärzte werden mir darin zustimmen, daß die geistige Erwartungshaltung ein bestimmender Faktor der physischen Gesundheit ist. Zu einem großen Ausmaß erzeugen wir tatsächlich selbst unsere Krankheiten, unsere körperlichen Schwächen und mit Sicherheit auch das unnatürlich frühe Einsetzen des Alterungsprozesses.

So liegt es auch in unseren eigenen Händen, uns eine gesunde, vitale Lebenseinstellung zu bewahren und in diesem Zusammenhang auch unsere Augen noch viele Jahre über die Vierzig hinaus vital und jung zu erhalten.

Vorbeugen gegen Altersweitsichtigkeit

Ab dem Alter von zwanzig Jahren, wenn der Wachstumsprozeß abgeschlossen ist, können wir daran arbeiten, das Auftreten von Altersweitsichtigkeit (sowie auch den Alterungsprozeß des übrigen Körpers) aufzuschieben, indem wir ausreichend Sport treiben, für eine gut ausgewogene Ernährung sorgen und besondere

Sehübungen praktizieren, mit denen wir uns im folgenden befassen werden.

Mindestens ebenso wichtig ist es aber auch, daß wir eine neue Einstellung zur Gesundheit überhaupt finden. Wie zum Beispiel Dr. Larry Dossey in seinem Buch *Die Medizin von Zeit und Raum* ausführt, bestimmt unsere grundsätzliche Einstellung gegenüber uns selbst unseren Alterungsprozeß wesentlich mit. Wir können den Fluß der Zeit auf viele verschiedene Weisen erleben. Unsere moderne Kultur aber verleitet uns dazu, Zeit als eine schnell fließende, hastige Bewegung zu erfahren, der wir stets hinterherlaufen müssen. Von frühester Kindheit an werden wir gezwungen, uns zu beeilen: wir hasten zur Schule, wir hasten zum Arbeitsplatz, immer gegen die Zeit arbeitend.

Das Ergebnis ist eine allgemeine Anspannung und das Gefühl, daß die Zeit uns ständig davonläuft. Wir werden dazu erzogen, unser Leben nicht als eine entspannte, gegenwartsorientierte Erfahrung zu erleben, sondern als einen stetigen, allzu schnellen Weg auf das sichere Grab zu. Wir verbringen in unserer Kultur so viel Zeit damit, uns über die Zukunft Sorgen zu machen, daß wir kaum jemals dazu kommen, die Gegenwart zu genießen. Und dieser Streß beschleunigt natürlich den Alterungsprozeß. Wir arbeiten und beeilen uns so sehr, daß alles, worauf wir uns freuen können, die letzten paar friedlichen Jahre nach der Pensionierung sind, bevor wir krank und schwach werden und sterben.

Einer der besten Wege, Altersweitsichtigkeit vorzubeugen, besteht also darin, unser Zeitempfinden zu einer entspannteren, mehr gegenwartsorientierten Erfahrung hin zu verändern. Fast alle Tätigkeiten in unserer Kultur erfordern eine fast ausschließliche Konzentration auf den Nahbereich. Daher sollten wir, wann immer wir eine Pause machen, zum Ausgleich in die Ferne blicken. Außerdem würde es unserer allgemeinen Gesundheit gut tun, wenn wir regelmäßig tief durchatmeten, uns ausgiebig streckten und dem Körper erlaubten, sich von den Anspannungen unserer rastlosen Zivilisation ab und zu zu erholen.

Eine andere, interessante Theorie über Altersweitsichtigkeit fügt sich in diese Betrachtungen ein: Früher haben wir viel weniger Arbeiten im Nahbereich verrichtet, als das heute der Fall ist.

Auch wurden die Kinder früher nicht für so lange Zeiten gezwungen, die Schule zu besuchen und sich auf Bücher zu konzentrieren, wie heutzutage. Die Augen waren freier, entspannter und verbrachten viel mehr und längere Zeit damit, auf ferne Gegenstände zu blicken. Vielleicht also werden wir, wenn wir so um die Vierzig sind, tief im Inneren einfach müde, die Augen zu dermaßen viel Nah-Arbeit zu zwingen. Vielleicht lehnen wir uns unbewußt gegen diesen lebenslangen Zwang auf und beginnen, den Nah-Arbeitsbereich aus unserem Blickfeld «auszublenden», indem wir ihn verschwimmen lassen. In diesem Fall wäre Altersweitsichtigkeit kein natürlicher Prozeß, sondern eine Reaktion auf bestimmte Lebensumstände.

Tatsächlich geben die meisten weitsichtigen Patienten, mit denen ich gearbeitet habe, nach ernsthafter Selbstreflexion zu, daß sie der ständigen Anspannung des Nah-Fokussierens müde sind und sich auf gewisse Weise gern dem Druck und der Anspannung, die normalerweise mit Tätigkeiten wie Lesen, Schreiben, Bedienen von Maschinen und anderem verbunden sind, entledigen würden. Dies könnte zumindest einer der Gründe für die Entwicklung von Altersweitsichtigkeit sein.

Wilhelm Reich, einer der Pioniere der modernen Psychologie, stellte fest, daß wir zur gleichen Zeit unsere Fähigkeit, nah zu fokussieren, verlieren, wenn wir auch physisch zu altern beginnen. Er hielt es für möglich, daß wir dadurch vermeiden wollen, den Alterungsprozeß unseres eigenen Körpers visuell zu verfolgen.

Psychologische Hypothesen dieser Art können Zustände wie die Altersweitsichtigkeit zwar nicht vollständig und ausreichend erklären, ein Kern von Wahrheit scheint in solchen Beobachtungen aber doch enthalten zu sein. Wenn wir den durch unseren Alterungsprozeß näher rückenden Tod nicht akzeptieren, werden wir es natürlich vermeiden wollen, den darauf hinauslaufenden Prozeß überhaupt visuell wahrzunehmen. Die in diesem Zusammenhang wichtige Frage ist also: In welchem Ausmaß akzeptieren wir unseren natürlichen Alterungsprozeß? Sind wir fähig, die Tatsache unseres sicheren Todes zu akzeptieren? Und können wir uns aus dem hektischen Treiben des täglichen Lebens befreien und den Augen erlauben, sich zu entspannen und die Gegenwart um uns herum zu genießen?

Über solche Fragen regelmäßig zu meditieren, kann das notwendige Fundament für den Erfolg der folgenden Übungen sein.

Optometrische Korrektur von Altersweitsichtigkeit

Augenärzte versuchen oft, besonders nett zu Ihnen zu sein. Sie möchten, daß Sie sich mit Ihrer Lesebrille wohl fühlen, sie möchten Ihren Augen die Arbeit des Nah-Fokussierens so weit wie möglich erleichtern. Daher ist es allgemein üblich, Gläser zu verschreiben, die eine Dioptrie zu stark für die gegenwärtigen visuellen Bedürfnisse sind. Dies gibt Ihnen sozusagen einen «Komfortbereich», so daß die Ziliarmuskeln überhaupt nicht arbeiten müssen, um nah zu fokussieren.

Dies ist einerseits natürlich hilfreich. Andererseits aber wird diese überstarke Sehhilfe dazu führen, daß die Funktionsfähigkeit der Ziliarmuskeln um so schneller zurückgeht, so daß Ihre Sehfähigkeit sogar noch schneller abgebaut wird, als es normalerweise der Fall wäre. Der Ziliarmuskel arbeitet wie jeder andere Muskel auch; wenn Sie ihn nicht benutzen, wird er seine Kraft verlieren. Dem können Sie entgegenarbeiten, indem sie die Ziliarmuskeln häufiger durch entsprechende Sehübungen bewußt anstrengen, damit sie ihre Stärke zurückgewinnen. Wenn Sie eine neue Lesebrille brauchen, achten Sie darauf, daß sie nicht zu stark ist – und benutzen Sie sie nur, wenn es unbedingt notwendig ist. Lassen Sie Ihre Augenmuskeln arbeiten, damit sie nicht erschlaffen!

Das gleiche gilt natürlich für Ihren gesamten Körper. Gehen Sie, statt das Auto zu benutzen, wo immer möglich; tragen Sie ab und zu Ihre Einkäufe nach Hause, um die Muskeln zu stärken, suchen Sie nach Möglichkeiten, physisch zu arbeiten, statt sie zu vermeiden. Genießen Sie das schnellere und kräftigere Atmen, das mit der körperlichen Arbeit einhergeht, und lassen Sie Ihren Körper bis ins hohe Alter hinein kräftig und elastisch bleiben.

Es gibt Brillen, bei denen nur der untere Teil als Lesebrille eingeschliffen ist; der obere Teil besteht aus nicht geschliffenem, klarem Glas. Diese Gläser werden gefertigt, damit Sie nicht jedesmal nach der Lesebrille zu greifen brauchen, wenn Sie nur kurz etwas lesen oder sonstwie im Nahbereich erkennen wollen. Solche Brillen sind sicher sehr praktisch, trotzdem möchte ich Ihnen nicht dazu raten. Man hat nämlich durch Tests herausgefunden, daß die emotionale Reaktion gegenüber der Außenwelt vermindert wird, wenn wir diese durch eine «Wand» aus Glas hindurch betrachten. Sie setzen mit einer solchen Brille eine gläserne Barriere zwischen sich und Ihre Freunde. Es ist schwieriger, zu jemanden Augenkontakt aufzunehmen, der eine Brille trägt, als zu jemandem, dem man ohne ein solches Hindernis in die Augen sehen kann. Die kleine Umständlichkeit, zu Ihrer Brille greifen zu müssen, wenn Sie etwas Nahes erkennen wollen, ist es vielleicht wert, daß Sie dadurch im übrigen Ihre visuelle Freiheit ohne hindernde Barriere behalten. Die Entscheidung liegt natürlich immer bei Ihnen, doch Sie sollten beide Alternativen bedenken.

Noch etwas möchte ich Ihnen vorschlagen. Wenn Sie merken, daß Sie eine neue Brille brauchen, weil das Lesen bei künstlicher Beleuchtung Ihre Augen ermüdet, dann werfen Sie Ihre alte Brille nicht weg. Wenn Sie wach und ausgeruht und die Augen nicht ermüdet sind, tragen Sie die alten, schwächeren Gläser; tragen Sie die stärkere Brille nur, wenn Sie sie wirklich brauchen. Presbyopie hängt mit der Erschlaffung, das heißt der Ermüdung der Ziliarmuskeln zusammen, und Sie sollten die stärkeren Gläser nur dann benutzen, wenn diese Muskeln besonders ermüdet sind.

Übungen zur Vorbeugung und Behebung von Weitsichtigkeit
Dieses Übungsprogramm habe ich vor einigen Jahren für den Amerikanischen Pilotenverband (American Airline Pilots Association) entwickelt. Es enthält eine fünfminütige Übungsserie, die Sie regelmäßig durcharbeiten sollten, um der Entwicklung von Weitsichtigkeit vorzubeugen beziehungsweise eine bereits bestehende zu reduzieren.

Übung: **Schneller Blickwechsel**
Diese Übung, aus einer traditionellen Bates-Übung entwickelt, läßt die Ziliarmuskeln besonders stark in Aktion treten und sollte *immer* durch mindestens sechs Atemzüge langes Palmieren beendet werden, um die Augen nach dieser besonders anstrengenden Arbeit zu entspannen.

Bedecken Sie das linke Auge mit der rechten Hand wie beim Palmieren, lassen Sie es aber unter der Handfläche geöffnet.

Bewegen Sie die linke Hand, die Handfläche dem Gesicht zugewandt, nun auf das rechte Auge zu und dann wieder von ihm weg, und sehen Sie sich dabei die Einzelheiten Ihrer Handfläche genau an. Bewegen Sie die Hand bis auf Armeslänge von sich weg und dann wieder auf das Auge zu, bis Sie sie nicht mehr klar erkennen können, und atmen Sie den Bewegungen entsprechend ein und aus.

Danach palmieren Sie sechs Atemzüge lang beide Augen. Nun machen Sie die gleiche Übung mit dem anderen Auge und palmieren danach wieder. Achten Sie darauf, sich dabei immer Ihrer Atmung und Ihrer Augen bewußt zu bleiben.

Übung: **Entspannung von Nacken und Kopf**
Chronische Spannungen in Nacken und Kopf scheinen mit den für Weitsichtigkeit typischen Verspannungen der Augen zusammenzuhängen. Diese Verspannungen können Sie mit der folgenden Übung reduzieren.

Diese Übung machen Sie am besten im Stehen. Beginnen Sie, den Kopf *langsam* von einer Seite über den Nacken zur anderen zu rollen. Atmen Sie dabei durch den Mund, und lassen Sie Kinn und Zunge sich entspannen. Geben Sie einen weichen Aaahhh»-Laut von sich, während der Kopf über die Schulter und den Nacken abrollt.

Lassen Sie den Kopf dann locker nach vorn fallen und rollen Sie ihn dann zu einer vollen Kreisbewegung ab. Auch die Nackenmuskeln werden dabei gelockert und entspannt.

Nun lassen Sie den Oberkörper langsam nach vorn sinken, die Arme hängen dabei entspannt herunter, die Knie sind ganz leicht gebeugt, und Sie atmen nur durch den Mund. Berühren Sie mit den Händen kurz den Boden, und schütteln Sie den Kopf leicht vor und zurück. Durch diese Körperstellung fließt verstärkt Blut dem Kopf und den Augen zu. Geben Sie mit entspannter Zunge Laute von sich, und lassen Sie die Nackenmuskeln sich noch tiefer entspannen.

Dann richten Sie sich langsam wieder auf, indem Sie aus der Hüfte heraus erst den Oberkörper, dann die Schultern und schließlich langsam den Kopf wieder heben.

Klopfen Sie leicht mit den Händen auf den Kopf, um die extraokularen Muskeln der Augen noch weiter zu lockern und verstärkt die Zirkulation anzuregen. Geben Sie auch dabei einen weichen «Aaahhh»-Laut von sich. Senken Sie den Kopf und klopfen Sie auch auf den Nacken.

Übung: **Visualisation**
Wie bei der Kurzsichtigkeit können wir auch hier die Kräfte des Geistes dazu benutzen, Veränderungen innerhalb der Augen hervorzurufen. Dies ist eine experimentelle Technik, die jedoch großen Erfolg verspricht. Sie können die Gesundheit Ihrer Augen selbst «in die Hand nehmen». Wenn Sie das Gehirn dazu bringen, Anordnungen zur Linse, den Ziliarmuskeln und der Kornea zu senden, auf daß diese ihre Form und Funktion ein wenig verändern, tun Sie damit sehr viel für die Gesundheit Ihrer Augen.

Die Beziehung zwischen dem Bewußtsein und dem physischen Körper gehört noch immer zu den unerforschten Bereichen der menschlichen Existenz. Durch diese Visualisationsübung erforschen Sie Ihre Fähigkeit, sich selbst zu heilen. Für viele Menschen ist es eine außerordentliche Erfahrung, ihr Bewußtsein direkt auf die Augen zu lenken, zu erleben, wie diese sich fühlen, und bewußt heilende Energie zu ihnen zu senden. Versuchen Sie dieses Visualisieren, und finden Sie durch eigene Erfahrung heraus, ob die Übung für Sie von Wert ist.

Übungstext:
Suchen Sie sich einen Ort, an dem Sie für die nächsten fünfzehn Minuten nicht gestört werden, und setzen oder legen Sie sich bequem hin. Ziehen Sie am besten die Schuhe aus, und entspannen Sie sich. Schließen Sie die Augen und lenken Sie die Aufmerksam-

keit auf das Empfinden der mit jedem Atemzug durch die Nase ein- und ausströmenden Luft. Beobachten Sie die Atmung, aber machen Sie dabei keine bewußte Anstrengung zu atmen. Beobachten Sie einfach nur passiv, wie die momentane Atmung Ihren allgemeinen körperlichen und emotionalen Zustand widerspiegelt.

Lassen Sie Ihre Bewußtheit sich auf den gesamten Kopf ausdehnen, so daß Sie sich des Raumes innerhalb der Schädelknochen bewußt werden. Atmen Sie in diesen Raum hinein, und lassen Sie ihn sich weiten und entspannen.

Nun, während Sie sich weiterhin Ihrer Atmung bewußt bleiben, erweitern Sie diese Bewußtheit auf den gesamten Körper. Seien Sie sich Ihrer selbst bewußt, Ihrer Gegenwart innerhalb des Raumes und Ihrer Atmung.

Lenken Sie nun Ihre Aufmerksamkeit auf Ihr Herz. Seien Sie sich seiner Bewegungen innerhalb des Brustkorbs bewußt. Fühlen Sie, wie das Leben in Ihnen pulsiert. Beobachten Sie, was für ein Gefühl Sie haben, wenn Sie sich Ihres Herzens und Ihrer Atmung gleichzeitig bewußt sind. Lassen Sie dieses Gefühl sich ausbreiten, und genießen Sie das Erlebnis, in eben diesem Moment am Leben zu sein, mit entspannter Atmung, einem starken Herzen und ruhigem Geist.

Nun richten Sie Ihre Aufmerksamkeit auf die Kehle. Fühlen Sie, wie dieser Bereich sich entspannt, wie die Zunge, das Kinn sich entspannen, so daß der Atem gleichmäßiger, weicher und anstrengungsloser durch die Stimmbänder hindurchströmt.

Nun lenken Sie, ohne sich anzustrengen, die Aufmerksamkeit auf die Augen selbst. Seien Sie sich einfach der Augen bewußt, wie sie im Kopf ruhen, und beobachten Sie, welches Gefühl dabei in Ihnen aufsteigt.

Stellen Sie sich die Präsenz der Ziliarmuskeln vor, wie sie die Linse der Augen umgeben. Erlauben Sie diesen Muskeln, sich zu entspannen.

Nun stellen Sie sich vor, Sie würden auf etwas sehr dicht vor Ihren Augen Befindliches blicken, vielleicht auf die eigene Hand oder das Gesicht eines Freundes. Fühlen Sie, wie die Ziliarmuskeln sich zusammenziehen und die Linse in jedem Auge sich stärker krümmt.

Erleben Sie dies als anstrengungslos, atmen Sie entspannt, und atmen Sie völlig aus, während Sie sich dieses Bild dicht vor Ihren Augen vorstellen.

Nun stellen Sie sich vor, Sie würden in die Ferne sehen; lassen Sie Ihre Ziliarmuskeln sich dabei entspannen.

Wechseln Sie so ein paarmal in der Vorstellung von Nah- zu Fernsicht und zurück, und dann entspannen Sie sich vollständig und lösen sich von der Visualisation. Atmen Sie und seien Sie sich Ihres Körpers bewußt.

Nun richten Sie die Aufmerksamkeit wieder auf die Augen, auf die Linse in jedem Auge, auf die Präsenz dieses Bündels von Zellen. Stellen Sie sich vor, daß die Gesundheit und Vitalität dieser Zellen sich erhöht, daß mehr Sauerstoff und Nährstoffe in diese Linsen hineinfließen und dort mehr Vitalität und Gesundheit bewirken.

Stellen Sie sich vor, daß diese Linsen elastischer und flexibler werden, fähig werden, sich genügend abzuflachen, um ein Nah-Fokussieren möglich zu machen.

Entspannen Sie sich nun, geben Sie beim nächsten Ausatmen einen wohligen, seufzenden Laut von sich, und genießen Sie das Empfinden von Vitalität und Entspannung in den Augen.

Bleiben Sie so entspannt, so lange Sie wollen, und wenn Sie sich bereit fühlen, zum normalen Tagesgeschehen zurückzukehren, öffnen Sie die Augen, gähnen, strecken sich und stehen dann auf.

Machen Sie diese Sitzung sooft Sie wollen, einmal wöchentlich oder dreimal täglich, je nach Ihren Bedürfnissen und Ihrer Motivation.

Wenn Sie lediglich unter Augenermüdungserscheinungen leiden, palmieren Sie des öfteren, während Sie gleichzeitig bewußt atmen. In den meisten Fällen reicht dies aus, um die Augen genügend zu entspannen. Wenn Sie trotzdem auch weiterhin noch Verspannungen in den Augen fühlen, sollten Sie sich den Übungen zur Ganzkörper-Entspannung aus dem Ersten Teil zuwenden.

12.
Der graue Star (Katarakt)

Anschließend an unsere Erörterung der Weitsichtigkeit wollen wir uns nun dem Problem des grauen Stars zuwenden, denn beide haben hauptsächlich mit der inneren Linse und dem Alterungsprozeß zu tun.

Katarakt wird jede Eintrübung der klaren Linse genannt, die dem ungehinderten Durchgang des einfallenden Lichts entgegenwirkt. Obwohl grauer Star hauptsächlich bei älteren Menschen auftritt, kann sich dieser Zustand in jedem Lebensalter entwickeln, ja er tritt manchmal sogar bei neugeborenen Säuglingen auf. Die auslösenden Faktoren können unterschiedlicher Art sein. Masern, Diabetes, körperliche Reaktionen auf Drogen, Augenverletzungen und Veränderungen in den Gesamtkörperfunktionen zum Beispiel werden mit der Entstehung von grauem Star in Verbindung gebracht.

Wie bei so vielen anderen Sehschwächen gibt es auch hier bisher keine wissenschaftliche Erklärung für die Entstehung. Tatsächlich sind – unter Einfluß der Relativitätstheorie und der Quantenphysik, welche die bis dahin herrschenden Denkmodelle der molekularen Biophysik als nicht mehr relevant erscheinen läßt – die Erklärungsmodelle für die meisten Krankheiten in letzter Zeit in Frage gestellt worden. Alles, was wir zur Zeit mit Sicherheit sagen können, ist, daß Gesundheit und Krankheit ein Ausdruck der Beziehung zwischen Individuum und Umgebung sind. Zur Erhaltung der Gesundheit scheinen unsere innere Einstellung, unsere Ernährung, Art und Umfang der körperlichen Betätigung, unser Empfinden von Zeit und unsere emotionale Gesundheit ebenso wichtig zu sein wie biologisch-genetische Faktoren. Auch die Entwicklung von grauem Star haben wir mit Sicherheit unter diesem Aspekt zu betrachten.

Unabhängig von der Beschäftigung mit der Frage nach den verursachenden Faktoren müssen wir feststellen, daß der graue Star eine der Hauptarten visuellen Versagens darstellt. Über vierhunderttausend Operationen werden allein in den Vereinigten Staaten durchgeführt, wo zur Zeit über zehn Millionen Menschen aufgrund von grauem Star ihr Augenlicht verlieren. Fünfzehn Prozent der Bevölkerung im Alter zwischen 52 und 85 leiden unter Katarakten, die ihr Sehvermögen merklich einschränken.

Die Symptome bestehen in einer Verminderung der Sehschärfe, ohne daß damit ein Schmerzempfinden einhergeht. Manche erleben diese Verminderung der Sehschärfe, als läge eine Art Dunstschleier auf ihren Augen, andere dagegen klagen nur über eine allgemein verschwommene Sicht. Bestimmte Arten von grauem Star erzeugen außerdem eine Überempfindlichkeit gegenüber einfallendem Licht, zum Beispiel von Scheinwerfern entgegenkommender Fahrzeuge, wie dies bei Nachtblindheit der Fall ist.

In jedem Fall entwickeln sich Bereiche in der Linse, die nicht mehr transparent sind. Manchmal liegt dieser Teilbereich im Zentrum der Linse, in anderen Fällen tritt dieser Effekt zuerst in den Randbezirken der Linse auf.

Grauer Star kann sich über Jahre hin entwickeln oder auch innerhalb von Wochen oder Monaten. Er kann in beiden oder auch nur in einem Auge auftreten. Unabhängig aber von der Schnelligkeit und der Art der Entwicklung ist das Resultat immer eine Verminderung beziehungsweise der Verlust der klaren Sehfähigkeit oder der Sehfähigkeit überhaupt. Und wenn man entdeckt, daß die eigene Sehfähigkeit sich zu vermindern beginnt, führt die dadurch entstehende Verwirrung und Angst zu einer zusätzlichen negativen Einwirkung auf die Sehfähigkeit.

Wenn Sie den Eindruck haben, daß Ihr Sehvermögen nachläßt, sollten Sie auf jeden Fall eine ärztliche Untersuchung vornehmen lassen. Es gibt einfache, schnelle und schmerzlose Untersuchungsmethoden, die beim Verdacht auf grauen Star vom Augenarzt angewandt werden können. Abgesehen von einem chirurgischen Eingriff gibt es keine schulmedizinischen Möglichkeiten, Katarakte zu behandeln. Die medizinische Behandlung besteht lediglich darin, den Katarakt «reifen» zu lassen, bis die Linse extrem getrübt ist, um sie dann schließlich auf operativem Wege zu entfer-

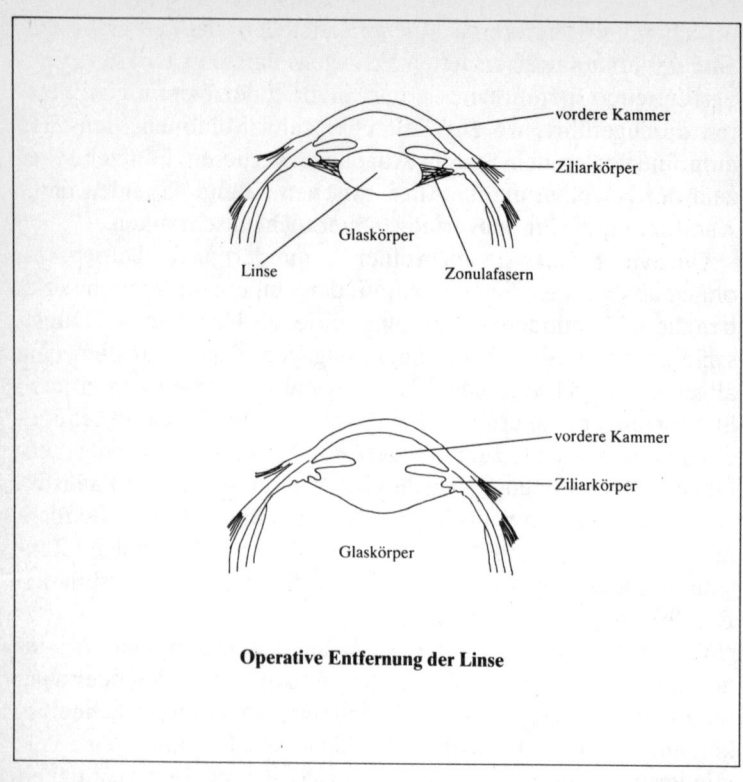

Operative Entfernung der Linse

nen, damit das einfallende Licht wieder ungehindert bis zur Retina gelangen kann.

Interessanterweise finden wir in medizinischen Fachbüchern Kommentare wie den folgenden: «Es gibt keine Behandlung, durch die das denaturierte Protein der von Katarakt befallenen Linse in seinen ursprünglichen, transparenten Zustand zurückversetzt werden kann. *Manchmal jedoch bildet sich der Zustand von selbst spontan zurück, so daß eine Besserung des Sehvermögens eintritt»* (Mosby 1961, S. 382). Dies zeigt, daß die Augen manchmal von selbst eine Verbesserung ihres gesundheitlichen Zustandes hervorbringen. Die Ärzte wissen nicht, auf welche Weise dieser Effekt zustande kommt, aber manche Menschen heilen sich spontan selbst.

Wie bei der Presbyopie besteht auch hier die beste Behandlung in der Vorbeugung, und wir wenden hierfür die gleichen Grundprinzipien an. Die Gesundheit der Zellen der Linse ist abhängig von entsprechender Nahrungsversorgung, adäquater Blutzirkulation, ausreichender Sauerstoffzufuhr und möglicherweise regelmäßiger Aktivität der Linse (durch Akkomodieren und Wechsel von Fern- auf Nahsicht ohne unterstützende beziehungsweise in dieser Hinsicht hindernde Sehhilfe.

Auch für dieses Sehproblem können Sie die Grundübungen zur visuellen Gesundheit aus dem Ersten Teil anwenden.

Operative Maßnahmen

Das Entfernen einer von Katarakt befallenen Linse ist eine der ungefährlichsten und üblichsten Operationen, die von Augenchirurgen tagtäglich überall auf der Welt ausgeführt werden. Wir unterscheiden hierbei zwei verschiedenartige Vorgehensweisen. Die übliche Methode besteht darin, am äußeren Rand der Kornea einen ziemlich langen Einschnitt zu machen und die Linse vorsichtig zu entfernen. Diese Operation dauert etwa eine Stunde, und normalerweise können Sie das Krankenhaus nach ein oder zwei Tagen verlassen. Die vollständige Heilung dauert jedoch mehrere Monate, und in dieser Zeit darf das Auge nicht durch Druck oder anderweitig belastet werden.

Die zweite Operationsmethode zur Entfernung eines Katarakts wird normalerweise nur bei Personen im Alter von unter 45 Jahren angewandt. Bei dieser Methode wird die Linse erst zerkleinert, bevor man sie aus dem Auge entfernt. Dieses Zerkleinern wird mit Hilfe eines winzig kleinen, vibrierenden chirurgischen Werkzeugs bewerkstelligt, das im Prinzip wie ein mikroskopisch kleiner Preßlufthammer arbeitet, indem es 400mal in der Sekunde auf das Gewebe einschlägt und die Linse so in winzige Stücke zerteilt, die dann aus dem Auge entfernt werden.

Da der für diese Operationsmethode benötigte Einschnitt in die Kornea nur wenige Millimeter lang sein muß, ist das Operationstrauma durch die bei der Operation entstehende Verletzung des Auges wesentlich geringer als bei der zuerst beschriebenen Methode, und der Patient kann sich viel schneller, normalerweise in etwa drei Wochen, von der Operation erholen. Aus vielerlei physiologischen Gründen ist diese Operation jedoch nicht gut bei Patienten über 60 Jahren anwendbar, bei Patienten im Alter von unter 40 Jahren jedoch besonders leicht.

Ihr Arzt kann Sie darüber weitergehend beraten, falls Sie sich in der Situation befinden, eine solche Operation vornehmen lassen zu müssen. Wenn Sie sich dann von der Operation selbst erholt haben, verbleibt Ihnen noch der restliche Heilungsprozeß. Die eingetrübte Linse, die Ihre Sehfähigkeit beeinträchtigte, ist entfernt worden. Damit haben Sie aber nun ein Fokussierungselement verloren, das die Feinabstimmung des auf die Kornea auftreffenden Lichtes vornimmt, um es auf der Retina scharf und richtig gebündelt als klares Bild auftreffen zu lassen. Nach einer Kataraktoperation können Sie die Welt nur sehr verschwommen wahrnehmen.

Dieses Fokussierungsproblem wird durch korrektive Sehhilfen in Form von Brille oder Kontaktlinsen gelöst, die die Aufgabe der Linse übernehmen. Natürlich kann durch solche äußerlichen Maßnahmen die Feinabstimmungsfähigkeit der Linse niemals voll ersetzt werden, aber Ihr Sehvermögen wird im Vergleich zum voroperativen Zustand doch erheblich verbessert sein, so daß Sie zum Beispiel wieder Auto fahren können. Im Vergleich zu der durch Katarakte sich entwickelnden fortschreitenden Blindheit ist diese teilweise Korrektur der Sehfunktion ein wahrer Segen.

Bei jüngeren Menschen werden normalerweise Kontaktlinsen empfohlen, da die schweren, dicken Brillengläser, die in diesem Fall erforderlich wären, erhebliche Verzerrungen der Bildgröße und der peripheren Sicht verursachen. Bei älteren Menschen ist der Gebrauch von Kontaktlinsen jedoch häufig sehr schwierig wegen der Empfindlichkeit der Augen, ungenügendem Fluß von Tränenflüssigkeit und der schwierigen und umständlichen Prozedur des regelmäßigen Einsetzens und Herausnehmens der Linsen.

Die dritte Möglichkeit, die Fokussierungs-Fähigkeit des Auges nach einer Kataraktoperation wiederherzustellen, ist das Implantieren einer künstlichen Linse in das Auge. Diese Behandlung wird seit Jahrzehnten immer wieder versucht, aber sie ist bis heute noch immer kompliziert und auf lange Sicht nicht erfolgssicher. Diese Implantation wird gewöhnlich nur bei Patienten vorgenommen, bei denen die Linse eines Auges entfernt wurde, das andere Auge aber völlig gesund ist. Weil eine auf das Auge aufgesetzte Kontaktlinse nicht genau das gleiche visuelle Bild erzeugt wie die natürliche innere Linse des gesunden Auges, erhält das Gehirn von beiden Augen verschieden große Abbilder des gleichen Objekts, was zu einer ernsthaften Verwirrung führt. Die Implantation einer künstlichen «intraokularen» Linse beseitigt diese Schwierigkeit.

Dafür aber treten andere Komplikationen auf, die eine solche Implantation nicht gerade als ideale Lösung erscheinen lassen. Zum Beispiel gibt es bisher keinerlei Langzeittests, die einen dauerhaften Erfolg bestätigen, und zudem kann die künstliche Linse aus ihrer Position innerhalb des Auges rutschen und damit Verletzungen der Retina und der Kornea verursachen. Außerdem besteht bei jedem Implantat immer eine erhöhte Infektionsgefahr.

Der Fremdkörper bedeutet eine ständige Irritation im Inneren des Auges; außerdem besteht die Möglichkeit, daß er sich nach einer gewissen Zeit auflöst, in das umliegende Gewebe aufgenommen wird und auf diese Weise Blindheit hervorruft.

Aus diesen Gründen wird die Implantation einer intraokularen Linse gewöhnlich nur noch bei älteren Patienten mit Katarakt auf nur einem Auge vorgenommen. Zukünftige Verbesserungen der Implantate und Implantationstechniken könnten den Anwendungsbereich natürlich erweitern.

Alternative Behandlungsweisen von grauem Star
Bis noch vor kurzem haben Mediziner über die Vorstellung, daß jemand durch geistige Anstrengung physische Veränderungen an seinem Körper erzeugen könnte, nur den Kopf geschüttelt. Der Körper wurde als eine aus Zellen bestehende komplexe Maschine angesehen, die auf eine unabhängig von ihr bestehende Welt des Bewußtseins nicht reagiert.

Mit den neuen Entwicklungen in der Physik und Biophysik jedoch hat sich unsere Auffassung über die Dualität von Körper und Geist radikal verändert. Sogar so traditionelle wissenschaftliche Vereinigungen wie die «American Association for the Advancement of Science» haben bereits Konferenzen über Themen wie «Die Rolle des Bewußtseins in der physischen Welt» abgehalten und sind zu Schlüssen wie dem folgenden gekommen: «Die neuen Erkenntnisse über das menschliche Bewußtsein lassen uns unübersehbar erkennen, daß bewußte geistige Aktivität meßbare Auswirkungen auf die physische Welt hat – eine Welt, die menschliche Körper, Organe, Gewebe und Zellen einschließt. Der Geist wird zu einem bestimmenden Faktor für Gesundheit und Krankheit» (Dossey, 1984).

Die praktische Umsetzung solcher Erkenntnisse ist die Entwicklung eines Übungsprogramms, mit dessen Hilfe Sie lernen und üben, Ihre bewußte Aufmerksamkeit auf die Linse selbst zu richten. Haben Sie diese Fähigkeit erlangt, brauchen Sie noch das richtige Vorstellungsvermögen und eine starke Motivation, um in der erwünschten Weise erfolgreich auf die Zellen Ihrer Linse einzuwirken. Natürlich ist ein solches Programm experimenteller Natur. Ebenso wie das Selbstheilungsprogramm für Kurzsichtigkeit und das noch folgende Programm für grünen Star ist auch dieses Programm eine völlig ungefährliche und genußvolle Erforschung Ihres persönlichen Heilungspotentials.

Manche Menschen entwickeln grauen Star, die Mehrheit von uns aber nicht. Sind Sie, wenn sich Ihre Linse eingetrübt hat, lediglich das Opfer einer genetischen Prädisposition oder des statistischen Zufalls? Was halten Sie von dem Gedanken, Sie selbst könnten für die Entwicklung des Katarakts verantwortlich sein? Fühlen Sie eine Eigenverantwortung, oder ist für Sie der Körper eine vom Bewußtsein getrennte Maschine, die ohne den Einfluß tieferer Gefühle und Gewohnheiten funktioniert?

Der Gedanke, der diesem Selbstheilungsprogramm zugrunde liegt, ist der, daß wir alle für unsere Gesundheit selbst verantwortlich sind. Dies impliziert, daß unsere lebenslange Gewöhnung an negative geistige Erwartungshaltungen und gehemmtes emotionales Verhalten sowie unsere Ernährungs- und Bewegungsgewohnheiten zur Entwicklung unserer Krankheiten beitragen. Denken Sie, daß dies in Ihrem speziellen Fall zutrifft?

Die Verantwortung für die Entwicklung Ihres Katarakts anzuerkennen, bedeutet jedoch nicht, daß Sie sich damit schuldig fühlen sollen. Verantwortung für die eigene Gesundheit auf sich zu nehmen, heißt einfach zu akzeptieren, was offenbar eine physiologische Realität ist. Nur indem Sie diese Realität anerkennen und entsprechend ihrer natürlichen Gesetzmäßigkeiten handeln, können Sie sich bewußt dazu entscheiden, Ihre physische Gesundheit zu verbessern.

Was wir tun müssen, ist, eine Kommunikation zwischen dem Gehirn (dem Bewußtsein) und den individuellen Zellen, die Hilfe und Korrektur benötigen, zu schaffen. Zellen sind, wie neuere biochemische Forschungen gezeigt haben, lebende Wesen mit eigener Individualität. Diese Vorstellung von individuellen, intelligenzbegabten Zellen ist noch sehr neu, aber die Forschung zeigt eindeutig, daß jede Zelle Ihres Körpers eine vollständige, lebendige Ganzheit ist. Jede Zelle atmet, konsumiert Nahrung, scheidet Abfallprodukte aus und hat ein «Gehirn», welches als Nukleus bezeichnet wird. Innerhalb dieses Nukleus befinden sich etwa sechsundvierzig Chromosomen, von denen wiederum jedes eine große Anzahl von Genen enthält. Diese Gene könnte man als die Intelligenz einer Zelle bezeichnen.

Mit diesen Genen muß das Gehirn also in Kommunikation treten, und tatsächlich findet diese Kommunikation auch ständig statt. Mit jedem Aufsteigen eines Gefühls, zum Beispiel, strömt Energie durch Ihren Körper, die die Funktion und Gesundheit Ihrer Zellen beeinflußt. Wie in dem von Nick Regush herausgegebenen Buch *Frontiers of Healing* klar dargelegt wird, «besitzt jede Zelle eine Intelligenz, die fähig ist, Kommunikation aufzunehmen». Tatsächlich sendet unser Bewußtsein ständig Informationen zu den Zellen und steht mit ihnen in Kommunikation durch eine subtile Art elektromagnetischer Übertragung, von der die Wissenschaft zur Zeit noch nicht weiß, wie sie genau funktioniert.

Wenn ein Mensch, der auf seine letzte Lebensphase zugeht, ständig Gedanken hegt wie «Das Leben ist furchtbar und schmerzvoll, ich möchte mich ihm nicht mehr stellen, ich werde alt und fühle mich des Lebens müde», so werden diese Gedanken und die damit verbundenen Gefühle durch den ganzen Körper strömen. Und wie wir schon bei der kindlichen Myopie festgestellt haben, ist es gut möglich, daß die Zellen der Augen auf diesen dauernden Bewußtseinszustand mit biochemischen Veränderungen reagieren, die den geistigen Zustand reflektieren.

Menschen, die grauen Star entwickeln, sind vielleicht nur müde, sich der Realität der äußeren Welt zu stellen. Auch wenn dieses Gefühl unbewußt besteht, strömt es doch durch den Körper und wirkt auf die verschiedensten Weisen auf ihn ein. Eine Veränderung der Geisteshaltung scheint also erforderlich, um wirklich physische Gesundheit zu erzeugen. Die gleiche Beobachtung wurde von Generationen von Ärzten gemacht in Hinsicht auf die Frage, warum manche Patienten sich von einer Krankheit erholen, während andere daran sterben. Unser Wille zu leben, unsere grundsätzliche Geisteshaltung beeinflußt direkt die Funktionen unseres Organismus.

Sie sollten also damit beginnen, sich zu fragen, wie Sie darüber denken, in die Außenwelt hinauszusehen. Auch wenn Sie klar sehen möchten aus der Furcht heraus, blind zu werden, auch wenn Sie klare Sicht als nötig empfinden, um effektiv funktionieren und aus eigener Kraft überleben zu können – haben Sie wirklich das innere Verlangen, klar zu sehen? Was für Gefühle haben Sie gegenüber der Welt und ihres täglichen Wandels? Wollen Sie eventuell die Außenwelt ausblenden, vor sich verschwimmen lassen?

Eine interessante Statistik über ältere Kataraktpatienten zeigt, daß die Mehrheit von ihnen es vorzieht, die Operation, die ihnen das Sehvermögen wiedergeben würde, nicht vornehmen zu lassen. Sie entscheiden sich statt dessen dafür, blind zu werden. Was können wir daraus schließen? Sicherlich haben einige unter ihnen Angst vor der Operation und vermeiden sie deshalb. Und manche akzeptieren einfach auf einer spirituellen Ebene ihre Entwicklung auf den Tod zu. Vielleicht aber ist der vorherrschende Grund der, daß sie einfach nicht mehr sehen wollen und es statt dessen vorziehen, sich in ihre innere Welt der Erinnerungen zurückzuziehen und ihre inneren «Filme» von besseren Zeiten in der Vergangenheit vor ihrem geistigen Auge ablaufen zu lassen.

Senilität ebenso wie die Entwicklung von grauem Star scheint zumindest teilweise das Ergebnis einer unbewußten (oder sogar bewußten) Entscheidung zu sein, sich von der gegenwärtigen Welt zu lösen und sich statt dessen in die inneren Bereiche der Erinnerungen und der geistigen Vorbereitung auf den Tod zurückzuziehen.

Ich möchte klarstellen, daß ich die Entscheidung, sich auf diese Weise von der Welt zurückzuziehen, keinesfalls als «negativ» verurteile. Irgendwann müssen wir unseren Blick nach innen und über das Leben hinaus richten, uns von der materiellen Welt lösen und zum tieferen Zentrum unseres Selbst zurückkehren.

Dieses Selbstheilungsprogramm für grauen Star ist für diejenigen unter Ihnen bestimmt, die vielleicht unbemerkt und unbewußt ihren gedanklichen Gewohnheiten erlaubt haben, ihre visuelle Gesundheit zu untergraben, und die diese Entwicklung umkehren wollen, so daß sie zumindest für ihre nächste Lebensphase klar sehen und mit dem Fluß der Ereignisse um sie herum in Verbindung bleiben können.

Auch wenn Sie nicht selbst betroffen sind, sondern vielleicht jemand, der Ihnen nahesteht, grauen Star entwickelt, wäre eine ehrliche Diskussion dieses Kapitels der vielleicht beste Ansatz zur Hilfe. Oftmals beginnt, wenn das Problem von grauem Star auftritt, damit eine ehrliche Auseinandersetzung innerhalb der Familie mit dem Alterungsprozeß und dem Tod im allgemeinen, was eine durchaus positive Auswirkung haben kann. Wenn man jemanden, der grauen Star hat, fragt, wie er wirklich über das Altwerden und den Tod denkt und fühlt, kommt man häufig in ein tiefergehendes Gespräch, das ohne diese Frage so nie stattgefunden hätte. Und es ist wichtig, als ein Akt der Liebe, solche Gespräche anzuregen, zu solchen Gesprächen zu ermutigen, statt den Kataraktpatienten mit seinem fortschreitenden visuellen Versagen alleinzulassen. In einem Gespräch geschieht oft etwas Unerklärliches, wir ertappen uns dabei, über Gefühle und Vorstellungen zu denken und zu sprechen, die ohne diesen Akt sonst nie an die Oberfläche des Bewußtseins gekommen wären.

Wenn wir die Entwicklung von grauem Star als Reflexion einer tieferen Entwicklung ansehen statt als einen isolierten, davon unabhängigen körperlichen Unfall, können wir mit dieser Entwicklung in die Tiefe unseres Seins hinabsteigen. Dies ist der positive Aspekt der Entwicklung von grauem Star – sie kann Türen öffnen zur Kommunikation, Reflexion und der Aktivierung des eigenen, latenten Heilungspotentials.

Und es ist niemals zu spät, mit der Erforschung unserer verborgenen Reserven zu beginnen.

Übung: **Heilungsvisualisation bei grauem Star**
Art und Verlauf dieser Heilungssitzung sind ähnlich wie die bei der Sitzung für Weitsichtigkeit im letzten Kapitel. Das Ziel ist es, zu lernen, das Bewußtsein auf die Augen zu lenken und das Verlangen zur Heilung in die entsprechende Körperregion zu senden. Sie sollten diese Sitzung mindestens dreimal wöchentlich durchlaufen, um wirklich die Fähigkeit zu entwickeln, Ihr heilendes Bewußtsein in die Zellen Ihrer Linsen zu senden. Sie können diese Sitzung natürlich auch als Präventivmaßnahme ansehen, zusammen mit den allgemeinen Übungen zur visuellen Gesundheit aus dem Ersten Teil. Unabhängig von Ihrem Alter können Sie diese Sitzung regelmäßig, vielleicht einmal wöchentlich, durchführen, um Ihren Augen auf jeden Fall genügend bewußte Aufmerksamkeit und heilende Energie zukommen zu lassen.

Übungstext:
Suchen Sie sich einen Platz, an dem Sie in der nächsten halben Stunde nicht gestört werden können, und setzen oder legen Sie sich mit lockerer Kleidung nieder.

Schließen Sie die Augen und konzentrieren Sie sich auf die Atmung. Spüren Sie die Luft durch die Nase ein- und ausströmen?

Weiten Sie die Bewußtheit auf Ihren gesamten Kopf aus, während Sie sich gleichzeitig der Atmung bewußt bleiben, und entspannen Sie sich Schritt für Schritt immer tiefer.

Erweitern Sie nun die Bewußtheit auf den gesamten Körper, während Sie sich auch weiterhin der Atmung durch die Nase bewußt bleiben. Fühlen Sie die Gegenwart Ihres Körpers im Raum, von den Zehenspitzen bis zur Schädeldecke.

Lenken Sie die Aufmerksamkeit nun besonders auf die Augen,

behutsam und ohne Zwang; spüren Sie die Präsenz der Augen innerhalb des Kopfes.

Fühlen Sie, ob die Augen verkrampft oder entspannt sind, und vertiefen Sie mit jedem Atemzug die Entspannung. Bewegen Sie die Augen leicht, so als würden Sie in verschiedene Richtungen blicken. Dann entspannen Sie sich wieder wie vorher.

Nun lenken Sie die Aufmerksamkeit für einen Moment auf die äußere Oberfläche, die Kornea. Seien Sie sich wirklich der Kornea unter Ihren geschlossenen Lidern bewußt. Berühren Sie die Augenlider leicht mit den Fingern und spüren Sie das dahinterliegende Auge.

Nun lenken Sie Ihre Aufmerksamkeit ins Innere der Augen, bis sie die Linsen erfaßt. Spüren Sie bewußt das Vorhandensein der Linsen. Atmen Sie in diese Bewußtheit hinein.

Lassen Sie ein Gefühl der Liebe und des Akzeptierens durch Ihren Körper strömen und durch die Augen und deren Linsen hindurch nach außen fließen. Senden Sie dieses Gefühl hauptsächlich in das Auge, welches am meisten der Heilung bedarf.

Spüren Sie nun die Millionen intelligenzbegabter Zellen, die zusammen die Linsen bilden; fühlen Sie deren Aufnahmebereitschaft für jede Information, die Sie ihnen senden. Lassen Sie Ihr Verlangen, klar zu sehen, zu diesen Zellen strömen, so daß diese Ihren Wunsch und Ihr Verlangen nach einer Umkehrung der Faktoren, die Ihren Katarakt verursacht haben, deutlich aufnehmen können.

Lassen Sie weiterhin den Strom von liebevoller Aufmerksamkeit und Energie in Ihrem Körper aufsteigen und dabei die vom Gehirn ausgehenden Anweisungen zu den erforderlichen Änderungen aufnehmen. Lassen Sie diesen Strom durch die Zellen der Linsen hindurchfließen.

Fühlen Sie, wie der gesamte Körper energievoller, lebendiger und gesünder wird. Atmen Sie in den Prozeß hinein und senden Sie weiterhin heilende Energie und Information zu den Linsen, während die Weisheit Ihres Körpers die erforderlichen Änderungsbefehle zu den Augen aussendet.

Lassen Sie alle Gefühle und Einsichten, die sich jetzt bemerkbar machen, in Ihr Bewußtsein aufsteigen.

Seien Sie offen gegenüber allen Gefühlen, die mit dem grauen Star zusammenhängen. Lassen Sie diese Gefühle herauskommen. Es könnten Gefühle von Wut, Freude, Traurigkeit oder Hoffnung sein, die jetzt in Ihnen aufsteigen und die Sie aus sich herausfließen lassen.

Und wenn aus den tieferen Schichten Ihres Bewußtseins Gedanken aufsteigen, so meditieren Sie über diese inneren Einsichten und erlauben Sie auch ihnen, an den erforderlichen Veränderungen, an der Heilung mitzuwirken.

Wenn Sie bereit sind, können Sie diese Sitzung jetzt beenden, sich dehnen und strecken, gähnen und mit neuer Energie erfüllt Ihren alltäglichen Verrichtungen nachgehen.

13.
Grüner Star (Glaukom)

Der Bezeichnung Glaukom oder grüner Star haftet etwas Mysteriöses, Angsteinflößendes an. Der grüne Star ist deshalb so gefährlich, weil bemerkbare Symptome erst dann auftreten, wenn bereits eine Schädigung des visuellen Systems eingetreten ist. Die einzige Möglichkeit der Früherkennung besteht darin, die Augen regelmäßig vom Augenarzt untersuchen zu lassen, der als einziger feststellen kann, ob ein Glaukom sich zu entwickeln beginnt oder nicht.

Wie wir bereits an anderer Stelle gesehen haben, besteht das Innere des Auges hauptsächlich aus einer flüssigen beziehungsweise gallertartigen Substanz. Es gibt zwei Hauptkammern, die vordere Kammer, die mit dem *Humor aquosus*, dem Kammerwasser, angefüllt ist, und die hintere Kammer, der sogenannte Glaskörper des Auges.

Das Glaukom entsteht in der vorderen, mit dem Kammerwasser angefüllten Kammer und wirkt sich sodann auf das gesamte Auge aus, indem sich der allgemeine Innendruck des Auges erhöht. Wir werden uns zunächst das klassische medizinische Erklärungsmodell ansehen, das Problem dann von einem mehr ganzheitlichen Standpunkt betrachten und uns daraufhin mit einer neu entwickelten Behandlungsmethode beschäftigen. Die beiden unterschiedlichen Ansätze zum Verständnis des Problems schließen sich jedoch keineswegs gegenseitig aus. Die neue Behandlungsmethode baut im Gegenteil auf dem traditionellen medizinischen Modell auf und beschäftigt sich, davon ausgehend, dann mit den verursachenden Faktoren.

Sehen wir uns zunächst den Ziliarkörper an, der das Kammerwasser produziert. Ein Teil dieses Ziliarkörpers ist der die Linse umgebende ringförmige Ziliarmuskel, der beim Akkomodieren die Form der Linse verändert. Ein großer Teil des Ziliarkörpers jedoch hat eine ganz andere Funktion. Dieser Teil wird reich mit Blut versorgt und transformiert dieses Blut zu der klaren Flüssigkeit, die wir Kammerwasser nennen. Diese farblose Flüssigkeit tritt in die Vorderkammer des Auges ein und versorgt Linse und Hornhaut mit Nährstoffen. In einem komplexen biochemischen Prozeß werden Nährsubstanzen und Abfallstoffe ausgetauscht und mit Abfallprodukten angereichertes Kammerwasser wieder vom Blutkreislauf aufgenommen.

Die erste Stufe eines Glaukoms entwickelt sich, wenn die Produktion von Kammerwasser größer ist als seine Abfuhr. Dadurch wird der Flüssigkeitsdruck im Inneren des Auges erhöht; die Beschädigungen, die durch diesen erhöhten Innendruck hervorgerufen werden, bezeichnet man als Glaukom.

Wie bei jedem Behälter, der unter Druck steht, wird das Auge dazu neigen, an seiner schwächsten Stelle aufzubrechen, zu «explodieren», wenn der Druck zu groß wird. Beim Auge liegt dieser Punkt dort, wo der Sehnerv aus der Retina austritt und zum Gehirn hin weiterverläuft. Über eine Million einzelne Sehfasern, jede mit einem Fotorezeptor versehen, laufen durch diesen Ein- oder Ausgang des Sehnervs. Und genau hier tritt in den meisten Fällen von Glaukom die erste Beschädigung auf.

Einfach gesagt, beginnen diese Fasern unter der Kraft des erhöhten Augeninnendrucks zusammenzubrechen. Die Beschädigung ist dauerhaft und führt zu einem Verlust an neurochemischer Kommunikation zwischen der Retina und dem Sehzentrum des Gehirns. Wenn der Zustand des erhöhten Augeninnendrucks anhält, wird der Sehnerv mehr und mehr beschädigt, und es tritt eine Verminderung des Sehvermögens ein.

Zuerst wirkt sich dieser Zusammenbruch der Sehfasern nur auf den peripheren Sehbereich aus, so daß Sie noch immer recht gut sehen können und lediglich Ihr Blickfeld kleiner wird. Schließlich aber brechen auch die Fasern im Zentrum des Sehnervs zusammen, und Sie büßen auf diesem Auge vollständig und dauerhaft Ihr Sehvermögen ein.

Das Ziel der medizinischen Glaukombehandlung besteht darin, ein Anwachsen des Augeninnendrucks so früh wie möglich zu erkennen und mit Hilfe von Medikamenten den Druck so weit zu kontrollieren, daß eine weitergehende Schädigung des Sehnervs vermieden wird. Wird das Glaukom früh genug entdeckt, kann es durch eine lebenslange medikamentöse Therapie gestoppt und die bis dahin noch vorhandene Sehfähigkeit erhalten werden. Das bedeutet, daß wir unsere Augen regelmäßig überprüfen lassen sollten, um frühzeitig feststellen zu können, ob der Augeninnendruck zu hoch ist.

Es gibt Medikamente, die den Abfluß des Kammerwassers aus dem Auge erhöhen, und solche, die die Produktion des Kammerwassers im Ziliarkörper reduzieren. Die Verabreichung eines dieser Medikamententypen oder von beiden zusammen gehört zur Standardbehandlung von grünem Star. Wenn diese Behandlungsweise keinen oder nicht genügend Erfolg zeitigt, wird eine Operation empfohlen. In den meisten Fällen wird bei einer solchen Operation das Abflußsystem für das Kammerwasser gereinigt beziehungsweise geöffnet, indem entweder die bestehenden Kanäle geöffnet oder künstliche Leitungen implantiert werden, durch die die Flüssigkeit abgeleitet werden kann.

Diese Operationen sind zu etwa achtzig Prozent erfolgreich; sie können aber die Entwicklung von Katarakten nach sich ziehen sowie Infektionen, die zur Erblindung führen. Oder aber der Innendruck kann sich zu stark vermindern, so daß aus diesem Grund ein deutliches, klares Sehen nicht mehr möglich ist. Bei einem geringen Prozentsatz der Glaukom-Fälle ist eine Operation erforderlich, weil die Iris nach vorn verrutscht ist und das Herausfließen des Kammerwassers vollständig blockiert. In den meisten Fällen aber ziehen die Ärzte eine medikamentöse Behandlung vor und greifen nur auf die Möglichkeit einer Operation zurück, wenn es unbedingt notwendig ist, um den letzten Rest des Sehvermögens noch zu retten.

Bei den meisten Glaukomfällen bleibt zwischen der Iris und der Kornea ein Zwischenraum bestehen, und eine nur teilweise Blockade des Abflußsystems ruft die Erhöhung des Innendrucks hervor. Diese Art von Glaukomfällen, die man auch als «akutes Glaukom» bezeichnet, machen 90 % aller Glaukome aus, weshalb wir uns hier näher damit befassen wollen.

Der Schlemmsche Kanal ist die Hauptleitung, durch die das

Kammerwasser abfließt, und ist normalerweise nicht für den verminderten Abfluß verantwortlich. Die Schwierigkeiten entstehen meist und hauptsächlich im Trabekel (Zellbalken-Netzwerk), welches aus noch ungeklärtem Grund das Kammerwasser nicht mehr genügend in den Schlemmschen Kanal gelangen läßt.

Lokal wirkende Medikamente (Parasympathicomimetica) werden verschrieben, wenn der Augeninnendruck zu hoch ist. Es gibt keine eigentlich feste Norm, keinen festgesetzten kritischen Punkt, bei dessen Überschreiten eine Behandlung in jedem Fall als notwendig anzusehen ist. Normalerweise aber geht man davon aus, daß ein Druck von mehr als 22 mm Hg besorgniserregend ist. Die Medikamente erhöhen die Durchlässigkeit des Zellbalken-Netzwerks, wodurch eine Verminderung des Drucks erreicht wird. Lokal wirkende Sympathicomimetica dagegen dienen der Reduzierung der Kammerwasser-Sekretion des Ziliarkörpers. Beide Medikamentenarten können gleichzeitig angewandt werden.

Bestimmt wird der Augeninnendruck mit Hilfe eines Druckmessers, der direkt auf die Oberfläche der Kornea aufgesetzt wird und mißt, welche Kraft nötig ist, um die Hornhaut einzudrücken. Dieser Test ist schmerzlos, schnell durchzuführen und in keiner Weise gefährlich. Augenärzte empfehlen, diesen Test ein- oder zweimal jährlich durchführen zu lassen. Das Auftreten von grünem Star wird in erster Linie mit dem Alterungsprozeß in Verbindung gebracht. Nach der Statistik entwickeln 2% der Bevölkerung irgendwann während ihres Lebens ein Glaukom. Unbehandelte Glaukome sind eine häufige Erblindungsursache, weshalb die Ärzte auf die Vorbeugung durch regelmäßige Tests und im positiven Testfall auf eine medikamentöse Behandlung starkes Gewicht legen.

Die Ursache der Dysfunktion des Zellbalken-Netzwerks ist bisher noch völlig unbekannt. Beim Glaukom mit geschlossenem Kammerwinkel scheint mit ziemlicher Sicherheit eine Beziehung zwischen einem emotionalen Trauma und dem Verrutschen der Iris mit Folge der Schließung des Kammerwasserabflusses zu bestehen. Beim Glaukom mit offenem Kammerwinkel jedoch weiß man über die Ursache der Dysfunktion absolut nichts. Aus medizinischer Sicht ist also zu empfehlen, daß Sie regelmäßig Ihren Augeninnendruck messen lassen, und falls er als zu hoch diagnostiziert wird, sollten Sie für den Rest Ihres Lebens regelmäßig die vom Arzt verschriebenen Medikamente nehmen.

Der alternative Heilungsansatz

Wir nehmen nun einmal Abstand vom medizinischen Modell und betrachten den Menschen als eine Ganzheit. Was bedeutet es, daß der Augeninnendruck sich erhöht? Legen wir die Vorstellung, bloße Opfer von Krankheiten zu sein, ab und sehen es als möglich an, daß wir unsere physischen Fehlfunktionen selbst erzeugen, so müssen wir uns fragen, warum dieser Zustand des Glaukoms sich entwickelt?

Die emotionale Verursachungstheorie in bezug auf Glaukompatienten ist in medizinischen Kreisen bereits seit langem bekannt. Wie es in der Fachliteratur über grünen Star an einer Stelle heißt, «scheint es unter den Patienten eine starke Neigung zu geben, sich zu fragen, ob Nervosität und Ängste einen verschlechternden Einfluß auf ihren Zustand haben. Einige Fachärzte sind der Ansicht, daß dies der Fall ist. Konkrete Beweise konnten jedoch noch nicht erbracht werden. Das Behandeln von chronischem Glaukom durch Sedativa und Beruhigungsmittel (Tranquilizer) scheint keinen signifikanten Erfolg gezeitigt zu haben, obwohl bei manchen Patienten positive Resultate beobachtet werden konnten.» (Krieglstein 1983)

Aus dieser kurzen Feststellung können wir bereits ersehen, auf welche Weise die Schulmedizin an dieses Problem herangeht: Zunächst einmal wird die Möglichkeit einer emotionalen Verursachung kurzerhand beiseitegeschoben, weil «noch keine überzeugenden Beweise erbracht werden konnten». Zum zweiten wurde der Behandlungsansatz zur Besserung der emotionalen Probleme der Patienten auf die simpelste und am wenigsten erfolgversprechende Art der Behandlung emotionaler Probleme eingeschränkt – auf das Verabreichen von Sedativa und Beruhigungsmitteln. Selbst wenn sie einmal eine emotionale Verursachung in Betracht ziehen, haben die Schulmediziner als Behandlungsform nichts anderes anzubieten als die Verabreichung von Medikamenten zur Veränderung von Streß- oder Angstzuständen.

Wir können jedoch schon manches lernen, wenn wir uns erst einmal fragen, was Angst eigentlich ist. Das Wort «Angst», wenn wir es auf seine sprachlichen Wurzeln zurückverfolgen, kommt von «verengen, drosseln, zuschnüren» her. Diese Begriffe definieren nicht nur vorzüglich den Zustand von Angst, sondern beschreiben auch exakt, was im Fall von Glaukomentwicklung im Zellbalken-Netzwerk vor sich geht!

Gehen wir einmal davon aus, daß grüner Star nicht eine isolierte, nur das Auge betreffende Krankheit ist, sondern ein Ausdruck des Gesamtzustandes der Person, so wird uns auffallen, daß der typische Glaukomkranke eine Person ist, die ängstlich darauf bedacht ist, Emotionen in sich zurückzuhalten, statt sie auszudrücken und aus sich herausfließen zu lassen. Angst ist auch ein Blockieren des Nach-außen-Strömens von Gefühlen, ein Sich-Verkrampfen, ein Sich-Zuschnüren. Wir finden diese Verspannung und Verkrampfung beim Zwerchfell, in der Brustmuskulatur, ganz besonders im Bereich von Hals und Kehle, bei den Stimmbändern und der Zunge – warum also sollte sie sich nicht auch im visuellen Bereich bemerkbar machen.

Es wäre durchaus logisch anzunehmen, daß ein Zustand von Verspannung und Verkrampfung, der fast überall sonst im Körper zu beobachten ist, sich auch im Bereich der Augen manifestiert, zumal ganz besonders auch durch die Augen Gefühle ausgedrückt werden. Wenn ein Mensch sich zum Beispiel fürchtet, seine Wut auszudrücken (normalerweise die Emotion, die hinter dem Gefühl von Angst steht), wird die Entladung des Gefühls durch den Mund (sprechen, schreien), die physische Entladung durch die Arme und Beine (schlagen und stoßen zum Beispiel), und die Entladung der Wut durch das Aussenden wütender Blicke blockiert. Wir alle wissen, daß wir durch die Augen Gefühle ausdrücken können». Sätze wie «Wenn Blicke töten könnten», «Sie nagelte ihn mit ihren Augen fest» oder «Ihr Blick kann Steine erweichen» machen deutlich, daß wir offensichtlich und für andere wahrnehmbar durch unsere Augen hindurch Gefühle aussenden.

Denken Sie an ein kleines Kind, dem nicht erlaubt wird, zu

Hause seine Wutgefühle aus sich herauszulassen. Wenn das Kind zum Beispiel etwas nicht bekommt, das es im Moment haben möchte, wird es natürlicherweise wütend – das ist eine instinktive Reaktion. Auf das Ausdrücken des Wutgefühls folgt jedoch oft Bestrafung. Nach mehreren solchen Vorfällen wird es zwar noch immer wütend werden, nun aber fürchten, für den Ausdruck dieses Gefühls bestraft zu werden. Nach und nach wird es dazu übergehen, den freien Ausdruck dieses Gefühls zu blockieren, bis es schließlich nicht mehr dazu fähig ist, seine Gefühle frei zu äußern.

Die Augen sind normalerweise davon zuletzt betroffen. Bestimmt haben Sie schon einmal folgendes beobachtet: Ein, sagen wir, vier Jahre altes Kind hat gelernt, den Ausdruck seiner Wut vokal und physisch zurückzuhalten. Es steht mit steifem Körper unbeweglich da, aber die Augen funkeln vor Wut und Haß. Die Mutter oder der Vater des Kindes bemerkt dies und bestraft das Kind für den aggressiven Ausdruck in den Augen. «Sieh deine Mutter nicht so an» ist ein in fast allen Familien üblicher Satz, ganz besonders in konservativ-christlichen Familien, in denen das Vorhandensein von Wut- und Haßgefühlen nicht akzeptiert wird.

Das Kind muß also lernen, den Fluß von Emotionen durch die Augen zu stoppen; die Hemmung ist notwendig, um Bestrafung zu vermeiden. Hat das Kind erst einmal die Gewohnheit entwickelt, den Ausdruck von Gefühlen durch die Augen zu blockieren, entwickelt dieser Mensch später möglicherweise die Neigung zu grünem Star. Solche emotional bedingten Muskelverspannungen brauchen normalerweise Jahre, bis sie sich zu regelrechten physischen Krankheiten oder Komplikationen entwickeln, aber wir müssen der Situation auf den Grund gehen, wollen wir ein Verständnis für die Verursachung von grünem Star gewinnen.

Wie denken Sie darüber? Können Ihrer Meinung nach Emotionen auf die Funktion und Gesundheit des Körpers einwirken? Ist es möglich, daß eine emotionale Blockade, die zu einer physischen Verkrampfung führt, eine Verengung und Blockade des Zellbalken-Netzwerkes hervorruft? Wie wir gesehen haben, deuten alle Anzeichen darauf hin. Aber wir können einen solchen Verursachungs-Faktor nicht vom medizinischen Modell her verstehen. Vom medizinischen Standpunkt aus gibt es nur zwei Behandlungsmöglichkeiten – Operation und Medikamente. Emotionalen Faktoren aber steht die medizinische Wissenschaft relativ hilflos gegenüber, sie fühlt sich dafür nicht zuständig. Vielleicht haben wir deshalb so lange gebraucht, um zu der doch einfach erscheinenden Einsicht in die tieferen Ursachen von Krankheiten zu gelangen.

Ich möchte an dieser Stelle noch einmal hervorheben, daß es auch unter den traditionell ausgebildeten Medizinern solche gibt, die den Schritt von der mechanistischen Medizin zum ganzheitlichen Medizinverständnis bereits vollzogen haben. Wir beobachten zur Zeit den Zusammenbruch des traditionellen, mechanistischen Weltbildes des Abendlandes; gleichzeitig geht die Entwicklung weiter, und es beginnen sich neue Denkmodelle abzuzeichnen, oftmals auch inmitten der traditionellen medizinischen Kreise. Ich betone dies, um klarzustellen, daß ich mit meinen Ausführungen keinesfalls den ärztlichen Berufsstand angreifen möchte.

Gäbe es ein funktionierendes Erklärungsmodell der Verursachung von grünem Star, wäre die Behandlung wesentlich einfacher und wahrscheinlich auch erfolgreicher. Das Problem ist, daß ein solches Denkmodell nicht existiert. Ich glaube jedoch, daß wir mit der Theorie einer emotionalen Verursachung der Wahrheit ein gutes Stück näherkommen.

Nun entsteht natürlich die Frage, wie eine solche Theorie zu einer praktischen Heilungsmethode hin entwickelt werden kann. Wie kann die Blockade aufgelöst werden, wie lassen sich die emotionalen Hemmungen lockern und die gewohnheitsmäßigen Verkrampfungen entspannen? Wie bei den anderen Heilungsprogrammen dieses Buches gilt auch hier: Das Bewußtsein ist ein wesentlicher Faktor bei der Heilung. Unsere Geisteshaltung wirkt auf unsere körperlichen Funktionen ein. Wir können also unser Bewußtsein einsetzen, um dem grünen Star vorzubeugen oder ihn zurückzubilden.

In der traditionellen Schulmedizin ist der Patient das passive Opfer, das alles Vertrauen und alle Hoffnung auf den von außen helfenden Agenten, den Arzt und die von ihm verschriebenen Medikamente setzen muß. Heilung ist hier ein Vorgang, der durch die Intervention des «Gottes im weißen Kittel» in Gang gebracht und durchgeführt wird, auf dessen Wissen und Können der sonst hilflose Patient angewiesen ist. Wenn wir aber annehmen, daß Krankheiten durch unbewußte emotionale Blockierungen und negative Gedanken verursacht werden, so muß auch der Patient selbst aktiv werden und sich selbst heilen.

Ich stelle dies nicht als unantastbare Wahrheit hin, sondern möchte Ihnen diese Idee nur einmal als alternatives Denkmodell nahebringen. Scheint Ihnen diese Logik richtig? Haben Sie die Fähigkeit, sich aktiv selbst zu heilen? Unser Glaube begrenzt unsere Möglichkeiten. Wir können grundsätzlich nur innerhalb der Grenzen unseres Glaubens etwas bewirken. Wenn wir nicht glauben, daß wir uns selbst heilen können, wenn wir uns als hilfloses Opfer fühlen, so wird es uns mit Sicherheit auch nicht gelingen, positiv auf unsere körperlichen Funktionen einzuwirken. Nur wenn wir unser Glaubenssystem entsprechend der kulturellen Entwicklung erweitern, können wir die gesundheitliche Situation, mit der wir konfrontiert sind, verändern.

Das folgende Programm zeigt die Grundstruktur der Heilung eines Glaukoms auf, wobei wir uns hier vor allem mit der am meisten verbreiteten Form des grünen Stars, dem Glaukom mit offenem Kammerwinkel, befassen. Die gleichen Grundprinzipien sind aber auch bei Glaukom mit geschlossenem Kammerwinkel anzuwenden.

Selbstheilung bei grünem Star

Zu Beginn sollten Sie noch einmal zum fünften Kapitel zurückkehren, besonders zu den Übungen zur Entwicklung persönlicher Stärke, der Angst/Selbstbehauptungs-Übung, dem «Inneren Lächeln» und der Übung «Sich der Gefahr stellen». Auch das darauffolgende Kapitel über Entspannung enthält wichtige Übungen. Grüner Star hängt mit großer Wahrscheinlichkeit mit Verspannungen, Angstzuständen und chronischen Atemhemmungen zusammen. Beginnen Sie Ihr Selbstheilungsprogramm mit diesen Übungen, bevor Sie sich der folgenden Heilungssitzung zuwenden.

Sie haben ein Glaukom. Der Abfluß des Kammerwassers durch das Zellbalken-Netzwerk ist vermindert oder blockiert. Die physische Veränderung, die zur Reduzierung Ihres Augeninnendrucks erforderlich ist, ist folgende: Die Verkrampfung und Verengung des Zellbalken-Netzwerks muß gelöst werden, dieser Bereich muß wieder durchlässig werden, Ihre Emotionen müssen wieder durch die Augen hindurch nach außen fließen können. Um eine entsprechende Entwicklung anzuregen, sollten Sie regelmäßig die folgende Übung durchführen.

Übungstest:
Suchen Sie sich einen ruhigen Ort, an dem Sie in den nächsten zwanzig oder dreißig Minuten nicht gestört werden. Vergewissern Sie sich, daß Sie sich entspannt, warm und frei von Verpflichtungen fühlen.

Setzen oder legen Sie sich nieder und sammeln Sie Ihre Aufmerksamkeit auf die Atmung. Fühlen Sie bewußt, wie die Luft durch die Nase ein- und ausströmt.

Entspannen Sie die Füße, indem Sie sie zuerst für einen Moment anspannen, um sie danach noch tiefer zu entspannen. Nun machen Sie dasselbe mit dem rechten Bein, dann mit dem linken. Spannen Sie es kurz an, und danach entspannen Sie mit einem tiefen, wohlig seufzenden Laut.

Lassen Sie diese Entspannung nun den Körper aufwärts wandern bis in den Beckenbereich. Spannen Sie das Becken an, und entspannen Sie es wieder. Fühlen Sie den sanften Fluß von Entspannung und Wärme im Körper aufwärts strömen; er verstärkt sich mit jedem Atemzug und läßt Sie sich besser fühlen.

Lassen Sie dieses Gefühl der Entspannung sich bis in die Brust ausdehnen; dabei entspannt sich auch Ihr Zwerchfell, und Sie seufzen wohlig voller Frieden und Ruhe.

Fühlen Sie Ihr Herz in der Brust. Erlauben Sie dem Herzen, sich ebenfalls zu entspannen. Halten Sie Ihre Aufmerksamkeit auf das Herz gerichtet, und beobachten Sie, welche Gefühle in Ihnen aufsteigen.

Lassen Sie diese Bewußtheit nun die Kehle erfassen. Atmen Sie durch den Mund, so daß die Kehle sich weiter öffnet. Geben Sie, wenn Sie sich danach fühlen, irgendwelche Laute von sich, vielleicht ein Seufzen oder Gähnen.

Lassen Sie das Kinn und die Lippen sich entspannen. Fühlen Sie, wie auch die Zunge im Mund sich entspannt. Atmen Sie in dieses Empfinden sich ausbreitender Entspannung hinein, und beobachten Sie den verstärkten Strom von Energie und Vitalität, der in Ihrem Körper aufsteigt.

Nun lenken Sie Ihre Aufmerksamkeit auf den Kopf, bis das Gewahrsein das Gehirn selbst erfaßt. Atmen Sie in diese Bewußtheit hinein, erleben Sie direkt die Präsenz Ihres Gehirns.

Und nun lassen Sie die Bewußtheit sich behutsam und sanft auf die Augen ausbreiten. Atmen Sie so, daß Ihr gesamtes Körperbewußtsein auf die Augen ausgerichtet ist.

Erforschen Sie spielerisch das Gefühl, durch die Augen ein- und auszuatmen. Mit jedem Einatmen spüren Sie, wie Sie heilende Energie von außen aufnehmen; mit jedem Ausatmen senden Sie heilende Energie zu den Augen.

Fühlen Sie, wie die Augen sich leicht bewegen, wenn Sie ein- und ausatmen. Bleiben Sie entspannt, und versuchen Sie nicht, irgend etwas zu erzwingen; Sie beobachten nur, lenken Ihre Bewußtheit auf die Augen und regen allein dadurch eine Heilung an.

Nun lenken Sie die Aufmerksamkeit auf den Bereich direkt hinter der Kornea, auf das Kammerwasser und den Ziliarkörper. Lassen Sie Ihr Gewahrsein dort verweilen, ohne sich dabei anzustrengen. Versuchen Sie nicht, irgend etwas zu bewirken, sondern beobachten Sie nur, was geschieht.

Fühlen Sie die Präsenz des Kammerwassers, wie es vom Ziliarkörper ausgeschieden wird. Seien Sie sich dieses Vorgangs bewußt. Öffnen Sie sich gegenüber allen Gefühlen, die vielleicht in Ihnen aufsteigen, und geben Sie sich selbst die Freiheit und die Erlaubnis, diese Gefühle auszudrücken.

Seien Sie sich nun des Drucks innerhalb Ihres Augapfels bewußt. Gewahrsein, Erleben, Beobachten allein sind jetzt wichtig. Akzeptieren Sie sich so, wie Sie in diesem Moment sind. Vertrauen Sie auf Ihre natürliche Selbstheilungskraft.

Und nun fühlen Sie, wie das Kammerwasser durch das Zellbalken-Netzwerk hindurchfließt, seinen Weg durch das poröse Gewebe findet, durch dieses Gewebe gefiltert wird, während es sich öffnet, entspannt und sich von der Gewohnheit, verkrampft und verengt zu sein, befreit.

Geben Sie sich in dem Ausmaß, in dem Sie heute dazu bereit sind, der auf Sie zukommenden Veränderung hin, der Entspannung und dem natürlichen Ausfluß des Kammerwassers aus der Kammer sowie dem natürlichen Fluß Ihrer Emotionen durch die Augen in die Außenwelt.

Verweilen Sie bei diesem neuen Gefühl, genießen Sie das einzigartige Erlebnis, alte Gefühle, die Sie blockiert hatten, wieder wahrzunehmen und zu begrüßen. Lassen Sie sich fallen in dieses Gefühl der Entspannung, Heilung und des Akzeptierens.

Lassen Sie die Tränen fließen, wenn Ihnen danach zumute ist, und drücken Sie mögliche Wutgefühle durch Ihre Stimme, durch Arm- und Beinbewegungen und besonders durch Ihre Augen aus. Erzwingen Sie nichts; geben Sie sich einfach dem natürlichen Heilungsprozeß hin, emotional wie physisch.

Sie können diese Sitzung nun, wann immer Sie bereit sind, beenden und zu Ihrem Normalbewußtsein zurückkehren, während Sie sich nun wieder Ihren täglichen Aufgaben widmen.

14.
Schielen (Strabismus)

Eine der bemerkenswerten Fähigkeiten des visuellen Systems des Menschen ist das Vermögen, beide Augen gleichzeitig auf einen bestimmten Punkt im Raum zu richten, so daß ein dreidimensionales Bild im Gehirn entsteht. Die Erfahrung eines dreidimensionalen Raumes wird erzeugt, indem das gleiche Objekt von zwei verschiedenen Blickrichtungen aus gleichzeitig betrachtet wird. Der Abstand zwischen den beiden Augen erzeugt dieses perspektivische Sehen.

Das Auge wird durch die extraokularen Muskeln bewegt. Wollen wir auf einen bestimmten Punkt im Raum blicken, sendet das Gehirn entsprechende Anweisungen an beide Augen, so daß sich beide auf den gleichen Punkt ausrichten. Diese Koordination der Muskeln beider Augen macht räumliches Sehen möglich. Unglücklicherweise funktioniert bei manchen Menschen dieser Koordinationsmechanismus nicht korrekt, sondern ein Auge (das dominante Auge) ist direkt auf das Objekt gerichtet, während das andere einen anderen Punkt anvisiert. Dieser Zustand wird als Strabismus oder Schielen bezeichnet.

Wir alle sind schon Menschen mit diesem Augenfehler begegnet und haben erfahren, daß das Schielen die Kommunikation erschweren kann. Manchmal wissen wir nicht, ob derjenige uns ansieht oder nicht, was oft zu beiderseitiger Verwirrung und Unsicherheit führt.

Es gibt viele unterschiedliche Arten von Strabismus, und es herrscht noch keine Klarheit über die Ursachen und die richtige Behandlungsweise dieses Zustands. Es gibt auch Säuglinge, die bereits schielend geboren werden. Vor der Einführung der modernen Operationstechniken konnte man sehr wenig tun, um Strabismus zu korrigieren. Bleibt der Zustand bestehen, so beginnt der Schielende, sich hauptsächlich auf den Gebrauch eines Auges zu konzentrieren, um das Gehirn nicht durch den gleichzeitigen Erhalt zweier verschiedener Bilder zu verwirren. Auf diese Weise beginnt mit der Zeit ein Auge immer mehr zu dominieren, während das andere so gut wie gar nicht benutzt wird.

Unglücklicherweise kann – besonders in der Kindheit, während auch die Augen sich noch entwickeln – das Auge, welches nicht genutzt wird, mit der Zeit im Bereich der Retina und des Sehnervs verkümmern, was die Erblindung dieses Auges zur Folge hat. Wenn dann einmal das dominante Auge erkrankt oder verletzt wird, geht das Sehvermögen ganz verloren.

Dies ist einer der Hauptgründe, weshalb Ärzte heute bei kindlichem Strabismus eine frühe Operation befürworten. Durch einen operativen Eingriff an den extraokularen Muskeln kann das Auge oftmals wieder funktionsfähig gemacht werden, so daß der koordinierte Einsatz beider Augen wieder möglich wird. Durch das Tragen einer Augenklappe über dem dominanten Auge kann das nicht arbeitende, unstete oder schielende Auge gezwungen werden, wieder zu arbeiten, und nach der operativen Korrektur der Muskeln kann die volle Sehfähigkeit wiederhergestellt werden.

Allerdings können bei diesem Prozeß viele Komplikationen auftreten, weshalb wir uns etwas eingehender mit dem Problem beschäftigen sollten.

Wir haben bereits von der Weitsichtigkeit gesprochen, die dadurch entsteht, daß der Augapfel zu kurz ist. Wenn ein Weitsichtiger auf ein sehr nahes Objekt blickt, kreuzen sich dabei oftmals die Augen, und derjenige schielt. Der Grund hierfür liegt in einer Überreaktion des Konvergenzmechanismus der Augen. Blicken wir in die Ferne, sind beide Augen relativ parallel ausgerichtet. Wenn wir aber auf ein nahes Objekt blicken, ist die Blickrichtung der Augen weniger parallel, sondern mehr aufeinander zu gerichtet. Je näher sich das Objekt vor unseren Augen befindet, desto stärker müssen beide Augen konvergieren, um sich auf den gleichen Punkt auszurichten.

Ein bemerkenswerter Mechanismus verbindet dieses Konvergenzverhalten mit dem Akkomodationsmechanismus. Das Gehirn sendet gleichzeitig Anordnungen sowohl zu den Ziliarmuskeln, auf daß sie die Linse entsprechend krümmen, als auch zu den extraokularen Muskeln, damit diese die erforderliche Konvergenz beider Augen herstellen. Dies funktioniert einwandfrei, wenn nicht der Augapfel selbst zu kurz ist und die Ziliarmuskeln sich deshalb viel stärker als normal zusammenziehen müssen, um das extrem nahe Objekt zu fokussieren, «scharfzustellen». Wenn jedoch die Ziliarmuskeln sich stärker anstrengen müssen, so überträgt sich dies automatisch auf die extraokularen Muskeln. Das Ergebnis ist ein Schielen beim Nahfokussieren. Die einer Operation vorzuziehende optometrische Behandlung besteht im Anpassen von Brillengläsern, die den Augen einen Teil des notwendigen Fokussierens abnehmen. Wenn die Ziliarmuskeln sich nicht mehr abnorm stark zusammenziehen müssen, zeigen auch die extraokularen Muskeln keine Überreaktion mehr, und das Problem ist gelöst.

Aus noch unbekannten Gründen, die möglicherweise mit der emotionalen Entwicklung in Zusammenhang stehen, läßt bei manchen Kindern die Weitsichtigkeit nach, während sie heranwachsen, und sie können irgendwann die Brille weglegen und ohne Sehhilfe normal mit beiden Augen geradeaus sehen. Diejenigen, bei denen dies nicht der Fall ist, können später Kontaktlinsen tragen.

Es kann noch eine andere Schwierigkeit auftreten, die ebenfalls ein Problem des Konvergierens ist, aber nicht mit einer Dysfunktion des Auges selbst in Verbindung steht. In diesem Fall funktioniert der Konvergenzvorgang bereits innerhalb des Gehirns nicht. Statt aufeinander abgestimmte Anweisungen zum Konvergieren und Akkomodieren zu geben, reagiert das Gehirn bereits mit einem Überschießen und läßt die Augen schielen.

Die traditionelle Augenheilkunde sieht dieses Problem als eine rein neurologische Komplikation an, und zur Korrektur des Zustands werden Zweistärkengläser (Gläser mit zwei Brennpunkten) zur ständigen Benutzung verschrieben. Da es dann keinen visuellen Impuls zum Nahfokussieren gibt, kann auch keine Überreaktion auftreten und damit auch kein Schielen.

Gelegentlich werden auch spezielle Augentropfen verschrieben, die den Augen helfen, mit weniger Anstrengung zu fokussieren, indem sie die Größe der Pupille reduzieren; manchmal wird durch solche Tropfen die Schielreaktion gestoppt.

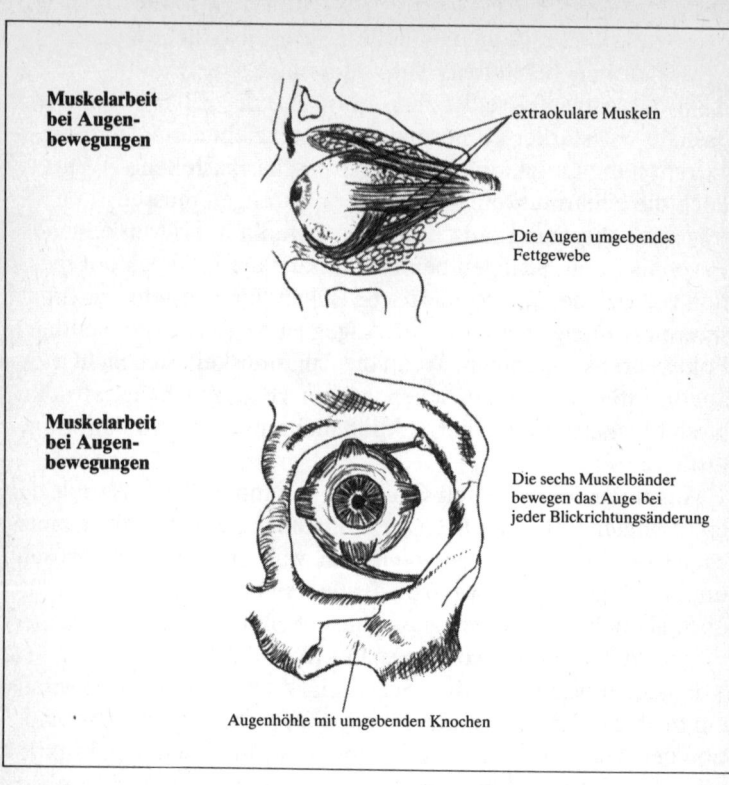

Muskelarbeit bei Augenbewegungen

extraokulare Muskeln

Die Augen umgebendes Fettgewebe

Muskelarbeit bei Augenbewegungen

Die sechs Muskelbänder bewegen das Auge bei jeder Blickrichtungsänderung

Augenhöhle mit umgebenden Knochen

Die andere, häufigere Ursache von Schielen und unkoordinierten Augenbewegungen liegt in einem Muskeldefekt. Jedes Auge ist von sechs Muskeln umgeben, die es in die verschiedenen Richtungen bewegen. Diese Muskeln sind an einem Punkt hinter dem Auge miteinander verbunden; sie arbeiten jeweils paarweise zusammen. Blickt man in eine bestimmte Richtung, so entspannt sich ein Muskel dieses Paars, während der andere sich entsprechend zusammenzieht. Jede Richtungsänderung eines Auges wird durch entsprechend koordinierte Bewegungen aller sechs das Auge umgebenden Muskeln hervorgerufen.

Wird ein Kind nun aber mit Muskeln geboren, die nicht die korrekte Länge und/oder Stärke aufweisen, oder entwickeln die Muskeln sich in dieser Weise, so führt die unterschiedliche Ausbildung korrespondierender Muskeln zu einem Ungleichgewicht, das das stereoskope Sehen empfindlich stört. Dieser Zustand ist normalerweise nicht mit Sehhilfen auszugleichen und wird entweder durch Augenübungen oder durch einen operativen Eingriff behandelt.

Solche Operationen werden seit vielen Jahren durchgeführt, und zwar mit immer größerem Erfolg, wenn auch in vielen Fällen die Funktionsfähigkeit der Muskeln durch Operationsfehler dauerhaft geschädigt wird.

Was wird nun genau bei einer solchen Operation getan? Einfach ausgedrückt, wird entweder ein Muskel leicht gekürzt, oder der entgegengesetzte Muskel wird gedehnt, damit er einen weniger starken Gegenzug ausübt. Im allgemeinen hält man es für ratsamer, einen zu kurzen Muskel in seiner Lage auf der Oberfläche des Augapfels leicht zu verändern, so daß er sich stärker dehnen muß, als den entgegengesetzten Muskel zu verkürzen und dadurch zu schwächen. Manchmal wird auch an beiden entgegengesetzten Muskeln operiert. Ebenso ist es manchmal notwendig, an beiden Augen zu operieren, so daß beider Muskelfunktion geändert wird.

Operationen dieser Art erfordern sowohl technische Präzision als auch intuitive Fähigkeiten des Chirurgen, da es keine speziellen Anzeigen dafür gibt, um wieviel die Lage des betreffenden Muskels in jedem speziellen Fall geändert werden muß, um die gewünschte Veränderung der Augenbewegung zu erreichen. Dies ist bei jedem Patienten individuell verschieden, und der operierende Arzt kann nur ungefähr abschätzen, inwieweit die operative Veränderung den gewünschten Effekt hervorbringen wird. Wegen dieser Unsicherheit resultieren viele Operationen in einer Über- oder Unterkorrektur, so daß eine weitere Operation notwendig wird, um die erforderlichen Feinabstimmungen vorzunehmen.

Eine solche Operation dauert dreißig bis neunzig Minuten. Bei Kindern wird im allgemeinen eine Vollnarkose gegeben, während bei Erwachsenen gewöhnlich nur eine lokale Anästhesie und Beruhigungsmittel verabreicht werden. Normalerweise können Sie noch am Tag der Operation nach Hause gehen; Sie werden lediglich vorübergehend Schmerzen durch die operative Verletzung des Auges, die Sie mit Hilfe von schmerzstillenden Medikamenten herabsetzen oder ausschalten können, und die Nachwirkungen der Betäubung spüren.

Es ist üblich, Kinder bereits im Alter von sechs Monaten zu operieren, und die Meinungen über das für eine Operation richtige Mindestalter sind kontrovers, da in manchen Fällen eine spontane Selbstkorrektur des Zustandes auftritt. Sie sind jedenfalls gut beraten, mindestens zwei verschiedene Ärzte zu konsultieren, bevor Sie entscheiden, ob und wann Sie Ihr Kind operieren lassen möchten.

Seit vielen Jahren gibt es als Alternative zum operativen Eingriff die Sehtherapie, in der immer und immer wieder bestimmte Augenübungen gemacht werden, um die Funktionsfähigkeit der Augenmuskeln zu trainieren. Wenn Sie einen Chirurgen nach einer Sehtherapie zur Behandlung von Strabismus fragen, wird dieser Sie im allgemeinen auslachen und Ihnen raten, Ihre Zeit nicht damit zu verschwenden. Er wird damit argumentieren, daß besonders Kinder die Übungen nicht korrekt und häufig genug machen und daß, selbst wenn sie es täten, die Erfahrungen zeigen, daß Sehtherapie gewöhnlich erfolglos ist.

Sehtherapeuten werden Ihnen natürlich etwas völlig anderes sagen. Die Schwierigkeit besteht darin, daß die Sehtherapie nur die Hälfte des Problems behandelt. Wie wir wissen, sind unsere Augen und unsere Emotionen eng miteinander verbunden. Die traditionelle Sehtherapie behandelt nur den gegenwärtigen physischen Zustand, fast niemals aber ist dabei eine Behandlung des emotionalen Zustands, der die physische Fehlfunktion erzeugt, mit eingeschlossen.

Ein Mensch, der schielt, mag sich vielleicht bewußt von diesem Zustand befreien wollen; unbewußt aber möchte er diesen Zustand möglicherweise beibehalten. Kinder mit visuellen Problemen werden unter Umständen durch ihre Eltern dazu gezwungen, die Übungen zu machen, obwohl sie gefühlsmäßig vielleicht gar nicht klar sehen wollen. Auf diese Weise wird der bewußte Wille, klar zu sehen, mit der emotionalen Furcht vor dieser Klarheit im

Widerstreit liegen, und dieser innere Konflikt macht die Sehtherapie weniger effektiv, als sie es bei Einbeziehung der entsprechenden emotionalen Therapie sein könnte.

Schwierigkeiten treten natürlich auch dann auf, wenn die optische Fehlfunktion durch eine Operation erfolgreich behoben wurde, die ihr zugrunde liegenden emotionalen Schwierigkeiten aber bleiben. Wird der Körper die vorher durch den Strabismus erzeugte Blockierung auf andere Art ersetzen? In der Arbeit mit Patienten, die eine erfolgreiche Strabismus-Operation hinter sich haben und medizinisch gesehen jetzt völlig normalsichtig sind, habe ich oft beobachtet, daß diese Patienten ihr nun korrigiertes Auge trotzdem noch immer nicht benutzen, sondern weiterhin ausschließlich mit ihrem dominanten Auge sehen. Und selbst dann, wenn sie beide Augen normal benutzen, haben sie oft keine emotionale Verbindung zu dem ehemals «schlechten» Auge. Die tiefere seelische Blindheit bleibt.

Auf einer Konferenz für Sehtherapeuten habe ich einmal unter den anwesenden Therapeuten herumgefragt, was sie mir über die Atemgewohnheiten von Kindern mit Schielproblematik sagen könnten. Mit Ausnahme von einem Therapeuten hatte keiner von ihnen bei den Hunderten von Patienten darauf geachtet, wie sie atmeten. Der eine Therapeut, der auf die Atmung geachtet hatte, war außerdem ausgebildeter Psychologe. Er sprach sofort an, was auch ich in fast allen Fällen festgestellt hatte: Menschen mit Strabismus zeigen ein gehemmtes Atemverhalten. Sie atmen fast ausschließlich im oberen Brustbereich, neigen dazu, nach dem Einatmen die Luft anzuhalten und atmen sehr schwach und nur teilweise aus. Die Atmung ist unregelmäßig, der Beckenbereich wird fast gar nicht mitbewegt, und sie atmen hörbar durch die Kehle, was eine chronische Verspannung der Stimmbänder anzeigt.

Normalerweise nimmt ein gesunder Körper soviel Sauerstoff wie möglich auf. Angst, Anspannung und Streß führen zu einer Hemmung der natürlichen, spontanen Atemreaktion. Interessanterweise ist Angst auch verbunden mit einer Anspannung der Augenmuskulatur. Wenn ein Mensch plötzlich heftig erschrickt, rollen seine Augen instinktiv nach innen, wobei natürlich der Konvergenzmechanismus stark beansprucht wird und kurzfristig ein starkes Schielen erzeugt wird. Verbunden damit ist ein schnelles Einatmen und anschließendes Anhalten der Luft, und das Zwerchfell ist extrem angespannt.

Besteht also eine Beziehung zwischen dem Schielen und frühen Kindheitstraumata, welche den Säugling in einer chronischen Anspannung hielten? Gibt es eine Beziehung zwischen der instinktiven Angstreaktion in den Augen und der Gewohnheit des Schielens? Eltern möchten meist nicht gern darüber nachdenken, ob sie vielleicht etwas getan haben, das ihr Kind geschädigt hat. Dies zählt zu den großen Ängsten von Eltern, und Ärzte sind sehr vorsichtig damit, die Frage nach der elterlichen Verantwortung zu stellen. Leider wird dadurch ein Denkprozeß blockiert, durch den die emotionalen Ursachen physischer Krankheiten besser erforscht werden könnten.

Bewiesenermaßen beeinflußt der emotionale Zustand der Mutter während der Schwangerschaft die Entwicklung des ungeborenen Kindes. Wenn sich die Mutter in einem Zustand chronischer Angst befindet, wird davon mit Sicherheit das Kind im Uterus beeinflußt. Durch das Nervensystem nimmt das Kind diese Angst in sich auf und behält diesen Zustand auch nach der Geburt bei.

Wie steht es bei einem Kind, das schielend geboren wurde – ist dies ein rein genetischer Faktor, oder war der emotionale Zustand der Mutter während der Schwangerschaft mitverantwortlich für die Entwicklung des Schielens? Diese Hypothese ist noch nicht genügend erforscht worden, um eine eindeutige Antwort geben zu können, aber es gibt Indikationen dafür, daß eine starke Beziehung zwischen dem emotionalen Zustand der Mutter während der Schwangerschaft und der Entwicklung postnataler Komplikationen des Kindes besteht.

Wir nehmen besonders bei Kindern an, daß sie hilflose Opfer ihrer angeborenen, genetischen Fehlfunktionen sind. Wir sehen einen armen kleinen Jungen mit seinen furchtbar schielenden Augen und fühlen Mitleid für ihn. Vielleicht aber tun wir ihm mit diesem Mitleid alles andere als einen Gefallen. Vielleicht könnten wir seinen gesamten Zustand eher ändern, wenn wir beginnen würden darüber nachzudenken, ob er selbst für diesen Zustand verantwortlich sein könnte. Solange wir ihn als Opfer sehen und ihm beibringen, sich selbst als Opfer zu sehen, werden wir niemals die Möglichkeit in Betracht ziehen, daß er selbst diesen Zustand geschaffen hat und daher auch selbst die Kraft hat, ihn zu ändern.

Solange wir uns nicht für die Schaffung unseres physischen Zustands verantwortlich fühlen, können wir auch keine Verantwortung dafür übernehmen, diesen Zustand zu verändern. Ich spreche bewußt von Verantwortung, nicht von Schuld. Schuld impliziert eine moralische Beurteilung; Verantwortung anzunehmen heißt dagegen einfach, die Realität der Situation zu akzeptieren und unsere innere Kraft, diese zu verändern, zurückzugewinnen.

Fast niemals habe ich gehört, daß ein Arzt, ein Therapeut oder die Eltern ein Kind befragt haben, warum es schielend in die Welt blickt, oder warum es einen Gegenstand nicht gleichzeitig mit beiden Augen ansieht. Und fast niemals habe ich von einem Arzt oder Therapeuten gehört, der das dominante Auge mit einer Augenklappe verschlossen und dann mit dem Kind durch das andere Auge kommuniziert hätte, um mit dem Teil seines Wesens Kontakt aufzunehmen, der normalerweise nicht auf die Realität der Umwelt gerichtet ist. Diese Therapietechniken sind einfach, können aber plötzliche, dramatische Ergebnisse hervorrufen.

Normalerweise wird das Kind vor der Strabismusoperation gezwungen, eine Augenklappe über dem dominanten Auge zu tragen, damit das schwache Auge gezwungen wird zu arbeiten. In dieser Zeit aber wird keinerlei Erforschung oder Unterstützung im emotionalen Bereich angeboten. Das Kind sieht sich plötzlich den mit diesem Auge in Verbindung stehenden und bisher blockierten Gefühlen schutzlos gegenüber, und das Resultat sind oftmals weitere emotionale Traumata und Blockierungen.

Das Kind ist mit seinen Ängsten allein. Irgendwie muß es sich mit ihnen auseinandersetzen, sie überwinden – oder sie blockieren. Natürlich haben auch wir Erwachsenen Ängste, die wir teilweise bereits in der Kindheit entwickelten und als Hemmungen der verschiedensten Arten noch immer unbewußt mit uns herumtragen. Wenn Ihr Kind schielt, sollte der erste Schritt nicht der sein, Hilfe von außen zu suchen, sondern sich die eigenen Ängste anzusehen. Natürlich sollte man mit dem Kind auch zu einem Arzt gehen und mit diesem die vernünftigsten Behandlungsmöglichkeiten besprechen. Gleichzeitig aber sollten Sie überlegen, ob Sie vielleicht Ihre eigenen Ängste auf Ihr Kind übertragen haben.

Wir sprechen von genetischer Vererbung im physischen Bereich. Ebenso vererben wir aber auch die in unserer Familie vorherrschenden emotionalen Eigenschaften von Generation zu Generation. Von unserer Entwicklung im Mutterleib an nehmen wir die vorherrschenden Verspannungen und Ängste, aber auch eine vorherrschende Ausgeglichenheit und Entspannung in uns auf, und mit diesen Vorgaben werden wir geboren. Nur indem wir uns selbst bewußt ansehen, können wir unser emotionales Erbe erkennen und beginnen, über die uns hemmenden Eigenschaften hinauszuwachsen.

Unsere Atemmuster geben hierbei wesentliche Hinweise, denn unsere Atmung reflektiert unseren emotionalen Zustand. Wenn Ihr Kind schielt und darüber hinaus eine flache, unregelmäßige Brustatmung hat, wissen Sie, daß nicht nur die Augen Hilfe benötigen, sondern tiefere, in der Atmung zum Ausdruck kommende, emotionale Probleme vorliegen.

Dies alles in Betracht ziehend, möchte ich Ihnen vorschlagen, einmal alles zu vergessen, was Sie bisher über Strabismus gehört haben, und das Problem von einem Standpunkt aus zu betrachten, der emotionale Faktoren ebenso wie genetische mit einschließt. Öffnen Sie sich gegenüber der Möglichkeit, daß eine Person, die unter Strabismus leidet, sich vielleicht selbst davon heilen kann, wenn es ihr möglich ist, sich von den emotionalen Verspannungen, die manchmal hinter diesem Problem stehen, zu lösen. Und betrachten Sie auch Ihre eigenen Emotionen, um zu sehen, ob sich diese vielleicht in Ihrem Kind wiederfinden. Beginnen Sie, Ihr schwaches oder «schlechtes» Auge, beziehungsweise das Ihres Kindes, in einem neuen Licht zu sehen. Decken Sie das dominante Auge regelmäßig durch eine Augenklappe oder sonstwie ab, und erforschen Sie, während Sie sich Ihrer Atmung bewußt bleiben, welche Gefühle mit dem «schwachen» Auge verbunden sind.

Sicherlich ist die genetische Vererbung ein Faktor, den wir nicht außer acht lassen dürfen. Manche Kinder werden mit einem Defekt geboren, der nicht nur emotionalen Usprungs ist. Meine Annahme ist die, daß unsere Behandlungsweisen der verschiedensten Krankheiten jedoch wesentlich erfolgreicher wären, wenn wir die Interaktion von genetischen und emotionalen Faktoren beachten und Behandlungsmethoden entwickelten, in denen medizinische und psychologische Heilungsansätze integriert wären.

Als vielleicht wichtigsten Punkt möchte ich dazu anregen, daß wir die Augen als Organe begreifen, die in enger Beziehung mit unserem übrigen Körper stehen, statt sie als isolierte Organe anzusehen, die von solchen Faktoren wie Atemhemmungen, emotionalen Ängsten und gedanklichen Gewohnheiten unberührt sind. Wenn auf die emotionalen Faktoren eingegangen wurde und eine Heilung daraufhin nicht erfolgt, dann sicherlich ist eine Operation angebracht und von Wert. Aber wir sollten über mögliche Alternativen zumindest nachdenken und sie aktiv erforschen.

15.
Bindehautentzündung (Augenallergien)

Die äußere Oberfläche des Auges ist mit einer Membran bedeckt, die man als Bindehaut bezeichnet. Diese dünne Membran schützt die Kornea vor Beschädigungen und nimmt außerdem Sauerstoff auf, den sie an die Kornea weiterleitet. Augenallergien werden meist durch eine Reaktion der Bindehaut auf eine auf sie auftreffende fremde Substanz verursacht. Diese Substanz nennt man Allergen wegen ihrer Fähigkeit, eine allergische Reaktion hervorzurufen.

Genauer gesagt, kommt das Allergen in direkten Kontakt mit einer chemischen Substanz, die ein Bestandteil der Bindehautzellen ist, und durch diesen Kontakt werden wiederum schützende abwehrende chemische Substanzen gebildet, die Histamine. Diese Histamine verursachen den Zustand, den wir als Augenallergie oder Bindehautentzündung bezeichnen. Sie wirken auf die lokalen Blutgefäße ein und erzeugen dort Rötungen. Im ganzen ist dies ein sehr komplexer Prozeß.

Für uns ist hier nun wichtig zu sehen, warum manche Menschen allergische Reaktionen zeigen, während die meisten dies nicht tun. Weiterhin werden wir betrachten, welche traditionellen medizinischen Behandlungsweisen am effektivsten sind und welche alternativen Behandlungsweisen außerdem erfolgreich angewandt werden können.

Die am weitesten verbreitete Augenallergie steht in Verbindung mit einer allgemeinen allergischen Reaktion des Körpers, die wir Heuschnupfen nennen. Viele Fremdsubstanzen können diese Reaktion, die sich in heftigem Niesen, Jucken, laufender Nase und brennenden und tränenden Augen äußert, hervorrufen. Viele Arten von Blütenpollen, bestimmte Grassorten und andere

Pflanzen hat man als solche Allergene identifiziert. Auch Schimmelpilze gehören dazu, und ebenso Staubpartikel, Katzen-, Hunde-, Pferde-, Mäuse- und Kaninchenhaare sowie alle Arten von Federn und Wolle und bestimmte Insekten, wie zum Beispiel die Köcherfliege. Organische Kleinstpartikel von grünem Kaffee, Holz, Gerbsäure und Baumwollsamen, sowie Industriechemikalien wie Platin- und Nickelsalze und sogar Penizillin sind außerdem als Allergene bekannt.

In manchen Fällen, besonders bei Pollenallergien, dauert der Heuschnupfenanfall nur ein bis zwei Monate pro Jahr, meist im Frühling oder Frühsommer, während andere Formen der Allergie das ganze Jahr über andauern. Bei gewöhnlichen Heuschnupfen-Anfällen werden normalerweise Antihistamine verschrieben. Diese hemmen die natürliche Abwehrreaktion des Körpers und bringen so das Brennen, Jucken und die anderen Symptome zum Stillstand. Diese Antihistamine müssen, um ihre Wirkung entfalten zu können, regelmäßig benutzt werden, und sie haben den Nebeneffekt, daß der Patient sich fühlt, als hätte er Sedativa (Beruhigungsmittel) eingenommen. Um diesen Effekt auszugleichen, enthalten Antihistaminpräparate häufig Koffein und andere Stimulanzien.

Eine alternative Behandlungsweise von Heuschnupfen besteht darin, durch Tests das verursachende Allergen zu identifizieren, und sodann wiederholt kleinste Mengen des betreffenden Allergens zu injizieren. Das Ergebnis ist oft die Entwicklung einer Immunität gegen die Heuschnupfen verursachende Substanz. Bestimmte Pollenallergien und manchmal auch Stauballergien sprechen besonders gut auf diese Art der Behandlung an. Dennoch hat man auf lange Zeit oftmals nicht die erwünschte Wirkung, da der Körper diese Form der Allergie nach einer gewissen Zeit durch andere Allergieformen ersetzt. Hieran können wir sehen, daß offensichtlich auch bei Allergien emotionale Faktoren mit eine Rolle spielen.

Bestimmte Arten von Augenallergien können sehr schmerzhaft sein, mit Brennen der Augen, einem Wundgefühl und dem Empfinden, als würde die Augenoberfläche zerkratzt. Solche Anfälle treten plötzlich auf und machen dann in vielen Fällen ein Sehen zeitweilig unmöglich. Die Verabreichung von Antihistaminen ist manchmal erfolgreich, und auch die Gefäßnerven verengende Mittel können in manchen Fällen helfen.

Manche Allergiearten treten hauptsächlich während der Kindheit auf und verschwinden im Verlauf der Pubertät, was wiederum auf ein emotionales Trauma als verursachenden Faktor hinweist. Eine andere Art der Bindehautallergie, die wir gleichfalls als Heuschnupfen bezeichnen, tritt vor allem im Frühling auf, besonders bei warmem Klima. Hiervon werden männliche Personen zweimal so häufig wie weibliche betroffen, eine statistische Tatsache, deren Ursache zur Zeit noch nicht bekannt ist. Diese Form der Allergie kann fast unerträglich schmerzhaft sein, da sich auf der Bindehaut kleinste, sehr scharfe Auswüchse bilden, die bei jeder Bewegung des Auges und bei jedem Lidschlag das Innere des Lids zerkratzen. Diese Art von Anfällen dauern meist etwa eine Stunde und kehren oftmals erst nach Tagen wieder.

Für diese und ähnliche Allergieformen sind zahlreiche neue Medikamente auf dem Markt, die, regelmäßig genommen, einen Hemm-Mechanismus gegenüber den am häufigsten auftretenden Allergenen aufbauen. Einige dieser Medikamente sind rezeptfrei; in schwereren Fällen ist die Konsultation eines Arztes jedoch angebracht, da einige dieser rezeptfreien Mittel unerwünschte und relativ gefährliche Nebenwirkungen haben können und außerdem durch eine Untersuchung festgestellt werden sollte, ob das Auge vielleicht einer ärztlichen Behandlung bedarf.

Abgesehen von der medikamentösen Behandlung jedoch weiß man noch nicht, wie dieser Überempfindlichkeit beizukommen ist. Die traditionelle Schulmedizin sieht allergische Reaktionen als ein physiologisches Problem, hervorgerufen durch ererbte Schwächen und biochemische Fehlfunktionen. Zwar hat die Wissenschaft der Immunologie erstaunliche Fortschritte gemacht und ist ein komplexes und faszinierendes Gebiet. Trotzdem bleibt die Frage: Wird dieser Zustand durch eine rein biologische Fehlfunktion verursacht, oder spielen auch emotionale Komponenten hierbei eine Rolle? Seit dem Beginn der Psychotherapie hat man Hypersensitivität mit emotionalen Verhaltensmustern in Zusammenhang gebracht. Wir werden deshalb versuchen, ein anderes

Verständnis der allergischen Reaktion zu gewinnen und dann sehen, welche praktischen Schritte wir unternehmen können, um die psychischen Ursachen von Allergien zu behandeln.

Die folgende Fallstudie aus meiner Praxis gibt hierzu wertvolle Hinweise: Ein Kind, das vorher noch nie eine Allergie gehabt hat, entwickelt plötzlich im Frühling eine extrem starke Augenallergie. Die Augen schmerzen, werden rot und tränen. Das Brennen der Augen ist kaum auszuhalten, und die Sehfähigkeit schwindet fast völlig, bis der Anfall wieder vorbei ist.

Dies wiederholt sich Jahr für Jahr, bis das Kind von zu Hause wegzieht in eine andere Klimazone; dort treten die sich jährlich im Frühling wiederholenden Anfälle nicht mehr auf. Nur wenn der inzwischen Erwachsene in seine Heimatstadt zurückkehrt, treten die Symptome wieder auf, abgesehen von periodisch plötzlich auftretenden Anfällen, die jeweils etwa eine Woche dauern und in keiner Beziehung zur geographischen Lage oder Jahreszeit zu stehen scheinen.

Während einer allgemeinen Psychotherapie, die dieser Patient bei mir durchlief, kamen nach und nach blockierte Erinnerungen an bestimmte Zeitabschnitte seines Lebens zurück, und die wahre Geschichte kam an die Oberfläche. Zu der Zeit, als das Kind die Allergie entwickelte, starb sein Onkel langsam an einer furchtbaren Krankheit, deren physische Symptome sehr unschön und für das Kind ekelerregend und erschreckend anzusehen waren. In jenem Frühling, als die Allergie zum erstenmal auftrat, wurde der Junge dazu angehalten, jeden Nachmittag nach der Schule diesen Onkel besuchen zu gehen.

Die Allergieanfälle machten diesen Besuchen ein Ende. Immer, wenn es Zeit wurde, sich auf den Weg zu diesem Onkel zu machen, verschlechterte sich der Zustand der Augen so, daß er zu Hause bleiben mußte. Die Krankheit jenes Onkels zog sich über Jahre hin – die Allergie ebenso. Schließlich konnte der Patient sich auch daran erinnern, daß er damals nicht fähig gewesen war, zu weinen und seine Trauer über den Krankheitszustand des von ihm sehr geliebten Onkels zu zeigen, da er in dieser Situation «stark» sein und seine Mutter unterstützen mußte, die sehr unter der Krankheit ihres Bruders litt. Daher hielt der Junge seine Tränen zurück.

Nur wenn er einen Allergieanfall hatte, tränten seine Augen heftig, was aber in dieser Situation für ihn entschuldbar war.

Ebenso erinnerte sich der Patient, daß er die Schmerzen seines Onkels an seinem eigenen Körper fühlte, unfähig, das Gefühl des Mitleidens zu blockieren. Seine Augen gaben ihm den Vorwand, die ihm stets gegenwärtige Trauer und den Schmerz zu manifestiren und aus sich herauszulassen. Schließlich erinnerte sich der Patient auch daran, wie er sich allein gelassen fühlte, weil der Onkel den größten Teil der Aufmerksamkeit und Anteilnahme der Mutter bekam. Durch die Entwicklung der Augenkrankheit wurde auch ihm verstärkte Anteilnahme und Fürsorge der Mutter zuteil.

An diesem Beispiel sehen wir, wie ein Psychologe die Entwicklung einer Allergie bewerten würde. Natürlich wird auch er die biochemischen Faktoren akzeptieren, gleichzeitig aber ist für ihn die emotionale Situation des Kindes der hauptsächliche verursachende Faktor, nicht genetische Schwäche oder zellulare Fehlfunktion. Nehmen wir zum Beispiel den Niesreflex, der oftmals bei Heuschnupfen stark aktiviert wird. Diese kraftvolle Entladung ist oftmals ein Ersatz für die Entladung anderer, blockierter Emotionen. Das Anschwellen der Nasenschleimhäute ist physiologisch gesehen dem Anschwellen der Genitalorgane bei sexueller Erregung sehr ähnlich. Kann man, da Jungen doppelt so häufig Heuschnupfen entwickeln wie Mädchen, vielleicht davon ausgehen, daß die Furcht vor sexueller Erregung mit diesen Niesanfällen in Verbindung steht? Therapieerfahrungen zeigen, daß dem in den meisten Fällen tatsächlich so ist.

Und was ist mit dem Blockieren des Weinreflexes bei Jungen? Große Jungen weinen schließlich nicht, sagt man, und erzieht Jungen dementsprechend. Die Tränen werden also zurückgehalten. In manchen Fällen aber wird dafür ein Ersatz entwickelt. Bei einem Heuschnupfenanfall tränen die Augen heftig; es sieht fast so aus, als würde man weinen. Da Heuschnupfen in unserer Kultur aber nicht mit emotionalen Schwierigkeiten in Verbindung gebracht wird, ist dies ein sicherer Weg, angestaute Gefühle aus sich herauszulassen. Bewußt kann sich derjenige als Opfer fühlen und sich dem überwältigenden Anfall hingeben.

Allergien können überfallartig auftreten. Ihr bewußter Wille ist überwältigt, und es gibt keine Möglichkeit, den Anfall zu stoppen. Sie können sich zum Beispiel in einer formellen Sitzung mit wichtigen Persönlichkeiten befinden; wenn Sie niesen müssen, dann müssen Sie eben, auch und gerade wenn es eine große Explosion wird, die Ihre Umgebung vielleicht als ungebührliche Verletzung von Anstandsregeln ansieht. Und dies zeigt wiederum eine andere Dimension des Heuschnupfens: eine kräftige, gewaltvolle Entladung, möglicherweise das Herauslassen blockierter Wut gegenüber der Außenwelt.

Auf welche Weise wir auch immer den Heuschnupfen analysieren, können wir doch auf jeden Fall feststellen, daß er dazu dienen kann, auf sichere Weise Gefühle zum Ausdruck zu bringen, ohne dafür bestraft zu werden, weil sowohl das Opfer des Anfalls als auch der Beobachter Heuschnupfen nicht mit Emotionen in Zusammenhang bringt.

Was kann also getan werden, abgesehen von medikamentöser Behandlung, um solche Allergien zum Verschwinden zu bringen?

Eine allgemeine «Abreaktions-Therapie» kann in vielen Fällen hilfreich sein, denn sobald in einer solchen Therapie die zurückgehaltenen Emotionen frei herausgelassen werden, verschwinden häufig die Ersatzsymptome der Allergie. Ein Therapeut, besonders, wenn er im Bereich der Bioenergetik ausgebildet ist, wird Sie am besten behandeln können; aber auch ein Freund, der Sie durch den Prozeß begleitet, beziehungsweise mit Ihnen entsprechende Übungen macht, kann Ihnen viel helfen, so wie auch Sie einem Freund, der an Allergien leidet, helfen können.

Setzen Sie sich einfach zusammen und lassen Sie den Freund über sich sprechen. Lassen Sie ihn in seiner Erinnerung zu der Zeit zurückgehen, als er die Allergie entwickelte. Warten Sie ab, was an die Oberfläche kommt. Und erlauben Sie dem Freund und ermutigen Sie ihn, alle Gefühle, die vielleicht dabei in ihm aufsteigen, aus sich herauszulassen. Unsere Angst und Unfähigkeit, Freunde weinen oder wütend zu sehen, ist eines der großen Probleme unserer Gesellschaft. Körperliche Beschwerden entwickeln sich oft, weil der zugrunde liegende emotionale Druck nicht herausgelassen werden konnte.

Selbsthilfe bei Augenallergien

Die folgende Sitzung hilft Ihnen, sich Schritt für Schritt von der gewohnheitsmäßigen Reaktion gegenüber Allergenen zu befreien. Auch wenn Sie sich von Kindheitsemotionen, welche die Allergie hervorriefen, inzwischen gelöst haben sollten, bleibt die Gewohnheit der Überreaktion trotzdem noch immer bestehen. Diese Sitzung fördert die Dekonditionierung, wobei Sie Ihre mentalen Kräfte aktiv zur Heilung einsetzen.

Übungstext:
Suchen Sie sich einen ruhigen Platz, an dem Sie sich niedersetzen oder -legen können, ohne für die nächsten zwanzig bis dreißig Minuten gestört zu werden. Sorgen Sie dafür, daß Sie warm und bequem liegen oder sitzen. Wenn Sie dazu neigen, während der Sitzung einzuschlafen, sollten Sie die sitzende Position vorziehen.

Sammeln Sie Ihre Aufmerksamkeit auf die Atmung. Beobachten Sie, wie die Luft durch die Nase ein- und ausströmt. Erweitern Sie die Bewußtheit auf den Kopf, dann auf den gesamten Körper. Atmen Sie in das sich verstärkende Gefühl der Entspannung hinein, während Sie fühlen, wie die Atmung sich weitet, beruhigt und entspannt.

Nun lenken Sie die Aufmerksamkeit auf den Brustkorb und werden sich der aufsteigenden Gefühle bewußt. Lassen Sie die Erinnerung an Ihre allergischen Reaktionen oder diese selbst vorsichtig an die Oberfläche Ihres Bewußtseins steigen, während Sie gleichzeitig Ihrer Atmung und Ihrer Gefühle gewahr bleiben.

Beobachten Sie, welche Erinnerungen in Ihnen aufsteigen, während Sie sich gegenüber den mit Ihrer Allergie in Verbindung stehenden Gefühlen öffnen. Beobachten Sie einfach nur, was in Ihnen geschieht.

Atmen Sie weiterhin in die aufsteigenden Erinnerungen hinein; lassen Sie die in Ihnen angestauten Gefühle zum Ausdruck kommen.

Erlauben Sie den Augen, auf diese Gefühle und Erinnerungen zu reagieren. Spüren Sie, was die Augen wirklich wollen, und erlauben Sie ihnen, Ihre Gefühle ebenso auszudrücken wie die Atmung und die Stimme.

Bleiben Sie sich angesichts dieser Geschehnisse dennoch des Körpers bewußt. Spüren Sie, wie die Atmung Sie mehr und mehr in die Tiefen Ihrer Allergie hineinführt. Lassen Sie mögliche Einsichten an die Oberfläche kommen.

Was für Gefühle haben Sie durch Ihre allergischen Anfälle blockiert? Welche Gefühle steigen jetzt, wo Sie es ihnen erlauben, sich frei auszudrücken, an die Oberfläche?

Bleiben Sie der Atmung gewahr, und lassen Sie den Heilungsprozeß geschehen. Machen Sie keine Anstrengungen; atmen Sie einfach nur in alles, was geschieht, hinein.

Und nun lenken Sie die Aufmerksamkeit auf Ihre Gewohnheit, übermäßig stark auf die Fremdkörper, die die Allergie auslösen, zu reagieren.

Sie brauchen diese Überreaktion nicht länger. Sie haben keinen Grund mehr, Ihre Gefühle zu verbergen. Sie können sich nun von Ihrer Überreaktion lösen.

Wenn ein Fremdkörper auf Sie zukommt, der früher eine allergische Reaktion ausgelöst hätte, können Sie sich jetzt dazu entscheiden, nicht mehr in dieser Weise zu reagieren. Sie können sich von dieser Gewohnheit freimachen.

Atmen Sie weiterhin bewußt, lassen Sie diese Worte tief in Ihr Gedächtnis sinken. Fühlen Sie, wie Ihr Gewahrsein jene Bereiche des Gehirns einbezieht, von wo aus die gewohnheitsmäßige Überreaktion ausgelöst wird.

Stellen Sie klar, daß Sie diese Reaktion nicht länger wünschen. Geben Sie sich diese Anweisung nicht diktatorisch, sondern eher als Freund. Sie bringen eine gute Neuigkeit. Der Körper braucht nicht länger diese schmerzhafte Allergiereaktion durchzumachen. Lassen Sie Ihren ganzen Körper, lassen Sie die Millionen von Zellen sich über diese Nachricht freuen.

Fühlen Sie, wie sich eine Entspannung ausbreitet, die die letzte Loslösung von dieser alten Gewohnheit mit sich bringt. Lösen Sie sich von der Gewohnheit, danken Sie ihr dafür, Ihnen in der Vergangenheit geholfen zu haben, aber stellen Sie klar, daß diese Zeiten für immer vorbei sind. Fühlen Sie die Freude und die Erlösung über diese Neuigkeit in Ihrem ganzen Körper.

Und nun lassen Sie diese Information direkt bis in die Zellen

Ihrer Augen fließen, bis in die Bindehaut hinein. Lassen Sie die Zellen der Bindehaut sich auf die neue Situation einstellen, so daß sie, wenn sie mit einem Fremdkörper beziehungsweise Allergen in Berührung kommt, nicht mehr wie bisher mit der Erzeugung von Histaminen reagiert.

Statt dessen werden die Zellen der Bindehaut einen solchen Fremdkörper von jetzt an tolerieren, ihn zwar abstoßen, das heißt von der Tränenflüssigkeit hinauswaschen lassen, aber keine allergische Reaktion mehr auslösen.

Nun entspannen Sie sich, beobachten Ihre Atmung und spüren ein Gefühl von Harmonie im ganzen Körper. Erlauben Sie Ihrem gesamten Sein, bewußt zu sein, so daß jede Zelle Ihres Körpers sich lebendig fühlt und an Ihrem Wohlbefinden teilhat.

Spüren Sie besonders, wie sich die Bindehautzellen wohl fühlen, befreit von den unnormalen Reaktionsmustern, die Ihnen in der Vergangenheit soviel Schmerzen verursacht haben.

Atmen Sie in dieses neue Gefühl der Ganzheit hinein. Fühlen Sie, wie Ihre Emotionen mit der Atmung integriert sind, so daß Sie mit jedem Atemzug spontan ausdrücken, was immer Sie fühlen, und sich kein emotionaler Stau entwickelt.

Und nun entspannen Sie sich; lassen Sie mögliche Einsichten an die Oberfläche steigen. Und wenn Sie bereit sind, können Sie jetzt Ihre Augen öffnen, gähnen und sich strecken und Ihren alltäglichen Verrichtungen nachgehen, mit dem Wissen, daß Sie dabei sind, sich innerlich zu entwickeln und Ihre Allergie sich abzuschwächen beginnt.

Seien Sie geduldig mit sich selbst, und machen Sie diese Sitzung regelmäßig, bis Sie sich völlig von Ihrer gewohnheitsmäßigen allergischen Reaktion gelöst haben.

16.
Erkrankungen der Netzhaut

Wir haben jetzt fast alle Bereiche der Augen und fast jeden Aspekt des Sehens erörtert. Wir haben gesehen, auf welche Weise die Form und Krümmung der Kornea sich auf das Sehvermögen auswirkt. Wir haben uns mit der Linse und den extraokularen Muskeln beschäftigt. Und wir haben die Funktion und die Probleme des Kammerwassers betrachtet, wie es vom Ziliarkörper produziert wird und dann die vordere Kammer des Auges durchfließt. Wir haben außerdem gesehen, wie die extraokularen Muskeln das Auge bewegen und räumliches Sehen möglich machen oder manchmal auch erschweren. Mit Ausnahme der hinteren Augenregion haben wir uns mit allen hauptsächlichen Funktionen, Problemen und Behandlungsweisen beschäftigt.

Vor uns liegt aber noch der erstaunlichste Aspekt des Sehens, die Umformung des in das Auge eintretenden Lichts in elektrochemische Information und deren Weiterleitung zum Gehirn. In dieser letzten Phase der Erforschung der Augen haben wir es nun mit der Retina zu tun.

Die Retina oder Netzhaut ist eine dünne, fotosensitive Haut, die die Innenfläche der hinteren Augenregion bedeckt und von der gallertartigen Substanz, die den hinteren Bereich des Auges ausfüllt, in ihrer Position gehalten wird. Diese Substanz wird als der Glaskörper bezeichnet. Im Gegensatz zum Kammerwasser der vorderen Region gibt es im Glaskörper keine Zirkulation. Sein Hauptzweck liegt darin, das Auge in der richtigen Form zu halten und die Retina gegen die hintere Außenhaut zu drücken.

Der Glaskörper besteht zu 98% aus Wasser. Die übrigen 2% bestehen aus einem schwammartigen Gewebe, welches eigentlich den Augapfel in seiner Form hält. Dieses schwammartige Gewebe ist mit der Retina verbunden, und jede Positionsveränderung des Glaskörpers kann Auswirkungen auf die Retina selbst haben. Die

Retina ist außer mit dem Glaskörper auch mit der hinter ihr befindlichen Haut (Aderhaut) verbunden. Diese Haut wiederum ist mit der direkten äußeren Oberfläche des Auges, der Sklera (Lederhaut), verbunden.

Wir wollen uns nun die Retina selbst einmal genauer betrachten. Sie ist nur drei Zell-Lagen dick, was sehr dünn ist für eine Haut. Sie wird von der Aderhaut von außen her mit Blutgefäßen versorgt. Die dahinter liegenden Hautschichten der Sklera werden direkt von den das Auge umgebenden Blutgefäßen versorgt. So wird die Retina also tatsächlich von zwei verschiedenen Arten von Blutzufuhr versorgt, eine Tatsache, die für uns wichtig werden wird, wenn wir die verschiedenen Retinakomplikationen näher untersuchen werden.

Die Oberflächenseite der Retina, die mit dem Glaskörper verbunden ist, enthält lichtempfindliche Zellen. Diese nehmen das von außen einfallende Licht auf und transformieren es in elektrochemische Signale, die zum Gehirn gesandt werden, um die Erfahrung des Sehens hervorzurufen. Ein kleiner Teil der Retina ist besonders empfänglich für Lichtsignale. Dieser Teil wird als die Sehgrube bezeichnet, und hier finden wir die farbsensitiven Sensoren, die Zapfen, besonders zahlreich vertreten. Wird das einfallende Licht auf diesen kleinen Teil der Retina, auf die Sehgrube, konzentriert gelenkt, ist eine optimale visuelle Erfahrung möglich. Die weiter von der Sehgrube entfernt liegenden Zellen werden mehr für das sogenannte periphere Sehen genutzt, also dann, wenn wir die Umgebung mehr als Ganzes in uns aufnehmen, statt uns auf einen bestimmten Punkt zu konzentrieren.

Sie werden sich an das zweite Kapitel erinnern, in dem wir uns mit den vier Arten des Sehens (Bewegung, Form, Farbe und Raum) beschäftigt haben. In der Beschäftigung mit der Retina erleben wir nun genauer, auf welche Weise diese verschiedenen Arten des Sehens zustande kommen. Beim Wahrnehmen von Bewegung nimmt das Gehirn alle Informationen der Retina verhältnismäßig gleichmäßig auf. Beim Wahrnehmen von Form sehen wir hauptsächlich mit der Sehgrube, ebenso beim Wahrnehmen von Farbe. Und bei der Wahrnehmung von Raum schließlich ist wieder die ganze Retina gleichmäßig beteiligt.

Wenn es dunkel wird und die Sehzapfen kein ausreichendes Licht mehr empfangen, beginnen die Sehstäbchen, verstärkt in Aktion zu treten. Alle lichtempfindlichen Zellen, seien es nun Zapfen oder Stäbchen, erhalten stimulierende Signale von der Außenwelt und senden diese Informationen zur Weiterverarbeitung an das Gehirn. Der erste Schritt dieser Informationsverarbeitung findet eigentlich schon in der Retina statt, wo in Gruppen angeordnete Fotorezeptoren gemeinsam den relativen Grad von Helligkeit oder Dunkelheit bestimmen und diese Information durch den Sehnerv an das Gehirn weiterleiten.

Bleibt die Retina in ihrer Position, erhält sie ausreichende Blutversorgung, und ist die Verbindung zum Gehirn intakt, dann sind in diesem Bereich keine Sehschwierigkeiten zu erwarten. Es können sich jedoch auch im Bereich der Retina Komplikationen entwickeln, von denen wir die zwei häufigsten, die besonders bei älteren Menschen auftreten können, näher untersuchen wollen.

Aus schulmedizinischer Sicht wird zunächst der Alterungsprozeß selbst als eine Hauptursache bei Retinaproblemen angesehen. Tatsächlich aber wird das Problem in diesem Fall nicht eigentlich durch die Retina ausgelöst, sondern durch den Glaskörper. Im Alter von fünfzig Jahren treten erwiesenermaßen bei etwa fünf Prozent von uns Veränderungen im Glaskörper auf, die zu einer Sehverschlechterung führen können. Im Alter von sechzig Jahren ist der Prozentsatz auf zwei Drittel gestiegen. Was ist der Grund hierfür?

Der Glaskörper beginnt im Grunde genommen, sich innerhalb des Auges aufzulösen. Die schwammartige Struktur büßt einen Teil ihrer Flüssigkeit ein und sinkt entsprechend im unteren Teil des Auges zusammen, was nach der traditionellen Theorie teilweise mit der lebenslangen Zugkraft der Schwerkraft zusammenhängt. Tatsächlich weiß man nicht genau, weshalb dies geschieht. Die Auswirkungen aber können recht drastisch sein. Würde der Glaskörper einfach nur in sich zusammensinken und sich dabei von der Retina lösen, gäbe es wohl keine größeren Komplikationen. Wir haben aber gesehen, daß er an die Retina «angeheftet» ist, und während er in sich zusammenfällt, kann er dabei die Retina von der hinter ihr liegenden Haut abreißen. Tatsächlich löst

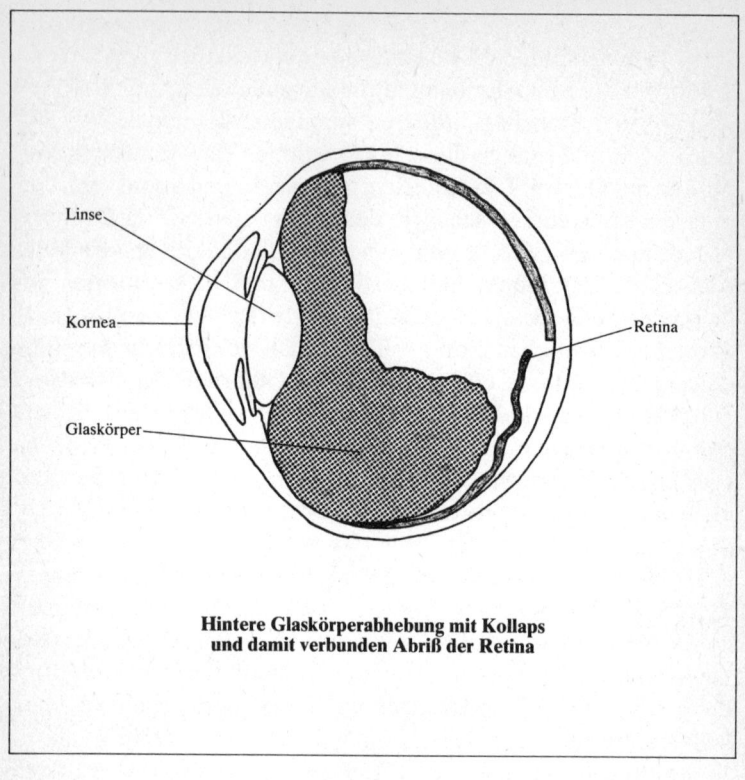

Hintere Glaskörperabhebung mit Kollaps und damit verbunden Abriß der Retina

sich in den meisten Fällen nicht die ganze Retina ab, sondern es wird ein kleines Stück von ihr abgerissen, bleibt am Glaskörper haften und sinkt mit ihm nach unten.

Das Ergebnis ist ein Loch in der Retina. Mit der Zeit können viele solcher Löcher in die Retina gerissen werden, da der Glaskörper Wochen oder auch Monate braucht, um derart in sich zusammenzusinken. Durch diese Löcher entsteht das eigentliche Problem, da nun die Flüssigkeit des Glaskörpers hinter die Retina einsickern und die Retina so von der Aderhaut ablösen kann. Geschieht dies, kann die Retina in den Glaskörper hineinfallen und in ihm herumschwimmen. Es ist offensichtlich, daß der Patient dann nicht mehr fokussieren kann, und das Ergebnis ist schließlich ein Verlust des Sehvermögens.

Noch eine andere Komplikation ergibt sich, wenn die Retina sich von der Aderhaut löst, da sie damit ihre hauptsächliche Blutzufuhr verliert. Dies führt zum Absterben der Retinazellen durch Mangel an Sauerstoff und Ernährung. Unglücklicherweise sterben hierbei zuerst die Zellen der Sehgrube ab, was natürlich zu besonders schweren Verlusten des Sehvermögens führt.

Diese Retina-Ablösung kündigt sich durch verschiedene Symptome an. Zuerst erblickt man kleine Partikel, die «vor dem Auge» schwimmen, verursacht durch Blut und Gewebeteilchen in der Glaskörper-Flüssigkeit. Danach ist es, als würde einem ein Schleier über die Augen gezogen, wenn die Retina nach unten sinkt und damit jede Möglichkeit eines klaren Fokussierens vereitelt wird.

Natürlich erfährt die Person, wenn sich die Retina ablöst, ein emotionales Trauma dadurch, daß die Sehfähigkeit total zu schwinden scheint. Bis zur Einführung der heutigen modernen Operationstechniken bedeutete die Ablösung der Retina auch eine dauernde Erblindung.

Heute gibt es jedoch beträchtliche Hoffnungen auf eine Heilung, und je eher die Operation durchgeführt wird, desto größer ist die Chance, die Retina wieder an ihren Platz zu bringen, ohne daß zu viele Zellschädigungen auftreten. Wir wollen uns kurz mit der Operation selbst befassen, so daß Sie einen allgemeinen Überblick über den Vorgang erhalten.

Der erste Schritt besteht darin, alle Löcher in der Retina zu lokalisieren. Das allein ist bereits ein sehr schwieriges Unternehmen. Als zweites wird das Wasser, das sich hinter der Retina angesammelt hat, abgesogen. Dazu wird von der Außenseite eine winzige Nadel durch die Sklera gestochen, wobei darauf geachtet werden muß, keine Blutgefäße zu verletzen. Wird die Nadel dann wieder abgezogen, kann das Wasser aus dieser Region abfließen, und die Retina geht von selbst wieder in ihre richtige Lage zurück.

Der wichtigste Teil dieser Operation besteht darin, die Retina wieder an die hinter ihr liegende Haut zu binden. Das Gewebe ist bei weitem zu dünn, als daß man es nähen könnte; man hat jedoch eine andere Technik entwickelt. Die Außenseite der Sklera wird gefroren oder gebrannt, bevor das Wasser hinter der Retina entfernt wird. Heilt dieser gefrorene oder gebrannte Bereich dann aus, entwickelt er dabei eine klebrige Konsistenz, und diese «klebt» die Retina wieder an die hintere Haut an. Manchmal wird der Augapfel von außen gegen die Retina gedrückt, um einen ausreichenden Kontakt herzustellen. Nach dieser Operation muß der Patient mehrere Tage ruhig gestellt, also im Bett und im Krankenhaus bleiben.

Nahezu neunzig Prozent dieser Operationen sind beim erstenmal erfolgreich, und in den verbleibenden zehn Prozent der Fälle führt meist eine zweite oder dritte Operation zum Erfolg. Das Zurückversetzen der Retina in ihre ursprüngliche Position sichert aber nicht die Wiedererlangung der klaren Sehfähigkeit. In dem Ausmaß, in dem die Retinazellen während der Zeit der Ablösung abgestorben sind, bleibt der Sehverlust erhalten. Bei der Mehrzahl der Patienten aber kann wenigstens eine teilweise Verbesserung der Sehfähigkeit erreicht werden.

Im Gegensatz zu den subtileren zellularen Dysfunktionen, die wir bei Glaukom und Katarakt kennengelernt haben, scheint sich eine Retinaablösung, wenn sie einmal erfolgt ist, nicht durch alternative Heilmethoden beheben zu lassen. Wie bei einem gebrochenen Arm muß die physische Verletzung auf jeden Fall medizinisch, das heißt operativ behandelt werden. Nur wenn wir uns fragen, warum der Glaskörper überhaupt beginnt, in sich zusammenzufallen, können wir auf vorbeugende Maßnahmen im Sinne alternativer Heilweisen hinweisen. Und hierbei gelten wiederum die Grundsätze, die schon im ersten Teil ausgeführt wurden: Gesunde Ernährung, viel Bewegung, wenig Angst und Streß und eine vitale Lebenseinstellung führen zu optimaler Gesundheit des visuellen Systems, wozu auch der Glaskörper gehört.

Diabetes und die Retina

Wir kommen nun, am Ende dieses Buches, zu der häufigsten Erblindungsursache in unserer Kultur und damit gleichzeitig zu der sich am schnellsten ausbreitenden Krankheit dieser Kultur: Diabetes (Zuckerkrankheit). Es gibt allein in den Vereinigten Staaten zwischen fünf und zehn Millionen diagnostizierter Diabetesfälle, und diese Zahl verdoppelt sich alle fünfzehn Jahre. Die traditionelle Medizin sucht die Ursachen für das radikale Anwachsen dieser Krankheit in genetischen Faktoren. Weil Diabetiker so lange am Leben erhalten werden, daß sie Kinder zeugen können, werden nach dieser Auffassung mehr und mehr diabetische Gene in die Bevölkerung eingebracht, und das Ergebnis sei ein Anwachsen dieser Krankheit.

Dies ist sicherlich teilweise richtig. Aber wir sollten auch das alternative Denkmodell zur Entstehung von Diabetes in Betracht ziehen. Dieses berücksichtigt vor allem den Streßfaktor bei der Entstehung dieser Krankheit. In der gleichen Weise, in der Familien von Generation zu Generation genetische Schwächen weitergeben, können auch von chronischem Streß charakterisierte Persönlichkeitsprofile weitergegeben werden, was ebenfalls zum Versagen von Organen führen kann.

Diabetes erzeugt wiederum eine Neigung zur Erblindung, die zehnmal höher ist als bei der übrigen Bevölkerung! Die regelmäßige Anwendung von Insulin hält den Diabetiker am Leben, aber die Krankheit selbst führt zu weiteren physischen Komplikationen, nicht nur in bezug auf die Augen, sondern auch in bezug auf Herzanfälle, Nierenversagen und Kreislaufprobleme.

Die Schwächung des Kreislaufs ist der Faktor, der am negativsten auf die Augen eines Diabetikers einwirkt. Es gibt zwei unterschiedliche Entwicklungen, von denen die eine hauptsächlich bei Diabetikern unter vierzig auftritt, die andere meist in späteren Jahren. Bei den über Vierzigjährigen ist das Hauptproblem, daß die Kapillaren, welche das Blut zur Retina transportieren, eine unerklärliche Neigung entwickeln, durch kleine Lecks Plasma und Blutfette abzusondern, die sich dann auf der Retina ablagern. Dies führt zwar nicht zur totalen Erblindung, aber doch zu ernsthafter Sehverschlechterung, da die Retina mit Klümpchen dieses Stoffes bedeckt ist.

Die Behandlung dieses Zustandes erfolgt mit Hilfe von Laserstrahlen. Zunächst werden die Lecks im Kapillarsystem lokalisiert und dann mit Hilfe der Laserstrahlen durch Zusammenschmelzen verschlossen. Die Operation selbst dauert nur eine halbe Stunde, aber unter Umständen sind mehrere Operationen nötig, um alle Löcher schließen zu können. Sobald die durchlässigen Stellen geschlossen sind, beginnt das Auge, die eingeflossenen Substanzen durch den Glaskörper und die Retina zu absorbieren, und die klare Sehfähigkeit kann auf geradezu wunderbare Weise vollständig zurückkehren. Durch regelmäßige Untersuchungen können neue durchlässige Stellen entdeckt werden, die dann wiederum auf diese Weise behandelt werden.

Das zweite mögliche Problem betrifft jüngere Menschen. Aus noch unbekannten Gründen beginnt das Kapillarsystem der Retina sich auszudehnen und zu vergrößern. Dies führt zur Entstehung neuer Blutgefäße sowohl in der Retina selbst als auch im Glaskörper. Da diese Gefäße normalerweise nicht sehr stark sind, neigen sie dazu, zu platzen, wobei sie größere Mengen von Blut in das Glaskörperwasser abgeben. Dies blockiert den Lichteinfall auf die Retina und erzeugt eine zumindest vorübergehende Blindheit auf dem betroffenen Auge. Glücklicherweise absorbiert das Auge dieses Blut nach einer gewissen Zeit. Wiederholte Geschehen dieser Art jedoch können die Grenze der Absorptionsfähigkeit des Auges überschreiten, und so kann schließlich doch permanente Blindheit eintreten.

Neuerdings wird für diesen Zustand eine interessante und erstaunlich erfolgreiche Operationstechnik angewandt. Statt einzelne Laserstrahlen zu benutzen, um die einzelnen Löcher im Kapillarsystem zu schließen, werden mehrmals in gewissen Abständen fünfhundert bis tausend Strahlen gleichzeitig auf die gesamte Retinafläche abgeschossen, so daß die Retina im ganzen etwa fünfzehnhundert bis dreitausend winzige Laserwunden auf die gesamte Fläche verteilt erhält. Lediglich der Bereich, wo der Sehnerv die Retina verläßt, wird hiervon ausgenommen.

Im großen und ganzen aber wird ein gutes Drittel der Retina bei dieser Operation angeschmolzen. Dies scheint ein recht drastisches Verfahren. Merkwürdigerweise jedoch sendet das Gehirn, sobald ein Drittel der Retinaoberfläche verschmolzen ist, Anordnungen in das Kapillarsystem, die neu entwickelten Kapillaren zurückzuziehen, und das Problem beginnt sich zu mindern, und zwar sogar im Bereich um den Sehnerv herum, wo das Gewebe nicht behandelt wurde. Auf diese Weise kann der Zustand bei einem Drittel der Patienten erheblich reduziert werden. Für das zweite

Drittel bleibt der Zustand der gleiche wie vor der Operation, aber es entwickeln sich keine weiteren Wucherungen. Bei dem letzten Drittel zeigt die Operation leider keine positive Wirkung. Man geht aber davon aus, daß das statistische Risiko der Operation doch den Versuch lohnt, denn immerhin droht dem Patienten ohne eine solche Behandlung dauerhafte Erblindung.

Natürlich gibt es zahlreiche Variationen dieses Zustandes, den ich hier nur allgemein beschreiben konnte, und entsprechend verschiedene Operationstechniken. Zur Zeit versucht man mit großem Aufwand, die Diabetes zu erforschen, und in nächster Zukunft wird es auf diesem Gebiet hoffentlich zu neuen Durchbrüchen kommen.

Wir wollen dieses Kapitel mit einem Ausblick auf die Möglichkeiten, mit denen Sie sich in einer solchen Situation selbst helfen können, beenden. Sie sind in einer schwierigen Lage; Sie wissen von all den möglichen medizinischen Komplikationen, die Sie wegen Ihres allgemeinen Zustandes entwickeln können, und Sie können nicht anders, als sich darüber zu sorgen, ob und wann plötzlich visuelle Komplikationen auftreten werden, die vielleicht umfassende Operationen erforderlich machen und möglicherweise zur Erblindung führen.

Wenn wir aber Ihren Zustand einmal aus einer anderen Perspektive betrachten, was sehen wir dann? Wir sehen, daß Ihr Körper an der Fehlfunktion eines seiner Organe leidet. Ihnen ist gesagt worden, daß Sie ein hilfloses Opfer sind, daß Sie Ihr Schicksal eben akzeptieren müssen, Ihre täglichen Medikamente nehmen und hoffen sollen, daß so wenig Komplikationen wie möglich und so spät wie möglich auftreten werden. Natürlich haben Sie Glück, in einer Zeit zu leben, in der die moderne Wissenschaft Sie am Leben erhalten kann, obwohl Sie eine Krankheit haben, die früher mit Sicherheit zum Tode geführt hätte.

Was aber können Sie für sich selbst tun?

Alternative Ansätze zur Behandlung von Diabetes
In einem Buch wie diesem ist natürlich kein Raum für eine vollständige Erörterung der Beziehung zwischen ererbten Streß-Ver-

haltensmustern und der Entwicklung von Diabetes. Diese Erörterung mit einem entsprechenden Behandlungsprogramm ist in Vorbereitung für eine andere Publikation. Was wir in diesem Kapitel tun können ist, uns auf ein Diabetes-orientiertes Übungsprogramm zu konzentrieren, das Sie dazu benutzen können, Ihre Selbstheilungskräfte soweit wie möglich zu erforschen. Unabhängig davon, an welcher speziellen visuellen Dysfunktion in Zusammenhang mit Diabetes Sie leiden, können Sie eine grundlegende körperlich-geistige Heilungssitzung benutzen, um Ihr Bewußtsein und Ihre Selbstheilungskräfte auf Ihre Augen zu lenken.

Entsprechend Ihrem Alter wissen Sie, welche Retinaprobleme Sie entwickeln könnten oder bereits entwickelt haben. Die Herausforderung besteht darin, Ihr Gehirn Anordnungen zu den Zellen Ihrer Retina und des Glaskörpers senden zu lassen, so daß die genannten Komplikationen sich nicht entwickeln oder sich zurückbilden, wenn sie bereits vorhanden sind. Sie können die entsprechenden speziellen Aussagen in die allgemein gehaltene Anleitung zu der nun folgenden Heilungssitzung einflechten:

Übungstext:
Suchen Sie einen ruhigen Ort auf, an dem Sie für die nächsten zwanzig oder dreißig Minuten nicht gestört werden. Schließen Sie die Augen, und sammeln Sie sich auf die Atmung.

Beobachten Sie, wie Sie in diesem Moment atmen. Beobachten Sie einfach, ohne zu beurteilen oder Ihre Atemmuster zu ändern, und lernen Sie so Ihre normalen Atemgewohnheiten kennen.

Lassen Sie nun Ihre Atmung sich Schritt für Schritt entspannen, während Sie sich von Ihren körperlichen Verspannungen lösen.

Nach der nächsten Ausatmung halten Sie den Atem an, bis der natürliche Atemreflex sich zu regen beginnt und Sie sich schließlich mit entspanntem Genuß diesem Reflex hingeben.

Machen Sie dies mehrere Male. Erfühlen Sie diesen spontanen Einatmungsimpuls, der in Ihnen aufsteigt, wenn Sie sich völlig passiv verhalten.

Lassen Sie diese anstrengungslose Atmung weiter geschehen, während Sie sich des Zentrums, aus dem Ihre nächste Einatmung aufsteigt, bewußt bleiben. Spüren Sie dabei ein wachsendes Gefühl von Ruhe und Sicherheit in Sie einströmen, während Sie gleichzeitig die Ihnen innewohnende Lebenskraft spüren, die Sie atmen läßt, auch wenn Sie keine bewußte Anstrengung dazu machen.

Nun lassen Sie dieses Gefühl natürlicher Vitalität in den Rest des Körpers fließen. Fühlen Sie, wie die Organe sich entspannen, wie der Streß aus Ihrem Körper entweicht, während Entspannung und Vitalität in Ihnen anwachsen und Sie mit jedem Einatmen Lebenskraft und Frieden in sich aufnehmen.

Lassen Sie den Frieden und die Entspannung in Ihrem Körper aufwärts strömen, bis zu Ihrer Brust und in Ihr Herz hinein. Fühlen Sie, wie das Herz in der Brust schlägt, strengen Sie sich nicht an, es zu fühlen, richten Sie nur einfach Ihre Aufmerksamkeit auf dieses kraftvolle, lebenslange Pumpen von Blut durch Ihren Körper.

Halten Sie Ihre Aufmerksamkeit weiterhin auf das Herz gerichtet, und beobachten Sie Ihre Beziehung zu Ihrem Herzen. Akzeptieren Sie sich so wie Sie sind, entspannen Sie, und lassen Sie mögliche Einsichten über Ihre Beziehung zu Ihrem Herzen in sich aufsteigen.

Bleiben Sie sich der Atmung bewußt, atmen Sie vollständig aus und halten Sie den Atem an, bis Ihr spontaner Atemreflex den nächsten Atemzug auslöst.

Nun richten Sie Ihre Aufmerksamkeit auf den Hals. Entspannen Sie die Kehle, die Zunge, die Stimmbänder und das Kinn. Atmen Sie jetzt durch den Mund und lassen Sie angestaute Gefühle aus sich heraus.

Nun lassen Sie Ihre Bewußtheit sich auf das Gehirn ausdehnen und den Raum unter Ihrer Schädeldecke einschließen. Sammeln Sie sich ganz auf diese Region; tun Sie dies ohne Anstrengung, mit einem Gefühl von Freude und Liebe für sich selbst.

Und nun lassen Sie diese Bewußtheit Ihre Augen erfassen, behutsam und ohne Anstrengung, und beobachten Sie gleichzeitig Ihre Atmung.

Spüren Sie die Augen in den Augenhöhlen. Bewegen Sie die Augen ein wenig unter den Lidern, um sich ihrer Präsenz bewußter zu werden. Beobachten Sie, wie Sie sich dabei fühlen. Akzeptieren Sie, was immer Sie über sich selbst entdecken, und denken Sie daran, daß Sie viel Zeit haben, sich zu entwickeln.

Fühlen Sie jetzt, wie Ihr Herz in diesem Moment Blut durch die Augen pumpt. Fühlen Sie den Fluß, die regelmäßige Bewegung, mit der das Blut zur Retina gepumpt wird, um deren Zellen gesund und am Leben zu erhalten.

Bleiben Sie sich Ihrer Atmung bewußt und beobachten Sie, was mit Ihrer Atmung passiert, wenn Sie sich auf diese körperlichen Grundfunktionen sammeln. Beobachten Sie, wie es sich anfühlt, daß die Augen durch Herz und Atmung versorgt werden.

Und nun bringen Sie sich die Probleme ins Bewußtsein, die sich in Ihren Augen entwickelt haben, und lassen Sie Ihr Bewußtsein Anordnungen zur Umkehrung dieser Entwicklung zu den Augen senden.

Atmen Sie in diese Anordnungen hinein. Fühlen Sie, wie Ihr Bewußtsein in Ihre Augen hineinströmt und zu den Blutgefäßen, die die Retina umgeben. Lassen Sie diese Anweisungen durchdrungen sein von Ihrem allgemeinen Zustand der Entspannung.

Fühlen Sie, wie Gesundheit und Vitalität des Kapillarsystems der Augen durch den direkten Einfluß von bewußt gelenkter Selbstheilungs-Energie sich erhöhen; fühlen Sie Liebe und Mitleid für Ihre Augen.

Erlauben Sie sich, tief in den Bereichen Ihres Unbewußten eine Heilung geschehen zu lassen. Auch wenn Sie bereits von Geburt an Diabetikerin sind, erlauben Sie sich, ein neues Gefühl von Vitalität in Ihren Körper einströmen zu lassen.

Atmen Sie in diese Gefühle hinein, nehmen Sie mit jeder Einatmung Gesundheit und Entspannung auf, und geben Sie mit jeder Ausatmung Streß und Verspannungen nach außen ab.

Fühlen Sie, ob Sie sich selbst heilen möchten, ob Sie Ihren Körper und Geist mehr Vitalität und Lebenskraft aufnehmen lassen möchten.

Entspannen Sie sich wieder, akzeptieren Sie sich so, wie Sie in diesem Moment sind, und lassen Sie mögliche Einsichten jetzt an die Oberfläche des Bewußtseins steigen. Geben Sie sich dem natürlichen Heilungsprozeß hin.

Wenn Sie nun bereit sind, können Sie jetzt die Augen öffnen, sich gründlich räkeln und strecken und dann wieder Ihren alltäglichen Aufgaben nachgehen.

17.
Schlußwort

Nachdem wir dem Licht den ganzen Weg durch unser visuelles System hindurch bis zu seiner plötzlichen Explosion in unser Bewußtsein gefolgt sind, können wir uns nun entspannen und vielleicht über die mehr spirituellen und weniger medizinischen Aspekte des in diesem Buch Dargestellten reflektieren.

Das Phänomen des Sehens hatte schon immer nicht nur eine physische Seite. Seit Tausenden von Jahren haben Menschen auf diesem Planeten durch Augen geblickt, die über die normale Wahrnehmung hinaussahen auf das, was Mystiker und kleine Kinder schauen: eine Welt, in der sich physiologisches «Sehen» und visionäre «Schau» mischen und physische und spirituelle Dimensionen zusammenkommen.

In einem umfassenderen Sinn können wir das Sehen als ein tieferes Wahrnehmen der verborgenen Bedeutungen des Lebens verstehen. Wir können uns von der Beschäftigung mit den Krankheiten und Fehlfunktionen unseres visuellen Systems lösen und unsere Aufmerksamkeit auf den Segen und die Klarheit richten, die sich uns durch ehrliches Ansehen der uns umgebenden Welt offenbaren.

Sehen wir nur das, was wir sehen möchten, so sehen wir eigentlich überhaupt nicht. Wenn wir aber riskieren, wirklich einen Blick auf das zu werfen, was ist, erfahren wir die Unendlichkeit, die immer vor uns liegt und darauf wartet, daß wir die Augen öffnen und sehen, was es wirklich bedeutet zu leben.

Wir leben auf einem Planeten, der gerade in unseren Tagen unter unserer Anwesenheit auf seiner Oberfläche zu leiden scheint. Wir hören Nachrichten und lesen Zeitungen und sehen uns mit den Problemen unserer heutigen Zivilisation konfrontiert. Überall sehen wir Gefahren und Ängste.

Wenn wir uns aber von unseren Ängsten lösen, wenn wir uns

angewöhnen, mit der verbrauchten Luft alle Negativität auszuatmen und mit jedem Einatmen frische Luft und heilsame Energie in uns einzulassen, so kann uns das zu einer völlig neuen Sicht der Wirklichkeit führen. Dann vermögen wir uns umzublicken und zu sehen, was wirklich getan werden muß, und sofort auf die Bedürfnisse der jeweiligen Situation zu reagieren. Unsere Augen können lernen, so wahrzunehmen, daß wir unmittelbar handeln können. Und diese Art zu handeln, führt uns zu neuen Entwicklungen und, hoffentlich, besseren Zeiten.

Joel Kramer, ein Mann, von dem ich viel gelernt habe und dessen klare und einfache Art zu sehen mich immer wieder beeindruckt, sagte es auf seine Weise: «*Es ist nicht der Wunsch, sich fortzuentwickeln, der Evolution hervorbringt, sondern das vorbehaltlose Sehen der eigenen Person. Dieses totale Sehen ist das ganze Anliegen der Meditation*» (Kramer 1973).

Totales Sehen hat sehr wenig zu tun mit der Art von Klarheit, die von Optikern gemessen wird. Eine blinde Frau erzählte mir einmal, daß sie erst, nachdem sie ihr Sehvermögen verloren hatte, «klar» sehen konnte. Wir haben ein ganzes Buch der Beschäftigung mit klarem Sehen auf der physischen Ebene gewidmet. Wir haben unsere Fähigkeit, uns selbst zu heilen, erforscht. Wir haben dabei die Möglichkeit in Betracht gezogen, daß wir Menschen uns auf ein neues Zeitalter hin entwickeln, in dem wir die «Barriere», die uns heutzutage von unseren tiefen Heilungsfähigkeiten trennt, zu durchbrechen vermögen. Ich habe in diesem Buch versucht, die neue Sichtweise der Medizin, die sich derzeit rasend schnell entwickelt, mit den traditionellen medizinischen Methoden in Einklang zu bringen.

Nun ist es an der Zeit, daß Sie selbst über Einsichten reflektieren, die Ihnen möglicherweise beim Lesen dieses Buches gekommen sind. Ich bin weder ein Arzt noch ein spiritueller Meister, und ich gebe nicht vor, das absolut richtige und letzte Wort sowohl zum medizinischen Ansatz als auch zum alternativen Heilungsansatz gesprochen zu haben. Mein Ziel war es, Ihnen Material an die Hand zu geben, mit dem Sie selbst weiterarbeiten und Ihr eigenes Heilungspotential erforschen können.

Die Sufi-Tradition gibt uns ein gutes Modell dafür, wie wir die

Krankheiten und Beschwerden, mit denen wir kämpfen, ansehen können: «Unsere Schwierigkeiten sind unser Segen, denn indem wir uns mit ihnen auseinandersetzen, eröffnet sich uns ein Weg, auf dem wir erfahren können, was es wirklich heißt, ein menschliches Wesen zu sein, lebendig auf diesem erstaunlichen Planeten, uns unser selbst gewahr und uns fragend, was wohl der Sinn unserer Existenz sein mag.» Vielleicht liegt der Sinn darin, die Herausforderung des Lebens anzunehmen – sei diese nun ein Schwinden des Sehvermögens oder die Tatsache, daß wir mit völlig gesunden Augen trotzdem nicht wirklich sehen – und dieser Herausforderung zu folgen, wohin immer sie uns führen mag.

Wohin die Herausforderung Sie führt, hängt von Ihrer Bereitschaft ab, ein Pionier auf dem Gebiet der psycho-medizinischen Heilung zu sein. Es bedeutet einen großen Schritt in Ihrem Leben, für Ihren Gesundheitszustand selbst die Verantwortung zu übernehmen und bewußt zu handeln, um ihn zu verbessern. Solange Sie sich als Opfer sehen, sind Sie es auch. Unser Selbstbild bestimmt, was möglich ist und was nicht.

Vielleicht wird es eine Zeit dauern, bis Sie wirklich fühlen, daß Ihr Bewußtsein auf Ihre Augen einwirken kann. Ich hoffe, daß Sie sich selbst genügend Zeit, Raum und Liebe geben, um Ihre Heilkräfte aktivieren zu können. Und eines sollten wir schließlich und zu guter Letzt nicht vergessen; daß es nämlich viele Menschen gibt, die zwar blind, aber glücklicher und zufriedener mit ihrem Leben sind als so mancher andere, der zwar physisch klar sehen kann, dem aber die innere Sicht dessen fehlt, was das Leben eigentlich ausmacht.

Sogar wenn Sie den größten Teil Ihres Sehvermögens verloren haben, können Sie trotzdem viele der Übungen, Meditationen und Sitzungen in diesem Buch zu ihrem Vorteil nutzen; denn das Sehen ist mehr als ein physischer Vorgang, und das Sehzentrum Ihres Gehirns ist gleichzeitig auch ein hochaktives geistiges und spirituelles Zentrum und bleibt es, auch wenn die einströmenden visuellen Eindrücke sich vermindern.

Es scheint also, daß die wichtigste Heilung die innere Heilung ist, die Heilung der Gefühle, die Erweiterung des Bewußtseins über die alten Ängste und visuellen Blockierungen hinaus. Die physische Heilung ist letztlich ein Ergebnis der inneren, emotionalen. Und sogar, wenn Ihr Sehvermögen auf der physischen Ebene zu sehr geschädigt ist, um auf die Heilungstechniken zu reagieren, können Sie dabei doch eine emotionale und geistige Entwicklung durchmachen, die das innere Licht am Leben erhält.

Cassetten-Programm

Zu dem vorliegenden Buch wurde vom Autor John Selby ein Cassetten-Programm entwickelt, das eine direkte Erfahrung des Geschriebenen ermöglicht:

Cassette A «INNERE HEILKRAFT AKTIVIEREN» 24 DM

Seite 1   Handintegration und direktes Fokussieren

Die in sich abgeschlossenen Heilungssitzungen – wie Entspannung des Körpers, Ausgleich der Energiezentren, direktes Fokussieren auf die erkrankten Stellen des Körpers und eine spezielle Heilungsmeditation – aktivieren das Immunsystem des Körpers und ermöglichen somit Heilung.

Seite 2   Intuitive Heilungstechniken

Um Heilkraft zu mobilisieren und freizusetzen, wird der Hörer durch die «Zen-Meditation der Gegenwart», die indianische «Erd-Heilungs-Technik» und eine speziell entwickelte Meditation aus dem Programm des Autors geführt.

Cassette B «EMOTIONALE ENTWICKLUNG» 24 DM

Seite 1   Ausdruck und Befreiung der Gefühle

Diese Sitzung führt Sie durch ein tiefes Erlebnis, in dem Sie Ihre unterschiedlichen Emotionen erfahren und diese ins Gleichgewicht bringen können, so daß ein freier Ausdruck der Empfindungen und deren Entwicklung möglich wird.

Seite 2   Heilung und Erweiterung der Gefühle

Mit Hilfe besonderer Atem- und Entspannungstechniken wird die Aufmerksamkeit des Körpers auf die emotionalen Verletzungen der Vergangenheit gerichtet, so daß zurückgehaltene Wut, Traurigkeit, aber auch Freude und Kraft auf einem sicheren Weg befreit werden, damit Heilung und Wachstum möglich sind.

Cassette C «ZENTRIEREN UND ENTSPANNUNG» 24 DM

Seite 1   Das Herabsetzen von Streß im Körper

Steht der Mensch unter ständiger Überbelastung, können unangenehme körperliche Folgen auftreten. Diese Cassette ist eine wertvolle Hilfe, anhaltende Belastungen von Geist und Körper durch eine Ganz-Körper-Entspannungssitzung zu reduzieren und das natürliche Gleichgewicht des Körpers und der Emotionen wiederherzustellen.

Seite 2   Belebung durch Zentrieren

Durch sanfte Bewegungsübungen und Meditationen aus der Yogatradition und dem Programm des Autors werden ungeahnte Kräfte geweckt und freigesetzt, die Geist und Körper beleben.

Cassette D «ZURÜCKBLICKEN IN DEINE KINDHEIT» 24 DM

Seite 1   Freisetzen von Erinnerungen und Energien

Dieses geführte Erinnerungs-Abenteuer bringt Sie zu den verschiedensten Erlebnissen

Ihrer Vergangenheit zurück, die Sie zum Teil vielleicht völlig vergessen haben. Während Sie sich an diese «Erfahrungen» erinnern, erhalten Sie ein tiefes Verständnis für sich selbst und gewinnen die Vitalität und Ungezwungenheit Ihrer Kindheit wieder zurück.

Seite 2   Wiedergewinnung der Kraft und Freude

Mit Hilfe einer geführten Reise in Ihre Kindheit erfahren Sie die verschiedenen emotionalen Erlebnisse dieser Zeit und kommen durch die Erinnerung mit den Traumata wie auch mit den sehr schönen Zeiten Ihrer Kindheit in Verbindung und lernen diese zu akzeptieren. Das Gleichgewicht zwischen positiven und negativen Erfahrungen ermöglicht es, daß diese Sitzung stets voller Überraschungen ist.

BESTELLUNG:

Bitte senden Sie die Titel der gewünschten Cassetten mit einem Scheck an folgende Adresse:

Birgitta Steiner
Postfach 6762
D-7800 Freiburg

Postgirokonto: 24 43 42-759
Postgiroamt Karlsruhe (BLZ 660 100 75)

INDIVIDUELLES AUGENTRAINING

Folgende Personen, die unter Leitung von John Selby zu qualifizierten Lehrkräften auf dem Gebiet des Sehtrainings ausgebildet wurden, geben Ihnen die Möglichkeit, auf Ihr spezielles Augenproblem einzugehen:

Schweiz:
Regula Nell
Neumatt 8
CH-3323 Bäriswil (Bern)

Ruta Stocker
Alte Landstr. 62
CH-8805 Richterswil (Zürich)

Österreich:
Bandhu Rudnik
Haunspergstr. 25
A-5020 Salzburg

Wolfgang Kicher
Giselhergasse 4/18
A-1150 Wien

Deutschland:
Wolfgang Gillessen
Ettalstr. 42a
D-8000 München 70

Marianne Gollub
Postfach 37 03 23
D-1000 Berlin 37 (Tel. 0 30/8 11 87 42)

Sabine Richter
Münchener Str. 19
D-8228 Freilassing (Tel. 0 86 54/6 41 24)

Robert Zierl
Schwandorferstr. 1
8400 Regensburg

EUROPEAN WORKSHOP CENTERS

Please list the following centers as locations where readers can participate in a wide variety of seminars for healing, personal growth and vision training:

Sphinx Workshops
Langegasse 43
CH-4052 Basel

Zist Zentrum
Zist 3
D-8122 Penzberg

Däumling Institute
Georgstraße 12
D-5200 Siegburg

Zeitlos Zentrum
Akazienstraße 27
D-1000 Berlin 62

Sobi Zentrum
Friedrich-Ebert-Str. 125
D-4400 Münster

Weiser Lotus
Dr. Sylvester Str. 14
A-5034 Salzburg

Bibliographie

Amigo, G., «Pre-School Vision Study», in *Br. J. Ophtalmology*, 57/125, 1973.
Augusteyn, R. C., *The Eye*, 2 Bde., Montreal 1979.
Benson, H., *The Relaxation Response*, New York 1976.
Bronowski, A., *A Sense of the Future*, Cambridge 1977.
Brown, B., *Supermind*, New York 1980.
Carmichael, L., *Reading and Visual Fatigue*, Connecticut 1947.
Castaneda, C., *Tales of Power*, New York 1973.
Cornsweet, T. N., *Visual Perception*, London 1970.
Davson, H., Hrsg., *The Eye*, 4 Bde., London 1962.
Debos, R., *Man, Medicine and Environment*, New York 1968.
Dossey, L., *Space, Time, and Medicine*, Boulder 1977.
Duke-Elder, W. S., und L. V. Mosby, *Textbook of Ophtalmology*, 6 Bde., St. Louis 1944.
Duke-Elder, W. S., Hrsg., *System of Ophtalmology*, London 1970.
Emery, J., und L. V. Mosby, *Cataract Surgery*, 1980.
–, *Extra-Casular Cataract Surgery*, 1983.
Epstein, W., *Stability and Constancy in Visual Perception*, New York 1977.
Eyestrain and VDU's Symposium, The Ergonomics Society, Loughborough 1979.
Frank, J., «Mind-Body Relationships in Illness and Healing», in *Journal of the International Academy of Preventive Medicine*, Bd. 2, Nr. 3, 1975.
Gesell, A., *Vision: Its Development in Infant and Child*, New York 1949.
Girard, L., *Corneal Surgery*, St. Louis 1981.
Golas, Th., *The Lazy Man's Guide to Enlightenment*, New York 1972.
Gonzalez, C., *Strabismus & Ocular Motility*, Baltimore 1983.
Harley, R. D., und W. B. Saunders, *Pediatric Ophtalmology*, Philadelphia 1983.
Hentschel, M., «Physiologie und psychosomatische Variablen der Myopie», unveröffentlichter Forschungsbericht, über M. Gollub (s. S. 251) erhältlich.
Hills, B. L., «Vision, Visibility, and Driving», in *Perception*, 9/183, 1980.
Hollwich, F., *Influence of Ocular Light Perception on Metabolism in Man and Animal*, New York 1979.
Hunain Ibn Ishaq, *The Book of the Ten Treatises on the Eye*, Kairo 1928.
Jameson, D., *Handbook of Sensory Physiology*, Berlin 1972.
Kolers, P. A., «Experiments in Reading», in *Scientific American*, 227/814, 1972.
Kramer, J., *The Passionate Mind*, Milbrae, Calif., 1973.
Krieglstein, G. K., *Glaucoma Update*, New York 1983.
LeShan, L., *How to Meditate*, Boston 1974.
Liebowitz, H. W., «Night Myopia and the Intermediate Dark Focus of Accomodation», in *J. Opt. Soc. Amer.*, 65/1121, 1975.
«Lighting for Difficult Visual Tasks», in *Human Factors*, 15/149, 1973.
Luckiesh, M., und F. K. Moss, *The Science of Seeing*, London 1980.

Lynes, J. A., *Principles of Natural Lighting*, London 1968.
Monty, R. A., *Eye Movement and Physiological Processes*, New Jersey 1970.
Mosby, L. V., *Ophtalmology*, 14 Bde., St. Louis 1961.
–, Hrsg., *Symposium on Strabismus,* New Orleans Academy of Ophtalmology, St. Louis 1971.
Moss, F. K., und M. Luckiesh, *Reading as a Visual Task*, London 1942.
Neurnberger, P., *Freedom from Stress*, Honsdale 1981.
Penfield, W., *The Mystery of the Mind*, Princeton 1975.
The Prevention of Blindness, World Health Organization, WHO Technical Reports, Nr. 519, Genf 1973.
«The Retinex Theory of Color Vision», in *Scientific American*, 237/6/108, 1977.
Rolf, I., *The Integration of Human Structures*, New York 1973.
Safir, A., *Refraction and Clinical Optics*, New York 1980.
Scholl, L., und J. Selby. *Visionetics*, New York 1975 (dt. *Das Augenübungsbuch*).
Schutz, J. S., *Retinal Detatchment Surgery*, London 1984.
Selby, J., *Natürlich atmen*, Basel 1984.
–, *The See Clearly Book*, Santa Fe 1981 (dt. *Wieder klar sehen*).
Spencer, H., *The Visible World*, London 1968.
von Fieandt, K., *The Perceptual World*, London 1977.
von Noorden, G. K., *Theory and Management of Strabismus*, St. Louis 1980.
Waldram, J. A., *Developments in Lighting*, London 1978.
Weale, R. A., und H. K. Lewis, *The Aging Eye*, London 1963.
Welford, A. T., *Fundamentals of Skill*, London 1968.
Wurtman, R. J., «The Effect of Light on Man and other Mammals», in *Annual Review of Physiology*, 37/467, 1975

Ein Ratgeber für alle, die Meditation begreifen und ausüben wollen

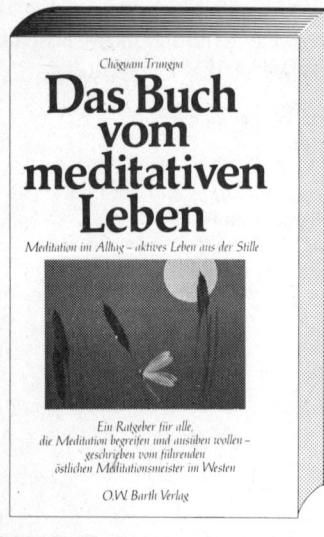

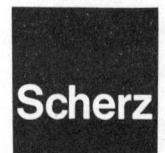

208 Seiten/Leinen

**Einer der bedeutendsten östlichen Meditationsmeister im Westen zeigt in diesem Band, dass die Kunst der Meditation letztlich nichts anderes ist als die Kunst zu leben.
Wie die meditative Haltung im Alltag eines westlichen Menschen zu verwirklichen ist, macht dieses Buch in kurzen, prägnanten Kapiteln deutlich.**